Fabian Allmacher
mit Eva Foraita



# ANIMAL ATHLETICS

Fabian Allmacher
mit Eva Foraita

# ANIMAL ATHLETICS

Bodyweight-Training mit **Animal Moves** nach dem Vorbild der Natur

riva

**Bibliografische Information der Deutschen Nationalbibliothek:**
Die Deutsche Nationalbibliothek verzeichnet diese Publikation in der Deutschen Nationalbibliografie; detaillierte bibliografische Daten sind im Internet über http://d-nb.de abrufbar.

**Wichtiger Hinweis**
Sämtliche Inhalte dieses Buches wurden – auf Basis von Quellen, die die Autoren und der Verlag für vertrauenswürdig erachten – nach bestem Wissen und Gewissen recherchiert und sorgfältig geprüft. Trotzdem stellt dieses Buch keinen Ersatz für eine individuelle Fitnessberatung und medizinische Beratung dar. Wenn Sie medizinischen Rat einholen wollen, konsultieren Sie bitte einen qualifizierten Arzt. Der Verlag und die Autoren haften für keine nachteiligen Auswirkungen, die in einem direkten oder indirekten Zusammenhang mit den Informationen stehen, die in diesem Buch enthalten sind.

**Für Fragen und Anregungen:**
info@rivaverlag.de

Originalausgabe
1. Auflage 2016

ein Imprint der Münchner Verlagsgruppe GmbH
Nymphenburger Straße 86
D-80636 München
Tel.: 089 651285-0
Fax: 089 652096

Bildnachweis: Fabian Allmacher: S. 23, 25, 173 l.
Eva Foraita: S. 173 r.
istockphoto: S. 29, 65, 67, 71, 73, 75–77, 79, 89, 91, 98, 103, 107
shutterstock: S. 13, 31, 54, 62, 86, 101, 105
Fotos: Nils Schwarz
Videos: Daniel Schröder
Shooting-Location: FT-Club, München



Redaktion: Birgit Bramlage
Umschlaggestaltung: Karen Schmidt
Umschlagabbildung: Matthias Marm; Shutterstock/predragilievski; Shutterstock/Vector Draco
Layout & Satz: Machleidt Medienbearbeitung, Ottobrunn
Druck: Firmengruppe APPL, aprinta Druck, Wemding
Printed in Germany

ISBN Print: 978-3-7423-0007-2
ISBN E-Book (PDF): 978-3-95971-362-7
ISBN E-Book (EPUB, Mobi) 978-3-95971-363-4

Weitere Informationen zum Verlag finden Sie unter

www.rivaverlag.de
Beachten Sie auch unsere weiteren Verlage unter
www.muenchner-verlagsgruppe.de

*Für den Menschen, der sich mit mir auf dem Boden gerollt hat, als ich klein war. Und der mich gelehrt hat, aufrecht durchs Leben zu gehen, als ich größer wurde.*

*Für meinen Papa.*

## Inhalt

# Vorwort

Schon in meiner Kindheit haben Tiere und Bücher über Tiere eine große Rolle gespielt. Wahrscheinlich denken Sie jetzt an Kinderliteratur wie »Pu der Bär« oder das »Dschungelbuch«. Diese beiden Klassiker standen tatsächlich bei uns im Bücherregal. Gleich daneben gab es jedoch so klangvolle Titel wie die »Parasitologie der Haustiere«. Nicht unbedingt geeignet für die Gute-Nacht-Geschichte, aber auch diese Aspekte der Tierwelt gehörten bei uns dazu, denn ich bin in einer Veterinärsfamilie groß geworden. Da wird man schnell mit den weniger kuscheligen, dafür lebensnahen und faszinierenden Seiten der Tierwelt vertraut.

Mein Vater nahm mich schon früh zu seinen Terminen mit. So lernte ich zum Beispiel, dass man vor einem Eber immer im Zickzack weglaufen muss, um nicht eingeholt zu werden, und dass man Pferden mit einer handelsüblichen Bohrmaschine zahnärztlich zu Leibe rückt. Ich lernte auch, was man tun muss, um eine Kuh zu entgasen, die sich mit nassem Klee vollgestopft hat. Kein Wunder also, dass ich mich selbst fürs tiermedizinische Studium einschrieb und 2004 als approbierter Tierarzt abschloss.

Die zweite Leidenschaft meines Vaters sollte sich als die noch stärkere Prägung erweisen: die Begeisterung für den Sport. Er selbst war Leistungsschwimmer, und ich war lange Zeit als Schwimmer und Gerätturner aktiv. Das war meine erste intensive Erfahrung mit Eigenkörperkrafttraining, wie es auch den Animal Athletics zugrunde liegt.

Heute bin ich international als Personal Trainer, Athletik-Coach, Mobility-Experte sowie Mastertrainer, Ausbilder für bodyART® und weitere Konzepte tätig. Mit meinem Personal-Training-Ansatz des Integrity-Trainings begleite ich Privatpersonen, Gruppen und Leistungssportler auf dem Weg zu mehr Fitness und Bewegungssensitivität. Dabei unterstütze ich sie, ihre naturgegebenen Anlagen aufs Beste zu entfalten und so zu einem stärkeren Ich zu finden, physisch wie mental. Denn die wichtigste Beziehung in unserem Leben ist die zu uns selbst. Wenn diese intakt ist, wenn wir uns gut spüren, dann erreichen wir unser persönliches Maximum.

Dazu gehört auch, dass wir regelmäßig das tun, wofür unser Körper geboren ist, nämlich uns bewegen. Je regelmäßiger wir unsere angeborenen Skills (Fähigkeiten) trainieren, umso fähiger werden wir. Sport sollte nichts sein, wozu man sich zwingen muss oder wo man »gegen sich anarbeitet«. Es gibt schon genug Zwänge im Leben, und es wäre reine Zeitverschwendung, sich noch einen weiteren Zwang aufzuladen.

Wenn man den *richtigen* Weg für sich findet, dann wird Bewegung wieder zum Instinktverhalten, zum natürlichen Bedürfnis.

Genau hier schließt sich der Kreis zur Tierwelt und zum vorliegenden Buch *Animal Athletics.* Kein Wildtier der Welt *muss* sich aufraffen, sich zu bewegen. Es muss sich ganz einfach bewegen, um zu überleben! Und es würde dies niemals in einer anderen Form tun als jener, die seiner Art und seinen physischen Voraussetzungen entspricht. In der Tierwelt gibt es keine falsche, dysfunktionale Bewegung. Hier herrscht Effizienz pur, eingeübt in vielen Hunderten oder Tausenden Stunden auf der größten Trainingsfläche der Erde: in der freien Natur, zu Lande, zu Wasser und in der Luft. Diese gnadenlose Funktionalität, geboren aus der schieren Überlebensnotwendigkeit, ist das simple, aber durchschlagende Erfolgsgeheimnis dieser geborenen Athleten. Und wir Menschen – gerade der vermeintlich »zivilisierten« Welt – können uns jede Menge davon abschauen.

Lassen Sie mich an dieser Stelle gerne noch eine sehr persönliche Erfahrung einbringen. Im Laufe meiner nunmehr 30 Jahre als Trainer, Coach und begeisterter Sportler in eigener Sache habe ich unendlich viele Bewegungskonzepte kennengelernt, viele smarte Trainingsgeräte ausprobiert und mich mit einer Fülle an trainingswissenschaftlichen Theorien befasst. Viele davon haben mich begeistert, von nicht wenigen habe ich wertvolle Impulse für meine eigene Arbeit erhalten. Manche waren einfach nur eine interessante Erfahrung, frei nach dem Motto »muss man auch mal ausprobiert haben«.

Wenn ich aber heute eine Antwort geben soll, was mir am meisten gegeben hat – auch für die Weiterentwicklung meiner athletischen Fähigkeiten –, dann waren es immer die Trainingsformen, die mit ganz wenig auskommen. Wir mit unserem Körper, ein bisschen Platz um uns herum, und der hundertprozentige Fokus auf uns selbst. Mehr braucht es nicht, um an unsere persönliche Grenze zu kommen und maximale Trainingsergebnisse zu erzielen. Genauso wie Sie nur wenige schmackhafte, naturbelassene Zutaten brauchen, um ein genussreiches Essen auf den Tisch zu bringen. Oder nur wenige Worte, um ein tief empfundenes Gefühl auszudrücken. Es ist wie überall im Leben: Die einfachsten Dinge, die uns zurück zu den Ursprüngen bringen, sind die besten. Das ist eine Weisheit, auf die es sich in unserer hoch technisierten, manchmal sehr komplexen Welt zu besinnen lohnt.

Die Animal Athletics stehen genau für diese wirkungsvolle Einfachheit. Sie verbinden Tierbewegungen mit frühkindlichen Bewegungsmustern und sind ein tolles Werkzeug, um den spielerischen Spaß an der Bewegung aus einem neuen Blickwinkel kennenzulernen.

Es ist alles schon in Ihnen – jetzt kommt es nur darauf an, Ihr Potenzial zu entfalten.

**... and you will become a beast!**

# Kapitel 1

# Natürliche Bewegungsintelligenz

## oder warum Gorillas und Löwen kein Fitnessstudio brauchen

Ein Raubtier, das mit unglaublicher Geschwindigkeit zielsicher seiner Beute hinterherjagt. Ein Gorilla, der seinen massiven Körper mit Mühelosigkeit von Ast zu Ast schwingt. Ein Kind, das sich vom Hinfallen bei den ersten Gehversuchen nicht unterkriegen lässt. Das sind alles Beispiele dafür, dass sich Tiere wie Kinder intuitiv und ohne Anleitung bewegen. Sie brauchen niemanden, der ihnen sagt, wie sie es richtig machen. Oder wie oft sie es machen müssen, damit es seinen Zweck erfüllt.

Der erwachsene Homo sapiens der industrialisierten Welt hat diesen natürlichen Bewegungsbezug verloren. Schade eigentlich! Aber es lässt sich leicht erklären, warum das so ist. Für Tiere und Kleinkinder ist ständiges Sichbewegen nicht nur ein netter Freizeitspaß, sondern eine Überlebensnotwendigkeit. Sie sind hoch motiviert, darin so gut wie möglich zu werden. Um sich Essen zu sichern, einen Schlafplatz zu finden oder einen Paarungspartner zu beeindrucken, um dem Feind zu entkommen oder einfach nur, um den tollen bunten Gegenstand auf dem Tisch zu erreichen und in Mamas Arme zu laufen.

In modernen Industrienationen fehlt uns Erwachsenen diese zwingende Motivation. Im Laufe der Zivilisationsgeschichte haben wir es uns immer bequemer gemacht. Wir haben immer schnellere Fortbewegungsmittel erfunden und dichte Infrastrukturen der Versorgung entwickelt. Der nächste Supermarkt ist – zumal wenn Sie in einer Großstadt leben – nicht weiter als ein paar hundert Meter entfernt. Natürliche Fressfeinde im engeren Sinne gibt es nicht mehr, sieht man einmal von den Artgenossen ab, die die letzte Tafel unserer Lieblingsschokolade vor unseren Augen aus dem Supermarktregal wegschnappen.

Kurzum: Wir *müssen* uns gar nicht mehr viel bewegen und haben uns daran gewöhnt. Kurioserweise ist auch das ein Ausdruck unseres evolutionären Programms, mit einem Minimum an Aufwand das bestmögliche Ergebnis zu erreichen. Aber diese gnadenlose Effizienz richtet sich jetzt gegen uns. Weil wir durch sie unsere angeborenen Skills (Fähigkeiten) verlieren. Wir bewegen uns immer weniger, haben aber verlockendes Futter überall in Reichweite. Diese Lebensumstände haben massiven Einfluss auf unser Körperbild und unsere Gesamtkonstitution. Unfreundlicher formuliert bedeutet das: Wir werden dick, träge, gefährden unsere Gesundheit und verlieren unsere angeborene Bewegungsfähigkeit.

Wenn dann das schlechte Gewissen Alarm schlägt oder sich erste Schmerzen einstellen, dann tun wir wiederum das, was wir in der industrialisierten Gesellschaft gelernt haben. Wir greifen zu technischen Mitteln, um der Bewegungsarmut und dem Überangebot an Nahrung entgegenzuwirken und das natürliche Gleichgewicht wieder herzustellen. Da werden in Fitnessstudios Gewichte gestemmt, man spannt sich in Geräte ein und misst seine Aktivitäten minutiös mit modernen digitalen Tools, die Herzfrequenz, verbrannte Kalorien und Sauerstoffsättigung im Blut aufzeichnen.

Spulen wir dieses Programm regelmäßig ab, fühlen wir uns gut und auf der sicheren Seite. Wir können einen Haken dahinter machen! Sport ist gemacht. Die Pflicht ist erfüllt. Im Autopilot-Modus tun wir, was wir tun müssen. Überlegen Sie einmal, wie viele Menschen wirklich gerne zum Training gehen und wie oft man Sätze hört wie: »Ich kann mich heute nicht zum Sport aufraffen!« oder »Für heute hätte ich's wieder geschafft!«. Das sind Sätze, die einen nachdenklich machen sollten. Schließlich geht es um Bewegung, die uns gut tun sollte und wo wir einmal ganz bei der Sache sind.

Es wird Zeit, mit dem Training im Autopilot-Modus aufzuhören.

Wir sollten beginnen, uns wieder bewusster zu bewegen, spielerisch und zugleich fokussiert.

## Trainingspläne direkt aus der Natur

Den spielerischen, lustvollen Bezug zur Bewegung wiederzugewinnen, ist ein ganz wichtiges Ziel dieses Buches. Das beste Vorbild dafür sind wir selbst. Wir müssen nur ein paar Jahre unserer biologischen Uhr zurückdrehen. Wir alle waren als Kleinkinder instinktive Bewegungsprofis und die geborenen Mobility-Experten. Wir haben Schritt für Schritt unsere Skills aufgebaut. Sind zuerst gerollt, dann gekrochen, dann gekrabbelt, haben dann gekniet (unsere allerersten Squats!) und irgendwann haben wir dann ein paar wacklige Schritte unternommen, die schließlich immer zielsicherer wurden. Dabei sind wir einem angeborenen »Trainingsplan« gefolgt, den uns keiner erstellt hat, sondern den wir durch Ausprobieren, Verwerfen, noch mal Ausprobieren, Andersmachen immer weiter optimiert haben. Jedes dieser Muster (Pattern) war dabei die Basis für den nächsten Entwicklungsschritt.

Und heute? Mal Hand aufs Herz, wann haben Sie das letzte Mal probiert, sich auf dem Boden vom Bauch auf den Rücken zu rollen? Das dürfte schon eine Weile her sein, und es ist gar nicht unwahrscheinlich, dass Sie darin heute nicht mehr so gut sind wie im ersten Lebensjahr. Ganz zu schweigen davon, dass Sie es vielleicht ein bisschen kindisch und als nicht mehr »altersgemäß« empfinden. Aber nur Mut! Wenn Sie es ausprobieren, haben Sie schon den ersten Schritt getan auf einer spannenden Reise zurück zu den kraftvollen Bewegungsressourcen, die in Ihnen stecken.

Mit den Animal Athletics schöpfen wir dieses Erbe voll aus. Wir rollen, kriechen, krabbeln, hüpfen und bewegen unseren Körper spielerisch durch die verschiedenen Ebenen, wobei wir unterschiedliche Gelenkpositionen einnehmen. So üben wir hoch funktionale Bewegungsmuster, die ein geniales Rezept für mehr Bewegungskompetenz und weniger Schmerzen sind. Tiere und kleine Kinder praktizieren sie jeden Tag. Wir können von diesen perfekten Athleten jede Menge lernen!

## Animal Athletics weckt, was in uns steckt

Animal Athletics sind ein geeignetes Mittel, um die natürliche Bewegungsintelligenz zurückzuerlangen, die in unserer DNA einprogrammiert ist. Die abwechslungsreichen Übungen, die von Tierbewegungen und frühkindlichen Mustern inspiriert sind, sind Bodyweight-Training pur. Es werden keinerlei Geräte benötigt und die Workouts sind jederzeit und überall durchführbar. Innerhalb des Konzepts kommen alle Dimensionen der Fitness ins Spiel. Die Tierübungen schulen Beweglichkeit, Koordination, Kraft sowie Ausdauer. Der Spaß kommt dabei bestimmt nicht zu kurz, denn die Tierübungen lassen sich in immer wieder neuen Variationen zu kreativen Sequenzen zusammenfügen. Sie werden mit einigem Geschick schon bald in der Lage sein, Ihr eigenes Tiertraining zusammenzustellen.

Ob Sie Hobbysportler oder Functional-Training-Fan sind, als professioneller Athlet neue Impulse suchen oder selbst Gruppen und Einzelpersonen im Training anleiten – Sie werden in diesem Buch in jedem Fall wertvolle Anregungen finden, vielleicht sogar eine neue Leidenschaft für sich entdecken. Wer in welcher Weise von Animal Athletics profitiert, wird in Kapitel 2 erklärt.

Bei allem Spaß sei an dieser Stelle nicht verschwiegen, dass es auch tierisch anstrengend wird.

Das Ergebnis kann sich in jedem Fall sehen lassen. Sie erlangen mit Animal Athletics einen athletischeren, fähigeren Körper, wie ihn die Natur für uns vorgesehen hat.

Werden Sie gemeinsam mit mir stark wie ein Bär. Schnell wie ein Gepard. Wendig wie ein Affe. Und geschmeidig wie eine Raubkatze.

### Genetisch so nah und doch so fern

Mit unserem nächsten Verwandten im Tierreich, dem Schimpansen, teilen wir bis zu 99 % unseres Erbguts. Aber hinsichtlich unserer Bewegungsskills sind wir inzwischen Welten von unserem Vorfahren entfernt!

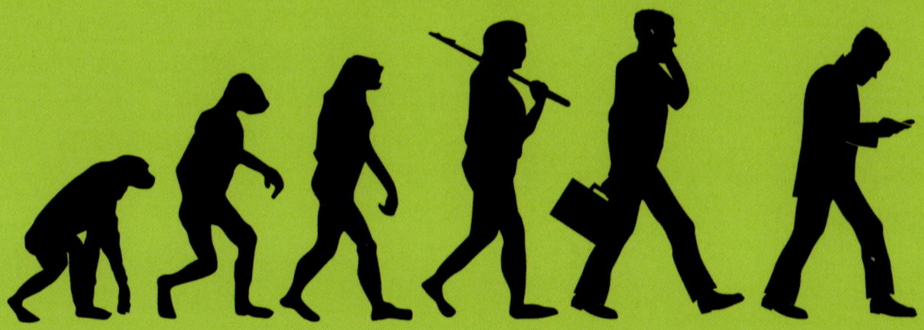

Vom bewegungsbegabten Primaten zum »Smombie« (Smartphone-Zombie). Mit Animal Athletics geht es wieder zurück zu den Wurzeln!

# Kapitel 2

# Trainingsgrundlagen

Wir haben zu Beginn viel über natürliche Bewegungsmuster und natürliche Bewegungsintelligenz berichtet, die bei den Animal Athletics zu finden sind. Aber was ist damit genau gemeint? Sehen wir uns dazu an, wie Tiere in freier Wildbahn »trainieren«. Hier fällt auf, dass keine Bewegung in identischer Weise wiederholt wird. Denken wir nur an einen Löwen. Mit jedem Jagdzug lernt der Löwe wieder etwas mehr über Bewegungsmuster seiner Beute, über Täuschungsmanöver und Fluchtstrategien und wie er diesen erfolgreich begegnet. Er muss flexibel bleiben und sich immer wieder neu anpassen, um seine Taktik zu optimieren. Ebenso sehen wir diese Anpassungsfähigkeit bei Affen, die sich geschickt an den Ästen entlang hangeln. Es gibt hohe und niedrige, dicke und dünne Äste, mal stehen sie enger, mal weiter auseinander. Das fordert sie immer wieder aufs Neue heraus, mal müssen sie weiter greifen, dann wieder enger, höher oder tiefer. Mit ISO-genormten Asthöhen darf man nicht rechnen, sonst greift man als Affe ins Leere. Dies bedeutet, dass alle Tiere ihre überlebenssichernden Bewegungsmuster in unendlicher Variationsbreite einüben. Die Natur kreiert ihren eigenen Hindernisparcours, und sie geht dabei sehr einfallsreich zu Werke.

Genau das Gegenteil davon ist das geführte Gerätetraining in den Fitnessstudios des Homo sapiens. Da spannen wir uns in Geräte ein und führen tagein, tagaus exakt dieselben Bewegungsabläufe aus, in immer derselben Weise, mit stets demselben Radius, ganz und gar mechanisch. Das ist nicht nur ermüdend, sondern auch vom Reiz her nicht sinnvoll. Denn was soll unser Körper dabei lernen? Er mag zwar auf diese Weise Muskelmasse aufbauen, andere Dimensionen wie Mobilität und Koordination bleiben jedoch komplett außen vor. Funktionale Bewegungskompetenz entsteht so nicht, da nur isoliert einzelne Muskeln angesprochen werden, was in keiner Weise der natürlichen Systemnutzung des Körpers entspricht.

Animal Athletics hingegen sind ein Bodyweight-Training nach dem Vorbild der Natur. Die Tierübungen werden frei (das heißt: nicht durch Geräte geführt) ausgeübt und finden in allen Dimensionen des Raumes statt. Das Repertoire reicht von einfachen Übungen bis hin zu komplexen Workouts und spricht Einsteiger ebenso an wie die konditionell und koordinativ fortgeschrittenen Sportler. Voller Körpereinsatz ist gefragt, und so reichen schon wenige der Tierübungen aus, um richtig ins Schwitzen zu kommen. Erst recht, wenn man sie geschmeidig und fließend ausführen möchte, was höchste Kontrolle in jedem Augenblick erfordert. Für das Verständnis der Dreidimensionalität im Animal-Athletics-Training sind folgende Begriffe hilfreich, die die Bewegungsebenen genauer beschreiben:

- frontal (Bewegungen entlang der Frontalebene von links nach rechts)

- sagittal (Bewegungen entlang der Sagittalebene von vorne nach hinten sowie von oben nach unten)

- transversal (Bewegungen entlang der Transversalebene um die eigene Längsachse)

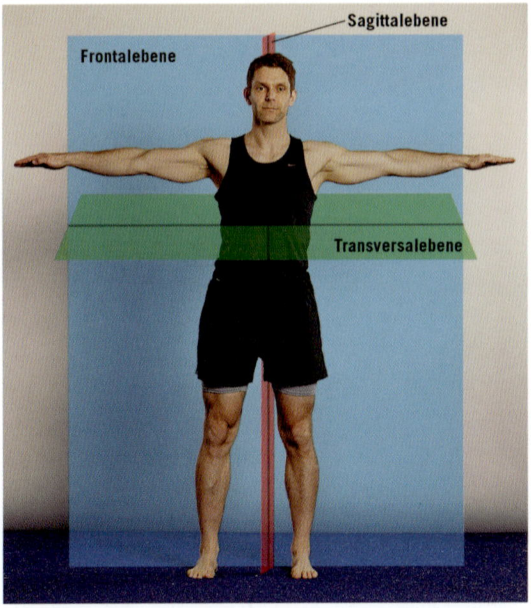


## Natürliche Bewegungsmuster als Basis

Mit funktioneller Bewegung ist bei Animal Athletics mehr gemeint als nur die Aktivierung von Muskelketten, auf denen im Grunde jedes funktionelle Training basiert. Animal Athletics zeichnen sich dadurch aus, dass sie auf natürlichen Bewegungsmustern basieren, und das nicht nur, weil sie dreidimensional sind. Hinzu kommt, dass wir sämtliche Positionen durchspielen, die wir während unserer Individualentwicklung erlernt haben:

- Rückenlage
- Bauchlage
- Seitenlage
- sitzend
- Vierfüßlerstand
- kniend (ein Knie/zwei Knie am Boden)
- stehend (Einbein-/Zweibeinstand)

So kurz und knapp diese Auflistung aussieht, so unendlich sind die Variationen, die innerhalb dieser Grundpositionen möglich sind. Es kommen noch die Übergänge von einer Position zur anderen hinzu. Genau in diesen »Transitions« liegt das Potenzial für die Entwicklung der Bewegungsmuster. Hier ist höchste Kontrolle gefragt, um fließend von einem Move zum nächsten durchzugleiten. Denken Sie nur an das Beispiel mit der Rollbewegung vom Rücken in die Bauchlage und wieder zurück, die wir erst wieder mühsam erlernen müssen, obwohl es uns doch als Kleinkind so leicht fiel.

## Ganzheitlicher Ansatz statt isolierter Skills

Ganzheitlich ist ein viel zitierter Begriff in der Functional-Training-Community. Sieht man sich im Tierreich um, so wird deutlich, dass das keine Modeerscheinung ist, sondern die natürlichste Sache der Welt. Auch bei den Tieren ist es stets ein komplexes Zusammenspiel unterschiedlichster Fähigkeiten, das den Vorteil im Überlebenskampf sichert. Nehmen wir wieder den Löwen als Beispiel. Er braucht Ausdauer sowie Sprinterqualitäten im Abschluss, um an seine Mahlzeit heranzukommen. Und schließlich Stärke, um die Halswirbelknochen seiner Beute aufzuknacken. Mit anderen Worten ist es die Kombination aus Kraft, Ausdauer und Schnelligkeit in der Finalphase, die den Löwen zum König der Savanne macht. Im Hinblick auf Gender-Aspekte ist es erwähnenswert, dass es eigentlich die Löwinnen sind, denen dieser Titel gebührt, denn Sie sind in der Regel die Nahrungsbeschafferinnen dieser Spezies.

Ganz in diesem Sinne zielen die Animal Athletics auf das Zusammenspiel vieler Fähigkeiten ab, wie es von der Natur vorgesehen ist. Mobilität (»mobility & flexibility«), Kraft und Stabilität (»strength & stability«), Koordination (»coordination«), Ausdauer (»endurance«), Geschwindigkeit (»speed«) und eine besondere Form der Schnellkraft (»plyometrics«) gehören dazu.

## Zurück auf alle Viere!

Wir bewegen uns als Zweibeiner durch die Welt. Das hat uns evolutionsgeschichtlich einige Vorteile gebracht, aber auch so manchen Nachteil beschert. Biologisch betrachtet ist die Anpassung unseres Bewegungsapparates an den aufrechten Gang noch nicht abgeschlossen. Die Wirbelsäule als Achsenorgan unseres Körpers ist doppelt gefordert: Sie muss einerseits das ganze Gewicht des Rumpfes tragen, andererseits Beweglichkeit in alle Richtung sichern. Dies ist eine anspruchsvolle Aufgabe.

Mit zahlreichen Übungen im Vierfüßlerstand setzen wir diese »Zweibein-Dominanz« außer Kraft und verbinden unsere vier Extremitäten mit dem Boden. Im Zuge dessen stärken wir auch unsere Oberkörperkraft, denn ein guter Teil des Gewichts wird in den Übungen auf die vorderen Extremitäten verlagert, etwa beim Monkey.

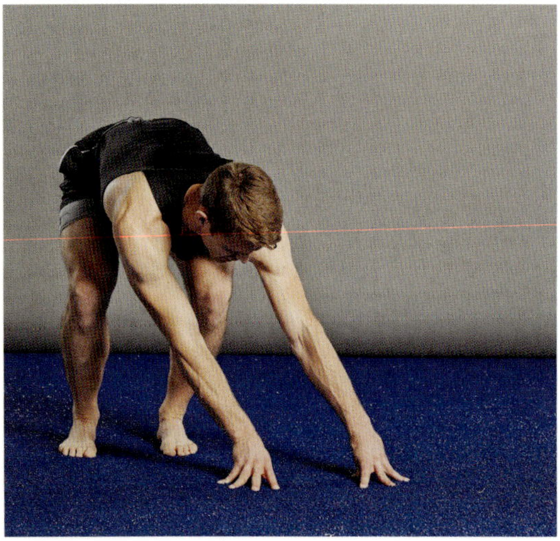

Es lohnt sich, den Vierfüßlerstand unter dem Aspekt Kraftaufbau genauer zu betrachten. Was passiert, wenn wir in diese Position gehen? Wir bringen unseren Körper parallel zum Boden, in jene Position, in der die Gravität (Erdanziehung) maximal wirkt. Wir müssen somit bedeutend mehr Kraft aufwenden, um uns einfach nur in einer Position zu halten, weil wir mehr »Angriffsfläche« für die Schwerkraft bieten. Kommt dann in der Übungsdynamik Bewegung hinzu, wird dieser Effekt noch verstärkt. Unser Körper ist in hohem Maße gefordert, jetzt unsere Masse unter Kontrolle zu halten, sie zu beschleunigen, wieder abzubremsen, wieder zu beschleunigen. Gerade in diesen Übergangszonen, liegt Potenzial für die Entwicklung der Performance. Hierbei wird die exzentrische Kraft geschult, die Verlängerung des Muskels gegen den Widerstand, der beim Leistungsaufbau eine zentrale Rolle zukommt.

Bleiben wir beim Monkey, um noch den Aspekt der variablen Kraftachsen zu betrachten. Wenn wir die Hand direkt unter der Schulter platzieren, mal davor oder auch rechts oder links daneben, werden im Stütz immer neue Belastungswinkel geschaffen und damit neue Trainingsreize gesetzt, die unseren Körper in mannigfaltiger Weise fordern. In Bezug auf den Monkey lässt sich festhalten, dass die Progression umso stärker ist, je weiter die Arme vorne bzw. neben dem Körper aufgesetzt werden.

Neben der Kraft schulen wir im Vierfüßlerstand noch etwas sehr Wichtiges, denn wir gleichen unsere angeborene Seitigkeit aus. Wir laufen entweder als Rechtshänder oder Linkshänder durch die Welt, schlafen lieber auf der linken oder rechten Seite und präferieren zumeist den Absprung von einem Bein. Sind die Unterschiede (Dysbalancen) zwischen rechts und links sehr groß, ist die Verletzungswahrscheinlichkeit erhöht, da eine Seite die andere Seite oft kompensiert. Bei Bewegungen im Vierfüßlerstand (z. B. Monkey Walk, Crab Walk, Beast Walk) bewegen wir Arme und Hände alternierend und gleichen Seitigkeiten effektiv aus.

### weak-links, unsere kleinen Unterstützer

Unsere Muskelketten bestehen neben den großen Muskeln aus einer Vielzahl kleiner Muskeln (Tiefenmuskulatur), die sehr oft in unserem Körper die Schwachstellen in den Verbindungen darstellen (so genannte »weak-links«). In konventionellen Kraftplänen bleiben diese kleinen Unterstützer oftmals außen vor. Im Bodyweight-Training mit Animal Athletics lernen wir, diese Muskeln gezielt anzusteuern, und beugen so Verspannungen und Verletzungen effektiv vor.

## Werden Sie ein Mobility-Biest

Affen dürften eher selten unter Sprunggelenksproblemen leiden, ebenso wenig wie ein Krokodil unter Hüftschmerzen. Die Tiere nutzen ihren angeborenen, natürlichen Bewegungsradius voll aus (ihren »full range of motion«). Wir Menschen tun dies aus unterschiedlichen Gründen nicht mehr. Ein ganz wesentlicher Faktor ist, dass wir dem Aspekt Mobilität im Training tendenziell zu wenig Aufmerksamkeit schenken. Wir trainieren lieber das, was wir schon gut können: Läufer laufen viel. Gewichtheber stemmen viele Gewichte. Tennisspieler spielen viel Tennis, um in ihrer Disziplin besser zu werden. Dabei ist Mobilität die Grundlage für eine effektive Verbesserung der Leistung. Durch eine bessere Beweglichkeit werden mehr Rezeptoren im Körper aktiviert. Dieses Plus an Rezeptoren sorgt für mehr Kontraktion und Aktivierung der Muskeln. Nur, wenn ausreichend Beweglichkeit vorhanden ist, kann Kraft aufgebracht und in qualitative Bewegung übersetzt werden. »Qualität« ist hier das entscheidende Wort, denn andernfalls drohen Verletzungen oder dauerhafte Einschränkungen und die erwünschte Leistungsverbesserung bleibt aus. Lassen Sie uns einen kurzen Blick auf die Leistungspyramide von Gray Cook werfen.

### Die Leistungspyramide

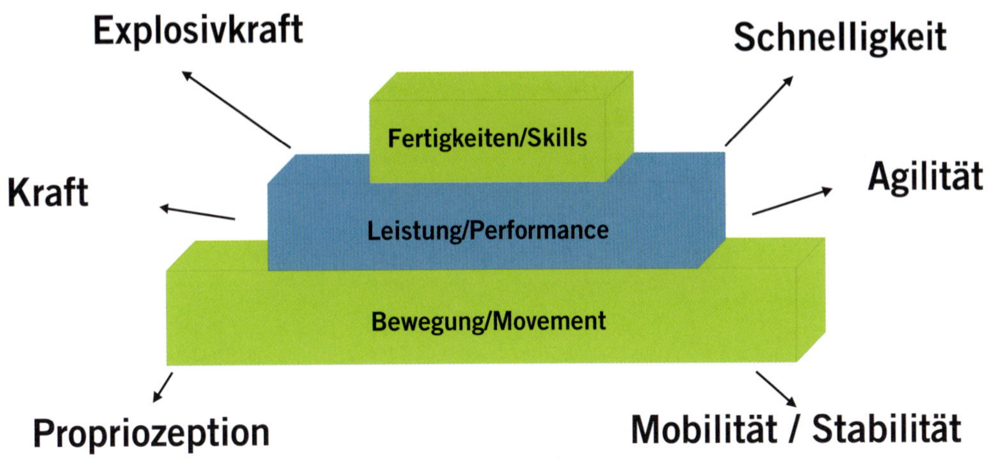


*Leistungspyramide, modifizierte Visualisierung nach Gray Cook*

Die funktionelle Beweglichkeit (Mobilität) stellt zusammen mit der Körperbeherrschung (Stabilität) und den Selbstwahrnehmungsfähigkeiten (Propriozeption) das Fundament der sportlichen funktionellen Bewegung dar, auf dem funktionelle Kraft und in weiterer Folge die sportartspezifischen Fertigkeiten (z. B. die Schusstechnik eines Fußballspielers) aufbauen. Mangelt es einem Sportler in Relation zur Kraft gesehen an Beweglichkeit und Bewegungsgefühl, kann er sein großes Kraftpotenzial nicht leistungsadäquat in Bewegung umsetzen. In diesem Zusammenhang spricht man von »Overpowerment«. Umgekehrt spricht man von »Underpowerment«, wenn ein Sportler bei uneingeschränkt ausgebildeter Beweglichkeit nicht die Fähigkeit hat, ausreichend Kraft zu entfalten. Kurzum: Nur wenn alle Ebenen der Pyramide optimal zusammenspielen, können Sie als Sportler Ihr Maximum abrufen.

In diesem Zusammenhang muss man sich fragen, warum die Mobilität so ein Stiefmütterchendasein im Training fristet, wenn sie doch so viel Gutes bewirkt. Die Antwort mag in den langweiligen Routinen liegen, die mit Beweglichkeitstraining assoziiert werden. Viele denken dabei an eintöniges Aufwärmen »davor« und ein paar halbherzige Stretchings »danach«. Einen eigenständigen Stellenwert genießt Mobility-Training bisher eher nicht.

Animal Athletics weisen einen Weg aus diesen eingefahrenen Pflichtroutinen. Die Workouts trainieren Mobilität und Flexibilität, aber auch statische und dynamische Kraft auf spielerische und höchst fordernde Weise. Sie können die Tierbewegungen immer wieder neu miteinander kombinieren, immer wieder andere Schwerpunkte setzen und sie an jedem Ort und zu jeder Zeit durchführen. Damit wird Mobility-Training von der ungeliebten Pflicht zum Gute-Laune-Faktor, Performancesteigerung inklusive.

**Mobilität – Stabilität – Agilität**

Mobilität bezeichnet die Fähigkeit des neuromuskulären Systems, im optimalen Bewegungsbereich eines oder mehrerer Gelenke ein uneingeschränktes und schmerzfreies Bewegungsausmaß zu erlauben.

Stabilität bezeichnet die Fähigkeit, eine aktive muskuläre Kontrolle auf ein oder mehrere Gelenke auszuüben, um Kräfte umzuleiten und Bewegungen unter normaler Flexibilität des neuromuskulären Systems und normaler, natürlicher Gelenkbeweglichkeit zu kontrollieren.

Agilität ist die zentrale Leistungsfähigkeit eines Sportlers. Bewegungen werden aus verschiedenen Körperpositionen und -haltungen heraus initiiert. Daher muss ein Sportler aus allen möglichen Körperpositionen schnell, kraftvoll und explosiv agieren können.

## Mobility-Selbsttest

Für die Überprüfung der Beweglichkeit gibt es eine Fülle an Screenings. Ich habe die drei folgenden Tests aufgrund ihrer Einfachheit gewählt. Sie können diese zu Hause ohne Equipment (allenfalls mit einem Maßband) und in Eigenregie durchführen. Falls Sie Schmerzen verspüren, führen Sie den Test nicht durch. Sie sollten einen Arzt konsultieren.

### *Test der Sprunggelenksbeweglichkeit*

Machen Sie einen Ausfallschritt vor einer Wand. Beide Hände sind ausgestreckt an der Wand abgestützt. Zwischen dem vor der Wand aufgestellten Fuß und der Wand ist ein kleiner Abstand. Versuchen Sie nun, mit dem Knie des vorderen Beins die Wand zu berühren. Vergrößern Sie sukzessive den Abstand zwischen Fuß und Wand, dann testen Sie es im Seitenvergleich. Ziel ist es, bei einem Abstand vom Fuß zur Wand von ca. 8 cm mit dem Knie noch die Wand berühren zu können.

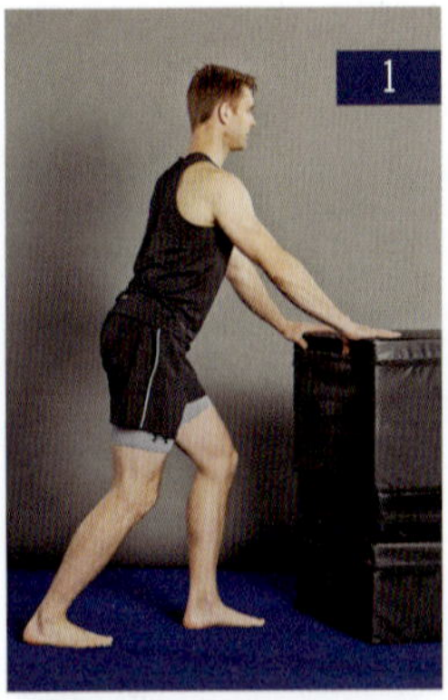


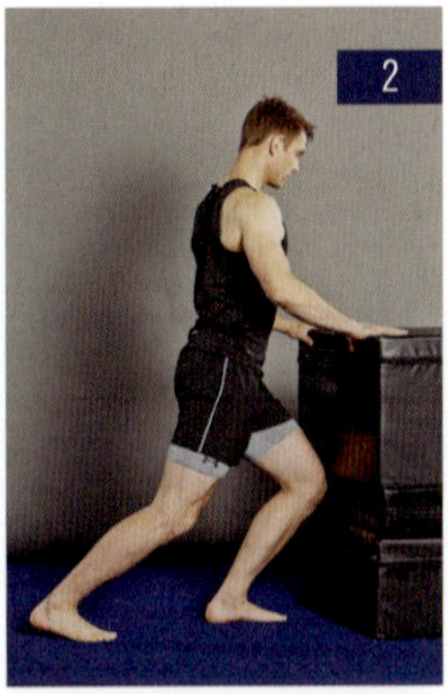


### *Test der Hüftbeweglichkeit*

Stellen Sie sich hüftbreit hin, führen Sie die Arme gestreckt über den Kopf und machen Sie einen Ausfallschritt nach vorne, nach hinten und anschließend zur Seite. Messen Sie im Vergleich jeweils die Länge der Ausfallschritte mit dem rechten und dem linken Bein.

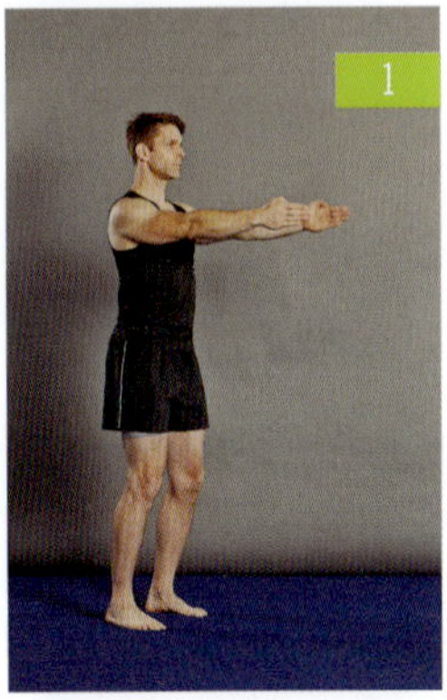


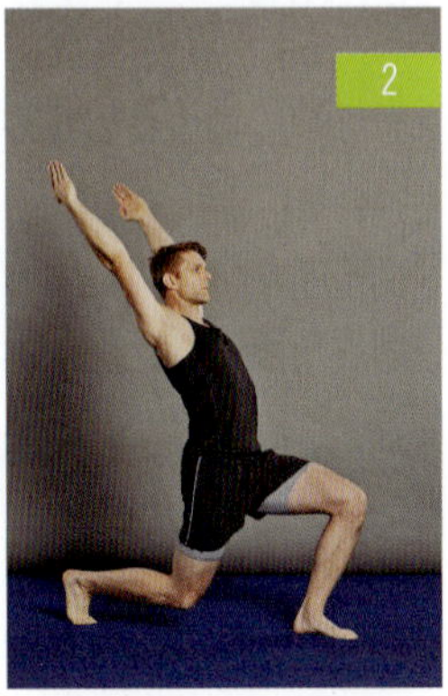


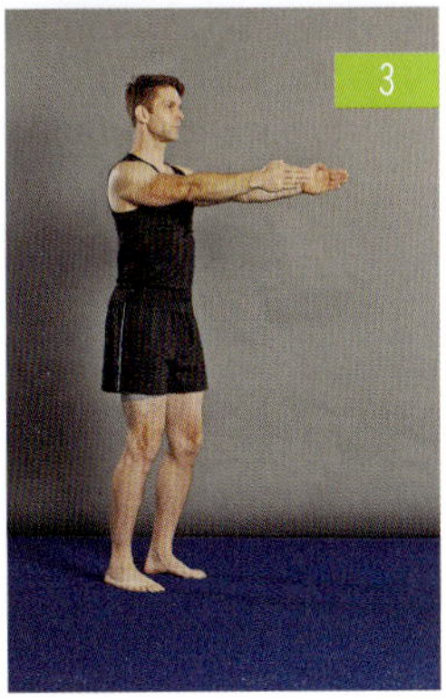


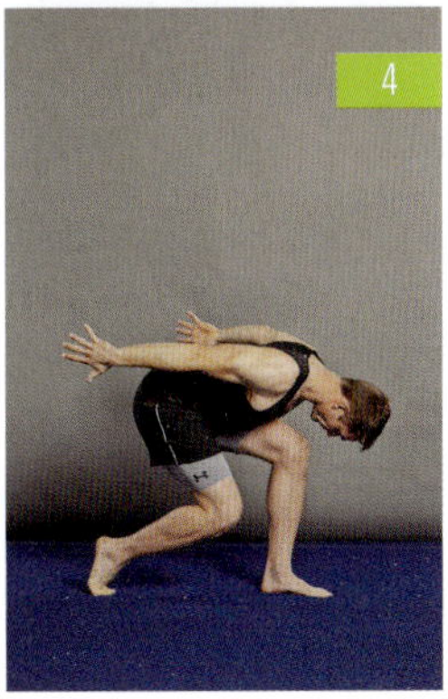


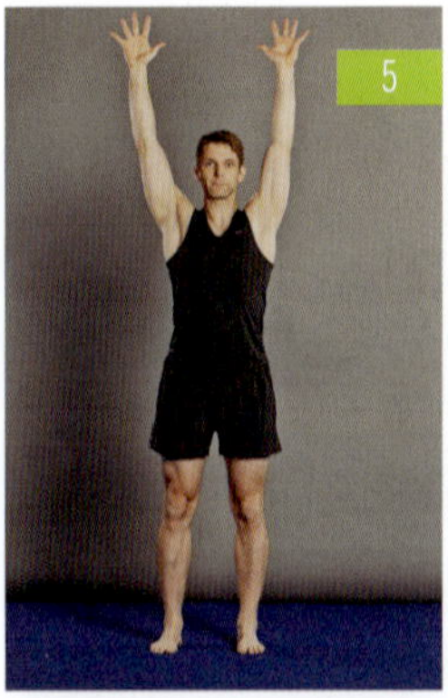


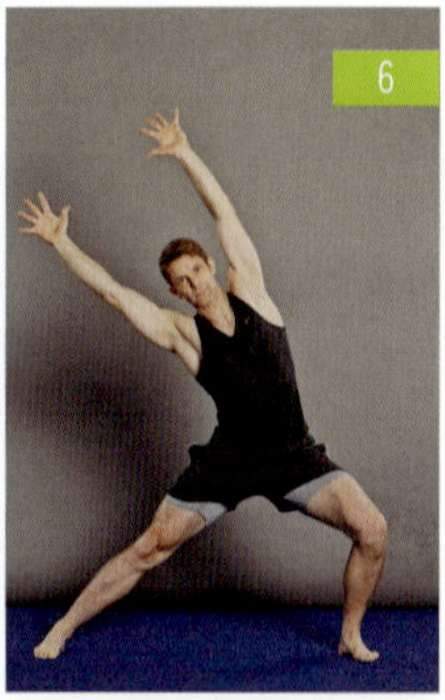


### *Test der Schulterbeweglichkeit und Schulterstabilität*

**Schulterbeweglichkeit:** Strecken Sie im Stand beide Arme seitlich von sich. Die Hände sind zur Faust geballt, der Daumen ist von der Hand umschlossen. Versuchen Sie, die Fäuste hinter dem Rücken zusammenzuführen, indem Sie mit einem Arm von oben kommen, mit dem anderen von unten. Der Abstand der Fäuste sollte weniger als eine Handlänge betragen. Dann die Arme wechseln.

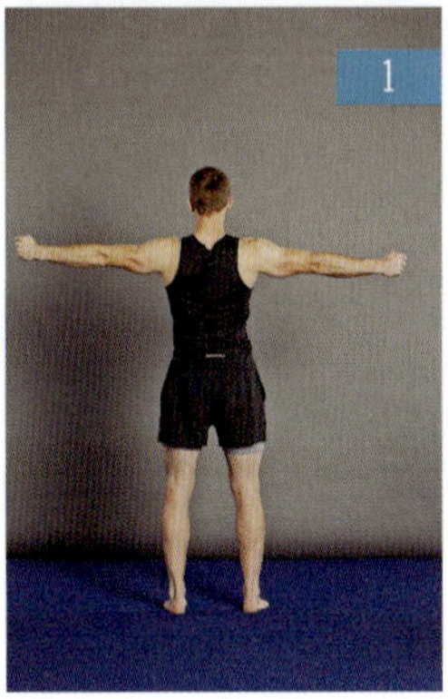


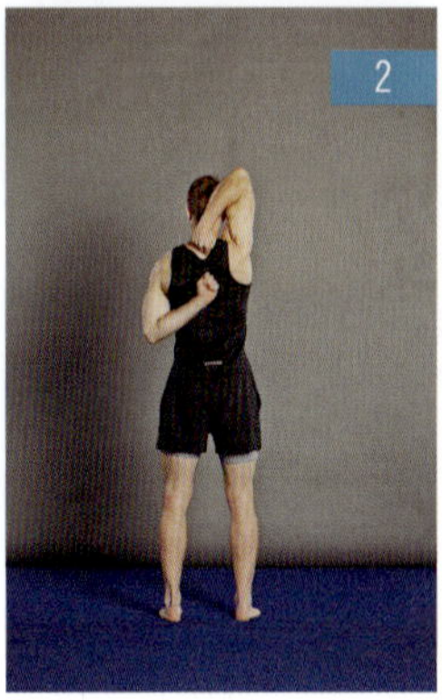


**Schulterstabilität:** Setzen Sie sich im Schneidersitz mit dem Rücken zur Wand und winkeln Sie die Ellbogen 90 Grad nach oben ab. Handrücken und Fingerrücken sowie Ellbogen berühren die Wand. Strecken Sie die Arme nach oben aus und versuchen Sie, Hände und Handgelenke dabei im Kontakt zur Wand zu halten. Versuchen Sie Ihre Arme so weit nach oben zu führen, dass sich Ihre Daumen über dem Kopf berühren.

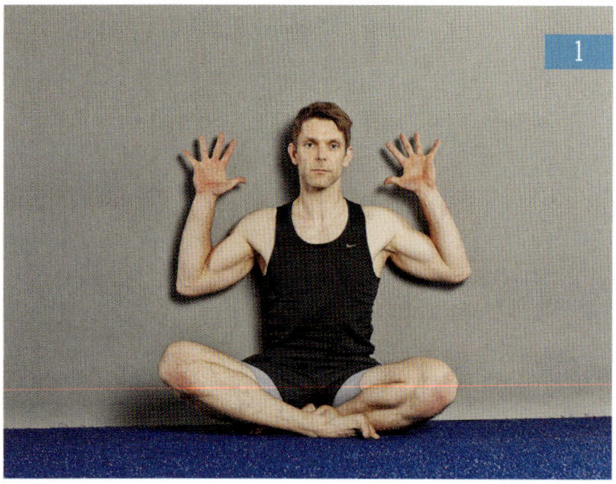


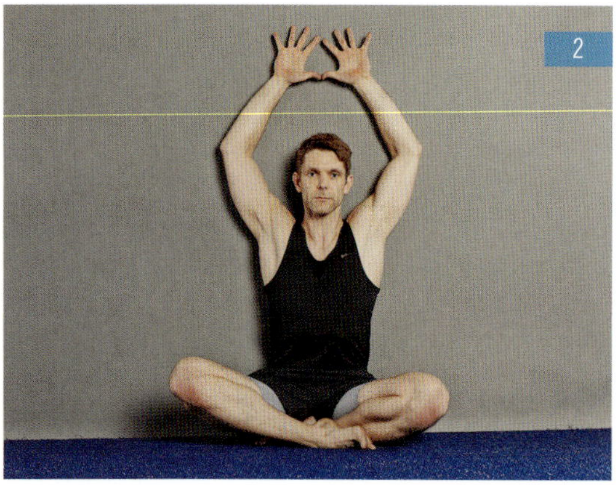


Notieren Sie sich Ihre Werte. Sie sollten sich zwei Dinge näher ansehen:

1. Ist Ihre Beweglichkeit eingeschränkt?
2. Haben Sie eine Ungleichheit (Dysbalance) im Radius der Übungsdurchführung zwischen rechts und links festgestellt?

Mit den Animal Athletics haben Sie in jedem Workout im Warm-up sowie in der Trainingseinheit eine enorme Schulung Ihrer Beweglichkeit. Nach vier Wochen sollten Sie Ihre Beweglichkeit erneut testen. Bei regelmäßigem Training werden Sie erstaunt sein über die Verbesserung Ihrer Ergebnisse.

## Die Ökonomie der Bewegung

Bewegungsökonomie spielt im Prozess des Überlebens eine große Rolle. Je weniger Bewegungsressourcen ein Tier aktivieren muss, um sein Futter zu sichern, etwa bei der Beutejagd, umso besser. Das ist schlicht eine Frage der Energiebilanz (»erbeuteter kalorischer Wert« versus »dafür aufgewendeter kalorischer Wert«). Koordinative Fähigkeiten sind hier sehr hilfreich. Darunter versteht man die Kompetenz, Bewegung zu steuern und zu regeln und in vorhersehbaren wie unvorhersehbaren Situationen motorische Abläufe sicher und hoch ökonomisch abzuwickeln.

Aber wie lernt man das? Letztlich lässt es sich mit dem Prinzip »Learning by Doing« beschreiben. Durch tausendfache Wiederholung eines Bewegungsmusters in immer neuen Variationen lernen Tiere sensomotorisch schrittweise etwas dazu und sind schließlich in der Lage, eine Bewegung mit dem minimalen Aufwand an Muskelkraft durchzuführen.

Nicht anders ist es bei uns Menschen. Auch wenn es im modernen Großstadtdschungel nicht gleich ums Überleben geht, ist Koordination eine äußerst nützliche Fähigkeit. Ein banales Alltagsbeispiel: Sie stolpern auf einer Treppe und schaffen es zum Glück, sich rasch abzufangen. Das ist nur dank eines ausgeklügelten Zusammenspiels von Rezeptoren, zentralem Nervensystem und Muskeln möglich. Je öfter sie dieses »konzertierte Agieren« Ihrer Systeme einüben, umso wahrscheinlicher ist es, dass Sie sich auch beim nächsten Mal wieder erfolgreich abfangen und einen Knochenbruch oder andere Verletzungen vermeiden können.

Bei den Animal Athletics werden koordinative Fähigkeiten in hohem Maße geschult. Das Zusammenspiel der Extremitäten bei einer Fortbewegung im Vierfüßlerstand, das präzise Aufsetzen des Fußes neben der Hand, das anschließende Durchschwingen des Beines – je anspruchsvoller die Bewegungsabläufe, umso größer die Herausforderung sowie der sensomotorische Lerneffekt. Das nächste

Mal geht alles schon ein bisschen flüssiger und Ihr Körper führt die Bewegung geschmeidiger und unter minimalem Krafteinsatz aus. Jetzt sind Sie bereit für die nächste Progressionsstufe!

## Der Natur auf der Spur – mit Barfußtraining

Neben unseren Augen kommt unseren Füßen eine zentrale Rolle im Haltungssystem zu. Kieselsteine, weiches Gras oder harter Beton? Mit jedem Schritt geben uns unsere Füße Rückmeldung über den Untergrund, auf dem wir unterwegs sind. Wenn wir barfuß gehen oder trainieren, ist dieses Feedback viel stärker und direkter. Verantwortlich dafür sind die zahlreichen Rezeptoren in unseren Fußsohlen. Tatsächlich sind sogar mehr Sinneszellen hier versammelt als in unserem Gesicht. Diese Rezeptoren übermitteln über das Nervensystem zunächst an das Rückenmark und von dort ans Gehirn wichtige Informationen, z. B. über die Bodenbeschaffenheit, die Neigung und Temperatur. Wir bekommen ein besseres Gefühl für unseren Körper im Raum und können entsprechend reagieren, um uns beispielsweise auszubalancieren. Wir schulen die so genannte »Propriozeption«, unsere Selbstwahrnehmung.

Beim Barfußtraining mit Animal Athletics kommen viele kleine Muskeln ins Spiel, die in unseren Füßen sind und in Schuhen meist »unterfordert« bleiben. Wir rollen uns bewusst auf die Zehen und wieder zurück, geben kraftvoll Druck beim Absprung, balancieren uns im Stand aus und verbinden uns stark mit dem Untergrund, indem wir eine Betonung auf die Innenkanten der Füße geben. Wir achten auf ein leises, kontrolliertes Landen, wenn wir einen Schritt nach vorne tun. Zusätzlich wird die Beweglichkeit unserer Zehen trainiert.

Die Bewegungskontrolle und -qualität, wie sie bei den Animal Athletics gesucht wird, wird erst durch die barfüßige Übungsausführung möglich!

### Unsere Füße, ein anatomisches Wunderwerk

Fast ein Viertel der ca. 206 Knochen des menschlichen Körpers befindet sich in unseren Füßen. Pro Fuß sind es 27 Knochen mit einer Vielzahl an Gelenken, über 100 Muskeln und Bändern, Sehnen und Bindegewebe. Nimmt man alles zusammen, geraten bei einem einzigen Schritt 63 Knochen in Becken, Beinen und Füßen in Bewegung. Erst durch das Zusammenspiel aller Akteure können wir unseren Stand im Leben behaupten und unseren »Fort-Schritt« sichern.

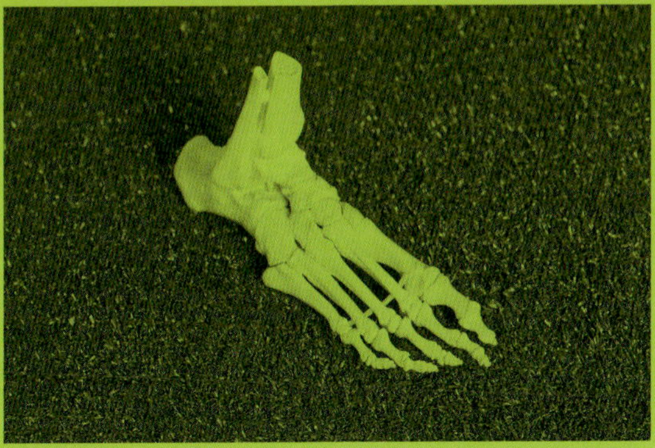

## Fokus statt Zerstreuung

Die Selbstwahrnehmung zu stärken ist ein wertvoller Leitgedanke für das Training. Unser Energiesystem befindet sich den ganzen Tag in einem gemächlichen Erhaltungszustand, zumeist bei einer sitzenden Tätigkeit mit wenig Bewegung. Wenn wir zum Sport gehen, sollten wir unseren Körper mit Aufmerksamkeit belohnen, bewusst Zeit mit ihm verbringen und geduldig mit ihm sein. Auf dem Crosstrainer oder dem Fahrradergometer mit einer Zeitschrift vor den Augen ist dies nicht der Fall. Hier ist der Körper wieder nur Nebensache und man arbeitet sein Sportpensum mechanisch ab. Anders ist es bei den Tierübungen mit Animal Athletics, wo es auf 100 % Fokus ankommt. Kontrolle und Übungsbeherrschung sollte immer den Vorrang vor Schnelligkeit und Frequenz haben. Wählen Sie lieber die leichtere Variante und arbeiten Sie dort sauber und langsam. Wenn Sie ganz ehrlich mit sich selbst sind und den Schwerpunkt auf Qualität in der Ausführung legen, werden Sie anfangs merken, dass Ihr Körper schnell ermüdet. Aber von Trainingseinheit zu Trainingseinheit wird sich der Ermüdungswiderstand verschieben, und dann heißt es, einen Gang hochschalten.

Bleiben Sie achtsam mit sich und Ihrem Körper, hören Sie, was er heute zulässt und was nicht. Aber stellen Sie ihn immer wieder vor neue Herausforderungen. Es wird Sie mit Stolz erfüllen, wenn Sie die Animal Moves auf einmal ganz locker und flüssig durchziehen. In jedem Fall werden Sie ein viel besseres Gefühl für Ihren Körper und seine natürlichen Belastungsgrenzen entwickeln!

## Atmen wie ein Krokodil

Die richtige Atmung kann Sie im Training maßgeblich unterstützen.

Eine Folge unserer vorrangig sitzenden Tätigkeiten ist, dass wir hauptsächlich flach in die Brust atmen, da der Bauch durch das Sitzen gekrümmt und blockiert ist. Diese Tendenz zur thorakalen Atmung verstärkt sich bei Stress und zusätzlicher Belastung. Und dann ist da noch unser westliches Schönheitsideal, das uns sagt, der Bauch soll schön flach und gespannt sein. Alles Faktoren, die dazu beitragen, dass unsere Lunge nicht bestmöglich belüftet wird. Selbst, wenn man nur über den Bauch atmet (was einige Menschen durchaus tun), wird die Lunge nicht optimal ventiliert. Idealerweise sind Bauch und Brust beteiligt, um den Körper mit Sauerstoff in ausreichender Menge zu versorgen und Leistung abzurufen. Das müssen die meisten von uns erst wieder erlernen, und in diesem Zusammenhang möchten wir Ihnen eine Atemtechnik mit Namen »Crocodile Breathing« vorstellen. Mit ihr werden die Lungen bis in die Spitzen maximal belüftet. Bei der Krokodilatmung versuchen Sie, fokussiert bis tief in den unteren Rücken – die Flanken – zu atmen und gleichzeitig den Brust- und Bauchraum auszudehnen. Das entspannt sofort, führt zu einem Anstieg des Sauerstoffs im Blut und gibt Ihnen die Möglichkeit, die maximale Leistung im Training abzurufen.

Die richtige Atemtechnik auf einen Blick:

## Spezifische Trainingsvorteile

So gut wie alle Bewegungsinteressierten, vom Hobbysportler bis zum Profiathleten, profitieren von einer Integration der Animal Athletics in ihre Trainingsroutine. Bitte betrachten Sie die nachfolgende Aufzählung nicht als vollzählig. Natürlich haben auch Gummistiefelweitwerfer oder Nacktrugbyspieler etwas von Animal Athletics.

### Functional-/Bodyweight-Fans

Wenn Sie das Training mit dem eigenen Körpergewicht mögen, haben Sie wahrscheinlich schon viel mit Schlingensystemen und Zirkeltrainings gearbeitet. Animal Athletics bieten Ihnen eine sinnvolle Ergänzung und viel Abwechslung im Trainingsalltag. Sie können Ihr Workout in Eigenregie durchführen, ohne an feste Kurszeiten und -orte gebunden zu sein.

▶ *Ihre Vorteile:*

- Flexibilität bei Zeit, Ort, Trainingsdauer (i. d. R. genügen 25–30 Minuten)
- ideal für zwischendurch, z. B. im Büro, auf Reisen, Bewegung »on the go«
- Sensomotorik-Schulung durch verschiedene Untergründe (Gras, Sand, Waldboden, Trainingsfläche)
- immer wieder neue Übungsvariationen und komplexe Abläufe ermöglichen eine sukzessive Leistungsverbesserung

### Menschen, die einen natürlichen Lebensstil mögen

Wenn Sie zu den Menschen zählen, die nach dem Prinzip »weniger ist mehr« leben, finden Sie in Animal Athletics ein puristisches Bewegungskonzept mit viel Bezug zur Natur. Sie trainieren die Achtsamkeit im Umgang mit den eigenen Bewegungsressourcen und bekommen eine wertvolle Alternative zu überfüllten Fitnessstudios und technisiertem Gerätetraining aufgezeigt.

▶ *Ihre Vorteile:*

- ein pures, natürliches Bodyweight-Training
- ideal für Einheiten an der frischen Luft
- keinerlei Trainingsgerät, dafür die bewusste Arbeit mit dem eigenen Körper
- volle Flexibilität hinsichtlich Ort und Zeit

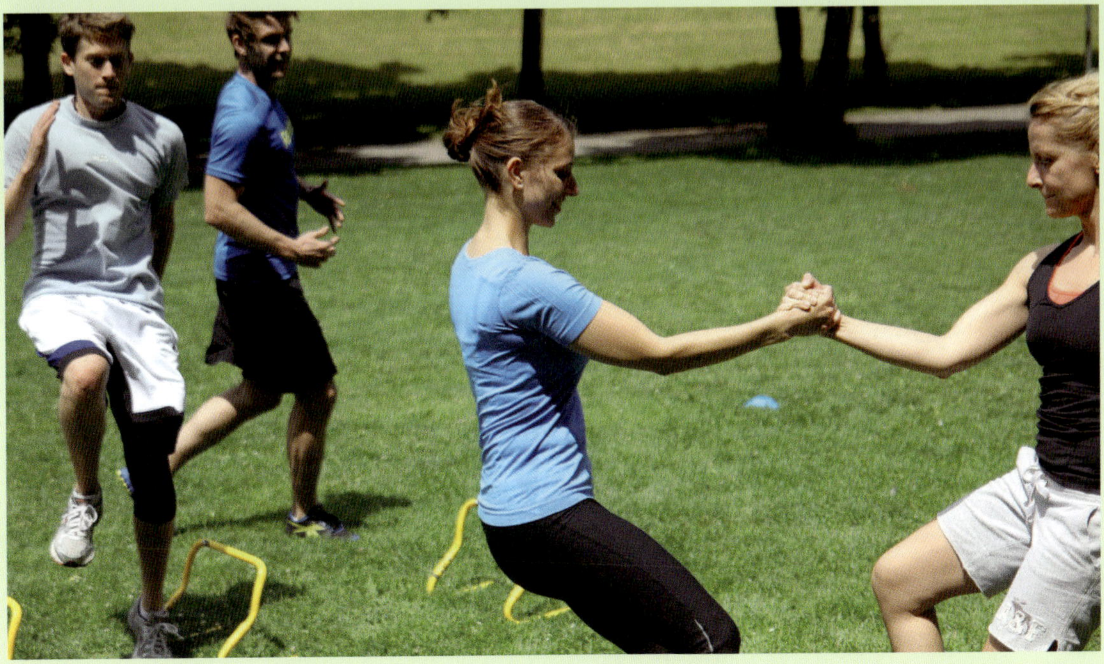

## Outdoor-Zirkel

Zirkeltrainings in der freien Natur erfreuen sich größter Beliebtheit. Wer in der schönen Jahreszeit durch die Parks seiner Stadt spaziert, trifft immer wieder auf Frischluft-&-Functional-Freunde, die über Hürden springen oder an Schlingentrainern ziehen. Sollten Sie zufällig durch einen Münchner Park spazieren, könnten es die »Parkturner« sein, die ich zusammen mit zwei befreundeten Trainern ins Leben gerufen habe. Wir arbeiten viel mit Animal Moves und die Laune schnellt nach oben, wenn wir die Tierbewegungen in unsere Zirkel einbauen!

▶ *Ihre Vorteil*e

- abwechslungsreiche Stationen, die den Zirkel beleben
- kein Trainingsgerät nötig
- Naturbezug der Outdoor-Zirkel wird durch Tierübungen verstärkt
- gut geeignet für Partnerübungen (Shadow-Prinzip, d. h. komplementäre Übungsausführung zweier Beteiligter; Beispiel: Einer macht die Crab rückwärts, der andere vorwärts – beide laufen in dieselbe Richtung)
- Verwurzelung spüren, Gesundheit stärken: Training auf Gras und Waldboden stärkt nachweislich das Immunsystem

## Calisthenics- und Parcours-Freunde, Tanz- und Kampfsport-Begeisterte

Wenn Sie nach der hohen Schule der Körperbeherrschung streben, öffnen Ihnen Animal Athletics Türen und Tore für die anspruchsvollen Disziplinen des Eigenkörperkrafttrainings wie Calisthenics oder Parcours. Auch Tanz- und Kampfsportbewegungen sind Bestandteil der Workouts. Durch das regelmäßige Training erlangen Sie spielerisch mehr Körperkontrolle, Stabilität und Mobilität und einen geschmeidigen, ästhetischen Bewegungsfluss.

▶ *Ihre Vorteile*:

- mehr Bewegungsqualität und -ästhetik durch 100 % Körperkontrolle
- verbesserte Core-Stabilität (z. B. durch Rollbewegungen, die auch die Grundlage für den Turkish Get-up mit der Kettlebell darstellen)
- Shoulder Drills (optimale Vorbereitung für Handstand, Planche, Liegestützsonderformen)
- Balance und Kraft der Hände und Handgelenke (Vorübungen für Handstand, gesprungene Liegestütze/Oberkörperplyometrie)

## Menschen, die abnehmen wollen

Sie wollen abnehmen? Dann finden Sie in Animal Athletics einen weitaus effektiveren Weg als beim klassischen »Problemzonentraining«. Da so viele Muskeln gleichzeitig im Einsatz sind, ist auch der Kalorienverbrauch sehr hoch, die Pfunde purzeln damit schneller. Das Ergebnis ist ein »trockener«, trainierter und definierter Körper. Natürlich nur, wenn zugleich die Ernährungsgewohnheiten nachhaltig umgestellt werden.

▶ *Ihre Vorteile:*

- der ganze Körper wird athletisch geformt
- Schwierigkeitsgrad der Übungen kann individuell angepasst werden
- funktioniert immer und überall, 25–30 Minuten reichen

## Profisportler, ambitionierte Wettkampfsportler, CrossFitter

Als Profisportler, ambitionierter Wettkampfsportler oder CrossFitter trainieren Sie regelmäßig und intensiv. Eine Leistungsverbesserung in Ihrer Sportart ist das Ziel. Ganz gleich, ob Sie als Tennisspieler, Kampfsportler oder Fußballer nach Höchstleistung streben: Das Training mit Animal Athletics wird Ihre athletischen Grundfähigkeiten steigern und ist die geeignete Basis für ein weiterführendes sportartspezifisches Training.

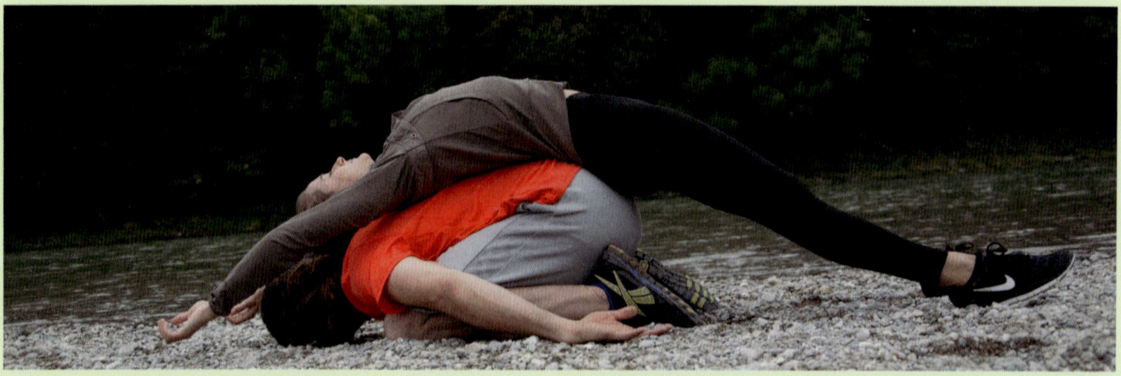

▶ *Ihre Vorteile:*
- Motivationstiefs meistern durch mehr Abwechslung
- Mobilität verbessern (Animal Athletics fürs Warm-up oder als Standalone-Einheit)
- Performancesteigerung, Kraftaufbau (Animal Athletics als High-Intensity-Einheit)
- zur Verletzungsprävention und als Reha-Einheit
- Muster wie Rollen, Krabbeln, Kriechen fördern die neurologische Bahnung und komplementieren Ihre Fähigkeiten als vollkommener Athlet

## Personal Trainer

Als Personal Trainer stimmen Sie Ihre Trainingseinheiten 1:1 auf die Bedürfnisse und Voraussetzungen Ihrer Kunden ab. Animal Athletics sind eine sinnvolle Ergänzung Ihres Trainingsportfolios, denn Sie können die Einheiten vom Fokus her immer wieder neu gestalten, etwa als Mobility-Einheit, als Performance-Training oder als sensomotorische Schulungssequenz, um nur einige Beispiele zu geben.

▶ *Ihre Vorteile:*
- kein Trainingsgerät, das zum Kunden transportiert werden muss
- variabler Fokus (Kraft, Mobility, Sensomotorik und mehr)
- ideal als Ergänzung einer Ausdauereinheit im Freien (z. B. Jogging)
- gut geeignet für das eigenständige Training zwischen zwei PT-Einheiten

## Sportpädagogen, Athletiktrainer, Gruppenleiter

Als Athletiktrainer von Nachwuchsfußballern weiß ich, wie wichtig Abwechslung ist, damit die Kids und Jugendlichen am Ball bleiben. Gerade wenn mal *kein* Ball im Spiel ist. Animal Athletics sind kurzweilig und dabei fordernd genug, um die Leistungsfähigkeit spielerisch zu verbessern.

▶ *Ihre Vorteile*:
- Tierübungen mit hohem Spaßfaktor für Kinder und Jugendliche
- Schulung elementarer Fähigkeiten wie Koordination, Körperwahrnehmung, Bewegungskontrolle
- gut für kleine Wettbewerbe in der Gruppe (»Wer ist die schnellste Krabbe?«)
- beugt Adipositas vor und schafft einen Ausgleich zur zunehmend digitalisierten Kindheit (Primärerfahrung statt »durchtechnisierte Umwelt«)

# Kapitel 3

# Hintergrundwissen

## Biomechanik und Leistung bei Tier und Mensch

Dieses Kapitel macht Sie mit ausgewählten biomechanischen Grundlagen der Leistungsfähigkeit vertraut und nimmt sowohl den Menschen als auch Vertreter aus dem Tierreich ins Visier. Die Wissbegierigen unter Ihnen haben hier Gelegenheit, einige größere Zusammenhänge zu erkunden, bevor es ins praktische Training mit den Animal Moves geht.

Sie werden nach der Lektüre dieses Kapitels ein besseres Verständnis für das *Warum* haben: warum gewisse Arten zu außerordentlichen Leistungen imstande sind und weshalb es lohnenswert ist, sich etwas davon abzuschauen, um die eigenen athletischen Fähigkeiten zu steigern. Dazu sehen wir uns drei ausgewählte Tierarten genauer an.

Nach den tierischen Spitzenleistungen betrachten wir die Stärken unserer Spezies. Die Entwicklung zum aufrechten Gang, die Hände und das hochkomplexe Gehirn sind drei spezifische Merkmale, die uns von allen anderen Arten unterscheiden. Wir zeigen, inwieweit Animal Moves helfen, diese Stärken spielerisch zu nutzen.

Am Schluss wagen wir noch einen Blick auf die aktuelle Entwicklung der Spezies Mensch, denn die Anpassung an sich verändernde Lebensbedingungen hört nie auf. Im Gegenteil: Wir stecken mittendrin in spannenden Veränderungsprozessen.

## Der schnellste Jäger an Land

Das Leistungsmerkmal der Geschwindigkeit basiert auf unterschiedlichen Biomechaniken. Über eine besonders effektive Form verfügt der Gepard. Er ist der geborene Sprinter und erzielt Spitzengeschwindigkeiten bis zu 110 km/h, wobei er in nur drei Sekunden von 0 auf 100 km/h beschleunigen kann. Dass Geparden so schnell rennen können, liegt an ihrem Körperbau. Tempo und Wendigkeit verdankt die Raubkatze ihrem stromlinienförmigen Körper, der Biegsamkeit ihrer Wirbelsäule und des Schultergürtels, vor allem aber ihren langen, schlanken und muskulösen Beinen mit den kräftigen Oberschenkeln. Hinzu kommen Krallen, die ihr wie »Spikes« beste Bodenhaftung geben.

Vergleicht man seine Leistung mit menschlichen Ausnahmesprintern, schlägt der Gepard seine menschlichen Kontrahenten um Längen. Im direkten Laufduell würde es für den jamaikanischen Sprintweltmeister Usain Bolt nicht gut aussehen. Er braucht auf 100 m knapp 10 Sekunden, der Gepard schafft diese Distanz in 6 Sekunden.

Doch es gibt eine Stärke, die beide Sprinter verbindet.

### Schrittlänge, ein Merkmal herausragender Sprinter

Die langen, muskulösen Beine stechen sowohl beim Geparden als auch bei Usain Bolt sofort ins Auge.

Sie sind die Basis für Geschwindigkeit, weil sie die Schrittlänge vergrößern und somit eine größere Distanz zwischen zwei Bodenkontakten ermöglichen. Da jeder Bodenkontakt eine Bremswirkung darstellt, ist das von Vorteil für einen Sprinter. Bei Bolt beträgt die durchschnittliche Schrittlänge 2,43 m, womit er auf 100 m rund drei bis vier Schritte weniger benötigt als seine Konkurrenten, um ans Ziel zu gelangen. Die großen Füße von Bolt (Größe 47) verstärken diesen Effekt. In Kombination mit den langen Unterschenkeln erzeugen sie eine enorme Hebelwirkung, der Sprinter wird förmlich nach vorne katapultiert.

## Mit Animal Athletics die Geschwindigkeit optimieren

Auch Sie können mit dem regelmäßigen Training der Animal Moves Ihre Geschwindigkeit erhöhen. Der Schlüssel dazu liegt in der Verbesserung der Flexibilität und Mobilität Ihrer unteren Extremitäten. Durch eine stärkere Beweglichkeit kann der Fuß im Lauf länger am Boden bleiben, es entsteht ein »spitzerer Winkel« zwischen Fußgelenk und Unterschenkel. So werden Sehnen und Muskeln besser vorgespannt, es springen zahlreiche Rezeptoren im umliegenden Gewebe an (Faszien und Gelenkkapseln) und diese initiieren eine schnellere, stärkere Kontraktion des Muskels. Sie sind somit in der Lage, sich kraftvoller vom Boden abzustoßen, und steigern ganz automatisch Ihre Schrittlänge.

Mit den Animal Moves schulen Sie zusätzlich die Mobilität in Brustwirbelsäule und Schultern, auch das zahlt auf Ihre Geschwindigkeit ein. Denn nicht nur die Beine sind für Tempoentwicklung verantwortlich. Denken Sie dabei an die Phase des schnellen Laufens, wo beide Beine in der Luft sind. Exakt in diesem Moment sind es die Arme, die den »Schub« für die Vorwärtsbewegung geben. Je freier und kraftvoller der Armeinsatz, umso stärker die Kraftübertragung von Rumpf übers Becken hinunter zu den Beinen. Wenn dann noch die Körpermitte stark bleibt – ein weiterer Fokus der Animal Athletics – steht einer Optimierung Ihrer Laufgeschwindigkeit nichts mehr im Wege.

### Zehengang als »Schrittverlängerer«

Im Gegensatz zu uns Menschen sind viele gute Läufer aus dem Tierreich so genannte Zehengänger. Das wirkt wie eine natürliche Beinverlängerung, und damit steigt automatisch die Schrittweite. Bei Animal Athletics ahmen wir diese Besonderheit nach, wenn wir zeitweise auf die Zehenspitzen gehen. So erzeugen wir einen längeren Hebel und trainieren ungewohnte Gangmuster, mobilisieren unsere Zehen und üben zugleich Balance und sensomotorische Ansteuerung ein.

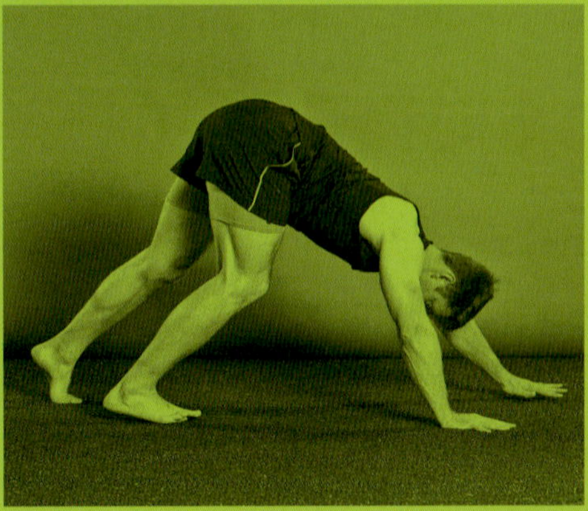

## Ist die Schrittlänge wirklich so wichtig?

Wir würden der Vielseitigkeit der Natur nicht gerecht, wenn wir bei den Topsprintern nur Lebewesen mit großer Schrittlänge ins Visier nähmen. Natürlich gibt es noch andere Möglichkeiten, Geschwindigkeit aufzunehmen. Schweine etwa arbeiten über eine Erhöhung der Schrittfrequenz. Wer jemals ein Wildschwein im Lauf gesehen hat, weiß, dass sich auf diese Weise ein beeindruckendes Tempo erzeugen lässt. Schnelle Meeressäuger wie die Orcas verdanken ihre Geschwindigkeit dem stromlinienförmigen Körper. Und eine ganz besondere Spezies legt mit mächtigen Sprüngen große Strecken zurück. Die Rede ist von den Weitsprungmeistern aus dem Tierreich, den Kängurus.

# Der beste Weitspringer

Die Sprungkraft der Kängurus ist enorm, je nach Art erzielen sie eine durchschnittliche Sprungweite von 9 Metern, der Spitzenwert liegt bei 13,5 Metern. Dabei passen sie ihre Fortbewegungsart den Gegebenheiten an. In der langsamen Fortbewegung nutzen sie alle vier Gliedmaßen und zusätzlich ihren überproportional langen Schwanz. Bei hohen Geschwindigkeiten werden nur die Hinterbeine benutzt, der im Vergleich zum restlichen Körper extrem lange Schwanz dient der Balance.

Eine anatomische Besonderheit der meisten Kängurus ist, dass sie deutlich längere und stärkere Hinterbeine als Vorderbeine haben und eine beeindruckend lange Achillessehne, die als Energiespeicher dient, um die großen Sprünge zu ermöglichen. Mit ihren hoch elastischen Muskelbändern kommen sie ohne großen energetischen Aufwand schnell voran, was bei einem sehr trockenen Klima und oftmals sehr geringem Nahrungsangebot von Vorteil ist.

### Natürliche Sprungfedern im Bein: das »Load to Explode«-Prinzip

Die Beinsehnen und Muskeln des Kängurus wirken wie elastische Sprungfedern. Vor jedem Sprung werden sie gleich einem Gummiband aufs Äußerste vorgespannt; diese gespeicherte kinetische Energie entlädt sich beim folgenden Sprung explosionsartig. Man spricht hier vom »Katapult-Effekt« oder auch vom »Load to Explode«-Prinzip. Schon während des Landens auf dem Boden speichern Muskeln und Sehnen erneut Energie, die dann für kommende Sprünge auf Abruf zur Verfügung steht. Ein hoch effizientes Prinzip, das das Känguru zu den herausragenden Weitspringern dieser Erde macht. Die Effizienzwerte des Kängurus konnten auch im Test nachgewiesen werden. Auf einem Laufband zeigte sich, dass Kängurus mit zunehmender Belastung nicht etwa mehr, sondern immer *weniger* Energie und Sauerstoff verbrauchen, was sich einzig durch ihr geniales Sprungfeder-Speichersystem erklärt.

### Leistungsentfaltung optimieren mit Animal Athletics

Das »Load to Explode«-Prinzip ist bei vielen Sprungübungen der Animal Athletics wiederzufinden. Mit federnden Absprüngen und weichen Landungen arbeiten Sie an Ihren plyometrischen Fähigkeiten (= eine Form der Schnellkraft), Sie erreichen mehr Elastizität in der Achillessehne, wodurch Ihr Gang weicher, federnder und effizienter wird.

Das Einüben von »Load to Explode«, kombiniert mit dem Mobilitätstraining (z. B. von Schulter, Hüfte, Brustwirbelsäule), wird Ihnen bei der Leistungsentfaltung in diversen Sportarten helfen. Denken Sie nur an die Ausholbewegung beim Tennis oder beim Golfspielen. Je besser Sie hier vorspannen, umso wirkungsvoller die anschließende Kraftentfaltung und Kraftübertragung auf den Ball.

# Ein imposanter Kraftprotz

Schimpansen zählen genau wie Orang-Utans und Gorillas zu den Menschenaffen (Hominidae). Mit ihnen teilen wir 99 % unseres Erbguts und dementsprechend viele Eigenschaften. Sie sind in der Lage, gebückt aufrecht zu gehen, und nutzen die langen vorderen Gliedmaßen mit dem beweglichen Daumen nicht nur zum Hangeln, sondern auch für den Werkzeuggebrauch, zum Beispiel um Nüsse mithilfe von Steinen zu knacken.

### Doppelt so stark pro Kilogramm Körpergewicht

Auffällig ist bei Menschenaffen wie dem Schimpansen die ausgeprägte Oberkörperkraft. Pro Kilogramm Körpergewicht ist er doppelt so stark wie ein Mensch. Es ist demnach nicht empfehlenswert, sich mit einem gleich schweren Exemplar auf einen Wettbewerb im Armdrücken einzulassen. Der Affe hat durch seine langen Arme eine starke Hebelwirkung und drückt eine Art »An-/Ausschalter« bei der Kraftentfaltung, was seine Power weiter verstärkt. Wir Menschen hingegen sind durch die Struktur unseres Gehirns eher darauf ausgelegt, unsere Motorik feinzujustieren, statt sie in roher Gewalt zu entladen.

Die Kraft des Schimpansen erklärt sich durch längere Muskelfasern, die eine stärkere Kontraktion ermöglichen. Hinzu kommt das tägliche »Training«. Schimpansen bewegen sich an Ästen hangelnd vorwärts und das bei einem doch beachtlichen Körpergewicht, deshalb ist ihre Schulter-, Brust- und Armmuskulatur so stark ausgeprägt. Beim vierfüßigen Gang am Boden verlagert der Schimpanse einen Großteil seines Gewichts auf die vorderen Extremitäten, was die Stützkraft und Rumpfstabilität des Affen fordert.

### Kraft im Oberkörper mit Animal Athletics

Bei den zahlreichen Variationen des Monkey Move wird der vorwiegend vierfüßige Bewegungsstil unserer nächsten Verwandten nachgeahmt. Sie bauen dadurch wieder Kraft in Oberkörper und Armen auf und schulen Ihre Koordination. Das Spiel mit unterschiedlichen Tempi ist eine wunderbare Möglichkeit, um im schnelleren Modus die Ausdauer zu trainieren, bzw. im langsameren Modus die Core-Kontrolle zu optimieren. Stärkere Schultern, Arme und Brustmuskeln haben noch einen weiteren Vorteil, denn sie entlasten Ihre Handgelenke in Stützpositionen. Sie werden es nicht mehr als »unangenehm« empfinden, längere Zeit im Stütz zu verharren!

#### Starke Arme versus starke Beine

Beim Orang-Utan, einem Menschenaffen wie dem Schimpansen, machen die Arme bis zu 15 % des gesamten Körpergewichts aus. Im Vergleich: Bei uns Menschen sind es nur 6-8 %. Durch unseren aufrechten Gang sind wir von Natur aus eher beinstark, etwa 36 % des Gesamtkörpergewichts eines Menschen entfallen auf die unteren Extremitäten.

## Erfolgsmodell Mensch

Nun ist es an der Zeit, den Schritt zum Menschen zu gehen. Worin bestehen die typischen Ausstattungsmerkmale der menschlichen Spezies? Was sind ihre evolutionären Geheimwaffen? Und wie lässt sich dieses natürliche Erbe im Animal-Athletics-Training entfalten?

### Frühkindliche Muster, die Basis für Bewegungsqualität

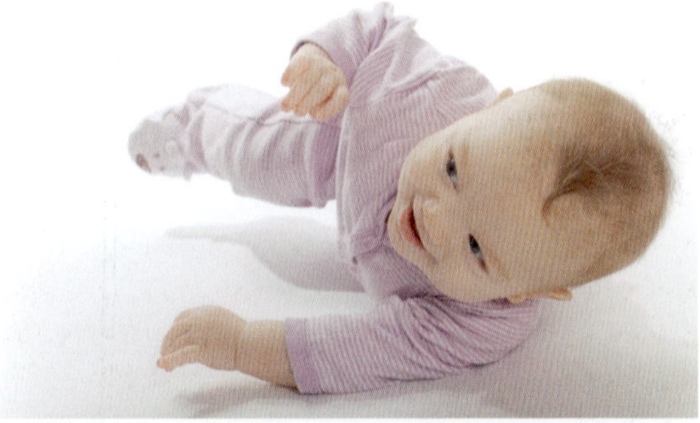

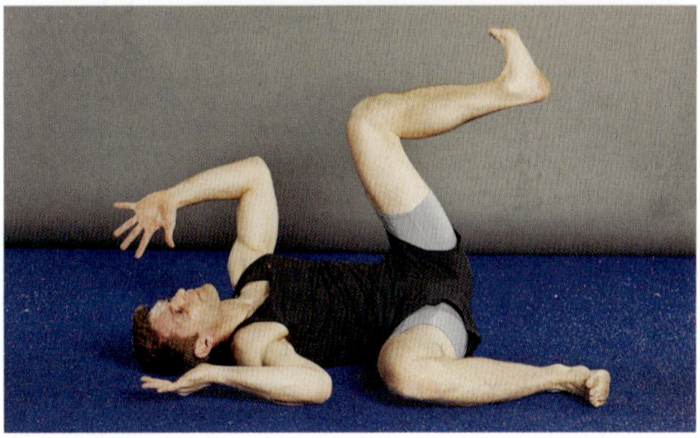

*Früher fielen sie uns leicht. Heute müssen wir sie wieder erlernen: die Rollbewegungen.*

Der aufrechte Gang ist ein zentrales Merkmal unserer Spezies. Jedes Baby und Kleinkind vollzieht in den ersten 15 Lebensmonaten im Zeitraffer die motorische Entwicklung vom Liegen zum Rollen über das Krabbeln auf allen Vieren bis hin zum aufrechten Stand und Gang.

Im Laufe unseres ersten Lebensjahres bauen wir durch tägliches Üben unterschiedlicher Bewegungs-, Roll- und Krabbelmuster Kraft und Stabilität auf, um uns gegen die Schwerkraft zu behaupten und immer komplexer werdende motorische Aufgaben zu meistern. Parallel dazu reift auch das ZNS (Zentrales Nervensystem). Durch das ständige Wiederholen und Einüben der Bewegungsmuster werden aus den ersten zarten neuronalen Verknüpfungen schließlich »Autobahnen«, die uns dabei helfen, motorische Abläufe immer kontrollierter und sicherer auszuüben. Wir bauen Tag um Tag mehr Stützmuskulatur auf, um verschiedene Bewegungen und Haltungen einnehmen zu können, bis wir schließlich (noch wackelig!) zum ersten Mal einen Fuß vor den anderen setzen.

### Mit Animal Athletics wieder ganz klein anfangen

Es gibt einen guten Grund, weshalb Sie in den Animal Athletics in alle Positionen zurückkehren, die Sie schon als Kleinkind eingenommen haben. Denn die Bewegungsmuster von früher sind die Basis für ideale motorische Abläufe auch im Erwachsenenalter. Indem Sie jetzt wieder rollen, krabbeln und zur Seite aufrotieren, helfen Sie Ihrem Körper dabei, sich an diese »Idealmuster« zu erinnern und die neurologischen Bahnungen zu reaktivieren, die über die Zeit in Vergessenheit geraten sind. Ihre Bewegungsqualität im aufrechten Gang wird davon stark profitieren.

Während des Trainings stabilisieren und koordinieren Sie Ihre Gelenkpositionen, Sie bauen wieder Kraft im Rumpf auf und gewinnen die Bewegungskontrolle zurück. Für diese Bewegungskontrolle ist vor allem die so genannte antirotatorische Muskulatur zuständig, die bei den Animal Moves stark gefordert ist. Sie sorgt für eine starke Körpermitte, die Ihre Wirbelsäule schützt und Rückenschmerzen wie Sportverletzungen effektiv entgegenwirkt.

**Antirotation**

Der Begriff bedeutet so viel wie »der Verdrehung entgegenwirkend« und bezeichnet eine der Kernaufgaben eines starken Rumpfes. Die potenzielle Verdrehung kommt durch unser diagonales Gang- und Laufmuster (linkes Bein, rechter Arm und umgekehrt). Diese entgegengesetzten Kräfte der oberen und unteren Extremitäten wirken auf die Körpermitte ein und ihre Aufgabe ist es folglich, dem stabilisierend (eben antitrotatorisch) entgegenzuwirken, um die Wirbelsäule zu schützen.

## Unsere Hände, einmalige Präzisionswerkzeuge

Die Hände unterscheiden uns Menschen von den meisten anderen Lebewesen. Nur Menschenaffen haben einen ähnlichen anatomischen Aufbau der Hand. Sie sind die einzigen, die wie wir über einen »opponierbaren« Daumen verfügen, was bedeutet, dass sie ihn den anderen Fingern gegenüberstellen können. Dieser kleine Unterschied hat große Auswirkungen auf die Nutzungsmöglichkeiten der Hände, denn mit so einem Daumen konnten die Urmenschen viel besser greifen (»Pinzettengriff«), feinmotorische Bewegungen im Zusammenspiel mit den anderen Fingern vornehmen und damit Werkzeuge herstellen und benutzen. Ohne die menschliche Hand in ihrer spezifischen Anatomie wäre es nie möglich gewesen, Feuer zu entfachen, Äxte zu formen, Materialien zu bearbeiten oder kunsthandwerkliche Tätigkeiten auszuüben.

Durch den freien Gebrauch der Hand wurde auch das Zusammenspiel mit dem Gehirn verbessert, das nun immer komplexere, präzisere motorische Aufgaben bewältigen lernte.

Wie eng die Verknüpfung von Handentwicklung und Hirnentwicklung ist, lässt sich noch heute am großen Raum erkennen, den die motorische Steuerung der Hand in unserem Hirn einnimmt. In der

Neurowissenschaft nutzt man den so genannten Homunculus, um die Repräsentation der Körperregionen auf der Hirnoberfläche darzustellen. Es gibt eine Punkt-zu-Punkt-Zuordnung zwischen Körperperipherie und Gehirn. Hier ist die Dominanz der Hand deutlich erkennbar.

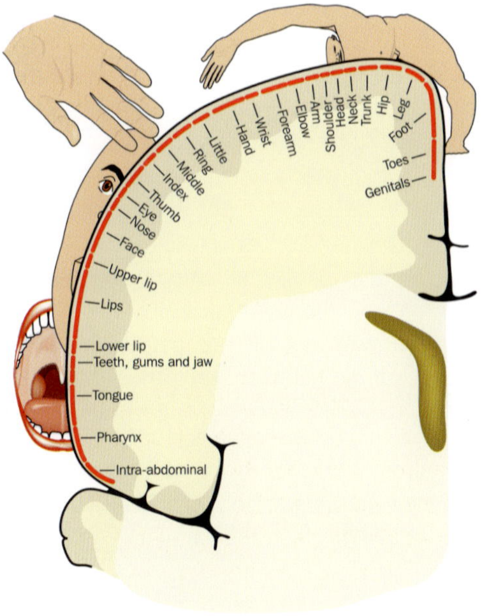


### Handeinsatz bei den Animal Athletics

Bei den Animal Athletics spielen Sie die ganzen Stärken Ihrer Hände aus. Sie erzeugen in vielen Übungen flächigen Druck, indem Sie beide Handflächen komplett auf den Boden ablegen und sich damit stark mit dem Boden verwurzeln. Ein anderes Mal verlagern Sie das Gewicht auf nur eine Hand und Sie spüren, wie sich das Druckmuster verändert und die Anforderungen an die Balance steigen. In einigen Fällen setzen Sie lediglich die Fingerspitzen auf dem Boden ab, es entsteht ein punktueller Druck, bei dem die kurze Handmuskulatur trainiert wird. Die neuronalen Muster im Hintergrund werden immer wieder neu und anders aktiviert – ein stimulierendes Training für das Zusammenspiel von Hirn und Muskeln!

## Unser Gehirn, das zentrale Steuerungsorgan

Gehirn und Intelligenz gehören eng zusammen, wobei intelligentes Verhalten durchaus nicht der Spezies Mensch vorbehalten ist. Schimpansen schauen abwesend und desinteressiert, um Futter vor ihren Artgenossen zu verbergen. Tintenfische finden spielend aus Labyrinthen heraus. Krähen legen Nüsse auf Straßen ab, um sie von vorüberfahrenden Autos knacken zu lassen. Wie die Beispiele zeigen, sind es nicht nur jene Tiere, die uns evolutionsbiologisch am nächsten stehen, an denen man intelligente Verhaltensweisen beobachten kann. Aber wann handelt es sich wirklich um Intelligenz, wie wir sie verstehen?

Darüber herrscht wissenschaftlich bis heute keine Einigkeit, was sicher auch mit der schwierigen Definition des Intelligenzbegriffs zusammenhängt. Eins steht jedoch fest: Die Voraussetzung für solch komplexe Verhaltensweisen ist das Vorhandensein eines Gehirns, einer Schaltzentrale, die eingehende Reize registriert, bewertet und eine Reaktion auslöst. Je größer das Gehirn, umso höher ist auch die Packungsdichte mit Neuronen, die Anzahl der Verschaltungen und die Geschwindigkeit der Informationsübertragung.

Die Primaten verfügen relativ gesehen über die größten Gehirne. Es ist keine Überraschung, dass wir Menschen unter den Primaten bei der Hirngröße den ersten Platz belegen. Schon die gefältelte Struktur unserer Großhirnrinde (Neocortex) zeigt an, dass hier auf engstem Raum geballte Information gespeichert ist. Insgesamt umfasst unser Hirn 10–40 Milliarden Nervenzellen mit rund 100 Billiarden Synapsen, und es werden immer wieder neue Verbindungen geknüpft. Das ist ein Grund dafür, dass unser Gehirn zwar nur 2 % der Körpermasse ausmacht, aber 20 % unserer gesamten Stoffwechselenergie in Anspruch nimmt.

### Animal Athletics und Bewegungslernen

Ein großes, leistungsstarkes, dicht neuronal vernetztes Gehirn ist eines, das fürs Lernen prädestiniert ist. Motorisches Lernen (also die Abspeicherung von Bewegungsmustern) ist ein Teilbereich davon. Animal Athletics fördert dieses Bewegungslernen. Die koordinativ anspruchsvollen und ungewohnten Bewegungsmuster vieler Animal Moves bringen Ihr Gehirn zum »Feuern« und holen es aus altbekannten neuromuskulären Bewegungsbahnen heraus. Die neuen Reize regen Ihr Gehirn zu einer besseren Vernetzung an und fördern die neuromuskuläre Ansteuerung. Genau das liebt Ihr Körper, denn an neuen Aufgaben wächst er. Der Effekt, den Bewegung auf Ihre Hirnleistung hat, geht jedoch weit darüber hinaus. Durch Bewegung wird die Durchblutung und Sauerstoffversorgung Ihres Gehirns positiv beeinflusst und das Hormon Dopamin wird langsamer abgebaut. Sie fühlen sich wacher, energiegeladener, Ihre Konzentration steigt – vor allem direkt im Anschluss ans Training.

Wenn Sie sich während der Arbeit an einer Aufgabe »festgebissen« haben, ist es ein guter Moment, um eine kleine Animal-Athletics-Einheit einzulegen. Sie bekommen den Kopf wieder frei und können mit neuem Elan zu Werke gehen.

## Evolution aktuell

So wie sich unser Gehirn weiterentwickelt und an seinen Aufgaben wächst, entwickeln auch wir als Spezies uns immer weiter. Wir unterliegen zwar nicht mehr dem natürlichen Selektionsdruck und schwache oder kranke Individuen sind keinem natürlichen Fressfeind mehr ausgeliefert. Dennoch passen wir uns an die von uns selbst geschaffene Umwelt an, und zwar in einem atemberaubenden Tempo.

Besonders augenfällig ist das in den industrialisierten Regionen der Erde mit einer guten, teils hervorragenden medizinischen Grundversorgung. Der positive Aspekt ist, dass viele Krankheiten, die früher einen sicheren Tod bedeutet hätten, heute behandelbar sind. Unnötiges Leiden kann gelindert werden, banale Infektionen haben keine fatalen Folgen mehr, und die Lebenserwartung steigt stetig. Allein in Deutschland hat sich in der Zeit von 1970 bis 2010 die Lebenserwartung um neun Jahre für Männer und um neun Jahre für Frauen erhöht.

Die Kehrseite der Medaille ist, dass wir Menschen unbedachter mit dem Geschenk Gesundheit umgehen. Das Überangebot an Ernährung und chronischer Bewegungsmangel führen gehäuft zu Fettleibigkeit, die evolutionär nun keinen Nachteil mehr darstellt, da sich die gesundheitlichen Folgen wie hohe Cholesterinwerte, Herz-Kreislauf-Erkrankungen und Belastungen des Skeletts mit Tabletten und Therapiemaßnahmen in Schach halten lassen.

Hier wäre es wünschenswert, wenn wir – etwa durch regelmäßige Bewegung – wieder ein Stück mehr Verantwortung für uns selbst übernähmen, statt uns auf die Mittel der modernen Medizin und Therapie zu verlassen!

#### Die »Computer-Arterie«

Ein spannendes Beispiel dafür, wie sich der Mensch in seinem »Bauprogramm« an eine technisierte Umwelt anpasst, ist die Arteria mediana. Anfang des 20. Jahrhunderts hatten nur etwa 10 % aller Menschen diese Arterie im Arm. Ende des 20. Jahrhunderts waren es bereits 30 %. Die Arteria mediana versorgt den Arm mit Blut und ist daher nützlich für die flinke Bedienung von Touchpads, Tablets, Computern & Co. Allerdings benötigt sie auch Platz neben all den anderen Arterien, Venen und Armnerven. Es wird eng im Arm! Sicherlich kein Zufall, dass immer mehr Menschen unter dem Karpaltunnelsyndrom leiden, einer schmerzhaften Nervenverengung am Handgelenk.

Kapitel 4

# Praktischer Teil

## Vor dem Training

Bevor Sie mit Ihrem Animal-Athletic-Workout beginnen, finden Sie hier noch einige Tipps, die Ihnen den Einstieg erleichtern und einen besseren Überblick geben.

### Gesundheitscheck

Grundsätzlich sollten Sie gesund sein, wenn Sie Animal-Athletics-Übungen und -Circles durchführen. Bei orthopädischen Einschränkungen oder Bluthochdruck oder anderen Herz-Kreislauf-Erkrankungen sollten Sie vor Aufnahme des Trainings in jedem Fall Ihren Arzt konsultieren. Animal Athletics fordert und fördert Ihren ganzen Körper, deshalb ist es wichtig, etwaige Einschränkungen im Vorfeld abzuklären.

### Was Sie für das Training brauchen

- Tragen Sie angenehm lockere Sportkleidung, in der Sie sich frei bewegen können.

- Sie brauchen keine Sportschuhe, es wird barfuß trainiert. Ausnahme: Es gibt orthopädische Einschränkungen (starke Überbeine o. Ä.), bei denen Schuhwerk empfehlenswert ist. Wir empfehlen Barefoot-Schuhe.

- Stellen Sie für Ihr Training genügend Wasser oder ein isotonisches Getränk bereit, da Sie Animal Athletics in sehr kurzer Zeit zum Schwitzen bringen.

- Gerade beim Training im Freien und unter Sonneneinstrahlung sollten Sie genügend Flüssigkeit aufnehmen.

- Wenn Sie im Freien trainieren, verwenden Sie ausreichend Sonnenschutz.

- Beim Training auf harten Böden (z. B. Fliesen) empfiehlt sich eine rutschfeste Matte.

- Beim Training in freier Natur auf Grasuntergrund können Sie getrost darauf verzichten.

- Manche Trainierende ziehen Knieschoner an, da häufiger Übungen auf den Knien gemacht werden. Alternativ tut es auch ein kleines Handtuch.

## Aufbau eines Animal-Athletics-Workouts

Jedes Animal-Athletics-Workout besteht aus zwei Teilen: einem Erwärmungsteil (Warm-up) und einem Übungsteil. Der Übungsteil besteht entweder aus einzelnen Animal Moves, die Sie je nach verfügbarer Zeit oder gewünschtem Trainingsfokus frei miteinander kombinieren können. Wir machen Ihnen hier in Form von Trainingsplänen konkrete Vorschläge. Die Fortgeschrittenen-Alternative besteht in den so genannten Animal Circles. Dies sind festgelegte, teils sehr anspruchsvolle und physisch fordernde Abfolgen von Animal Moves. Sie bilden als Königsdisziplin den Abschluss des praktischen Übungsteils.

Bei den Animal Moves wird zwischen Übungen am Platz (ohne Ortsveränderung) und Übungen mit Ortsveränderung unterschieden. Die Übungen haben zumeist drei unterschiedliche Level: Beginner, Intermediate und Advanced. Nehmen Sie sich Zeit für das Erlernen der einzelnen Bewegungslevel und seien Sie geduldig mit sich. Ihr Körper passt sich immer mehr an die Bewegung an, und es findet eine Automatisierung der Bewegung statt. Dadurch wird der benötigte Kraftaufwand immer ökonomischer, und Sie können schneller ins nächste Level gehen.

## Zwei Arten des Trainings mit Animal Athletics

Für Einsteiger

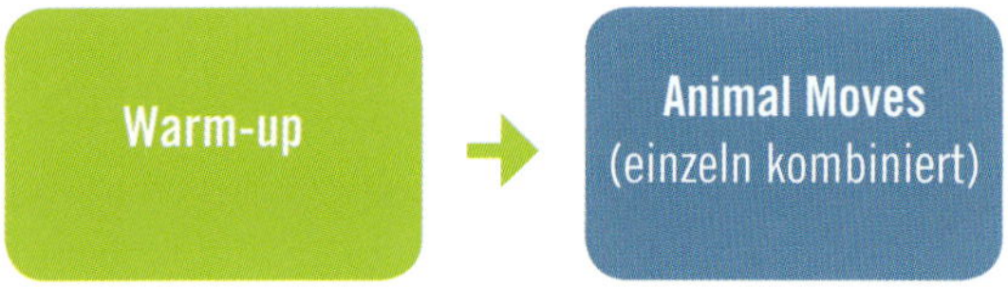


Für Fortgeschrittene

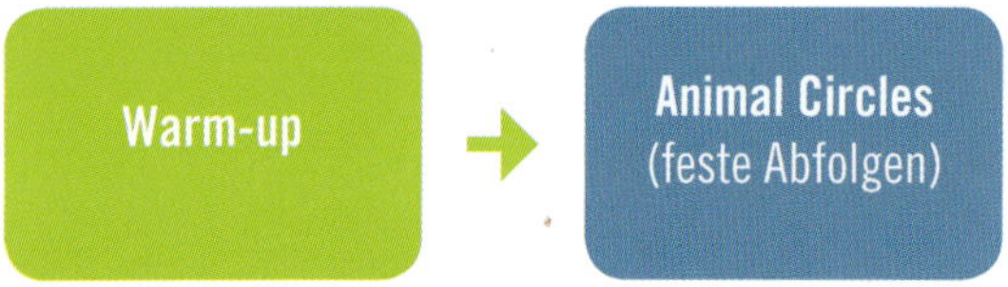


Unsere Empfehlung, wie Sie mit dem praktischen Teil am besten arbeiten:

Gehen Sie zunächst alle Warm-up-Übungen und alle Animal Moves einmal einzeln durch, um das Bewegungsrepertoire kennenzulernen.

Probieren Sie aus, in welchem Übungslevel der Animal Moves Sie sich wohl fühlen (Beginner, Intermediate, Advanced).

Sehen Sie sich dann die Trainingspläne an, um Warm-up und Animal Moves je nach verfügbarer Zeit, gewünschtem Fokus und angemessener Intensität zu kompakten Workouts zu verbinden.

Sie müssen sich nicht an die Trainingspläne halten, sondern können Warm-up und Animal Moves frei kombinieren – Ihre Kreativität kommt ins Spiel.

Wenn Sie sich damit sicher fühlen, wagen Sie sich an die Animal Circles heran – feste, komplexere Kombinationen einzelner Animal Moves.

Arbeiten Sie sich bei den Animal Circles von einfach zu komplex vor.

**Jetzt kann's losgehen!**

# Warm-up

Das Aufwärmprogramm beinhaltet Bewegungen, die Sie auf die anschließenden Animal Moves optimal vorbereiten. Mobilisierende, stabilisierende und aktivierende Elemente kommen dabei ins Spiel. Zumeist finden sich mehrere dieser Aspekte in nur einer Übung vereint.

Wiederkehrende Bewegungsmuster der Animal Moves finden sich bereits hier im Warm-up, um mit der Zeit eine gute Grundlage für die einzelnen Übungen aufzubauen. Durch das regelmäßige Trainieren dieser Muster sind Sie mit der Zeit immer besser in der Lage, die Animal Moves nach den Regeln der Bewegungsökonomie maximal effizient durchzuführen. Mehr zur Ökonomie der Bewegung lesen Sie in Kapitel 2.

Inhaltlich lassen sich die Warm-up-Übungen grob in folgende Gruppen einteilen:

Die aktivierende und stabilisierende Übungsgruppe inkludiert Krabbel- und Rollbewegungen aus dem Kindesalter, die unsere Muskeln ansprechen, die mit der Zeit aufgrund von »Nichtbenutzung« einfach abgeschaltet waren. Sie wieder anzuschalten lohnt sich, denn unsere Koordinationsfähigkeit profitiert davon. Kopf-, Schulter- und Beckengürtelkoordination werden beim Rollen getrennt, und genau das benötigen wir im aufrechten Gang.

Des Weiteren gibt es dreidimensionale Mobilisationsübungen und Aktivierungsübungen für den Fuß und das Sprunggelenk, den Hüftkomplex mit dem Kreuzbein und den unteren Rücken sowie der Brustwirbelsäule und der Schulter. Die vorgestellten Übungen sind in der Regel Kombinationen der einzelnen Körpersegmente.

Sie können die Übungen des Warm-ups für Ihre Animal-Athletics-Einheit entweder selbst zusammenstellen oder sich an unsere Vorschläge aus den Trainingsplänen halten. Bei einer eigenständigen Kombination sollten Sie darauf achten, dass Sie Übungen mit unterschiedlichem Fokus wählen. Damit das besser gelingt, steht bei jeder Übung dabei, welche Schwerpunkte sie setzt.

Die Länge des Warm-ups richtet sich nach der Länge des anschließenden Animal-Athletics-Workouts. In den Trainingsplänen finden Sie Ideen für ein 5-Minuten-Warm-up und ein 10-Minuten-Warm-up mit vorausgewählten Übungen, empfohlenen Wiederholungszahlen und Progressionsstufen.

## Die richtige Handstellung

Bei vielen Übungen befinden Sie sich im Vierfüßlerstand. Hier lohnt ein kurzer Blick auf die richtige Handstellung. Sie hat einen wesentlichen Einfluss auf Ihr Training. Dabei gilt es zum einen, die maximale Kraft über die Hände zu entwickeln und gleichzeitig die Gelenke zu schonen und gesund zu erhalten.

**Handstellungen – richtig und falsch**

✔ Richtig

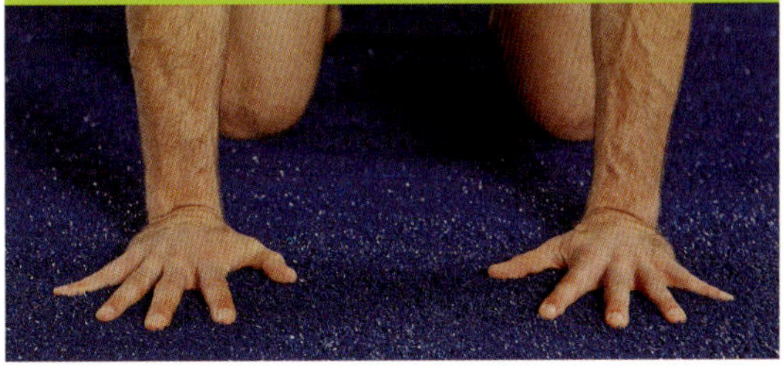

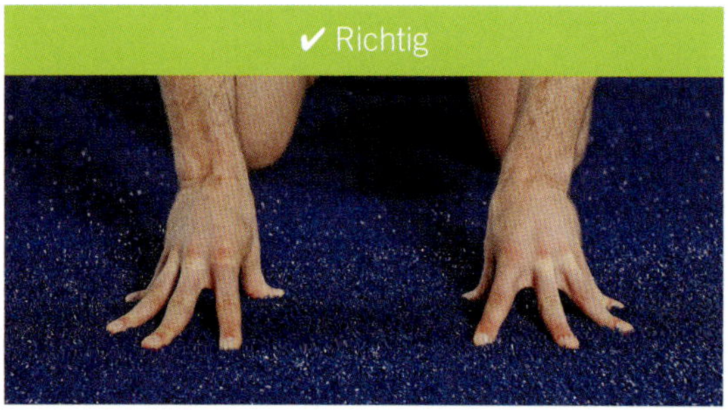


Sie können Ihre Hand entweder weit gespreizt auf dem Boden absetzen (leichtes Level) oder lediglich die Fingerkuppen auf dem Boden absetzen (fortgeschrittenes Level). Achten Sie darauf, dass auch Ihr Daumen gestreckt ist. Je größer die Auflagefläche der Hand, desto stabiler sind Sie in Stützpositionen. Geben Sie Ihrem Körper und Ihren Handgelenken ein wenig Zeit, sich an die Stützpositionen zu gewöhnen.

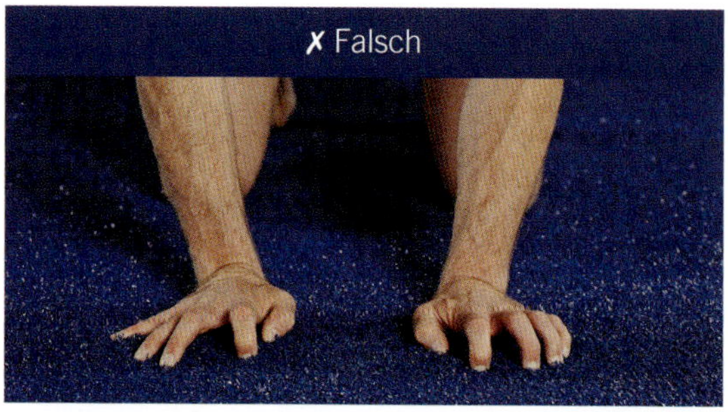


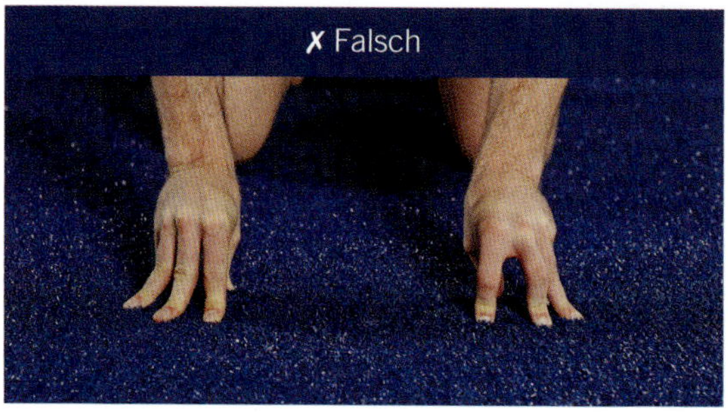


Vermeiden Sie es, Ihre Finger zu eng zu setzen. Ihr Daumen übernimmt eine wesentliche Aufgabe in der Stabilisation und Balance bei Stützpositionen. Lassen Sie diesen in jedem Fall komplett gestreckt.

# 1. Point & Flex & Circle

**Fokus:** Mobilisation Sprunggelenk und Zehen

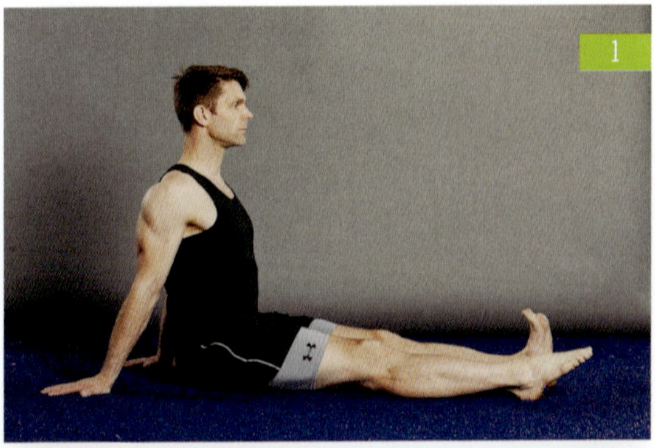


***Bild 1:*** *Sie sind im aufrechten Sitz, Ihre Hände sind seitlich hinter dem Körper abgestellt. Die Beine sind nach vorne ausgestreckt.*

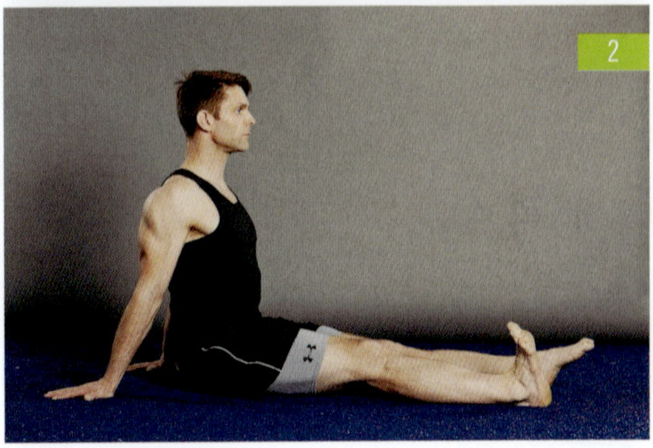


***Bild 2:*** *Strecken Sie abwechselnd Ihre Füße vom Körper weg. Dadurch wird Ihre Wadenmuskulatur angespannt und Sie gewinnen Länge auf der Beinvorderseite. Ziehen Sie nun einen Fuß zum Körper hin. Ihre Beinvorderseite wird dadurch angespannt und Ihre Wade wird in die Länge gezogen. Kreisen Sie anschließend beide Füße nach außen und dann nach innen.*

**Tipp:** Holen Sie die Bewegung aus dem Sprunggelenk, nicht aus der Hüfte.

**Empfohlene Wiederholungszahl:**
14–18 Wiederholungen pro Seite

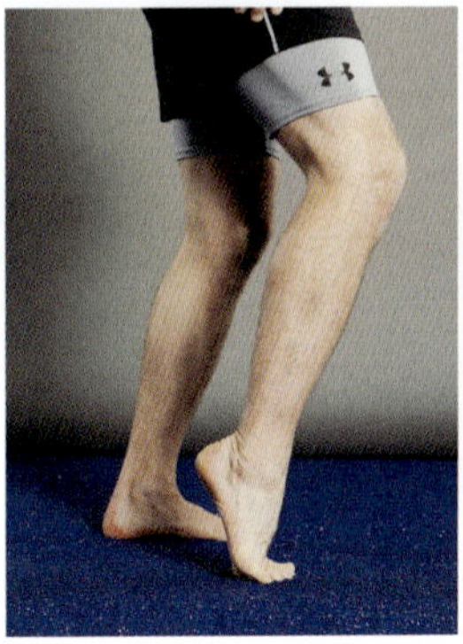

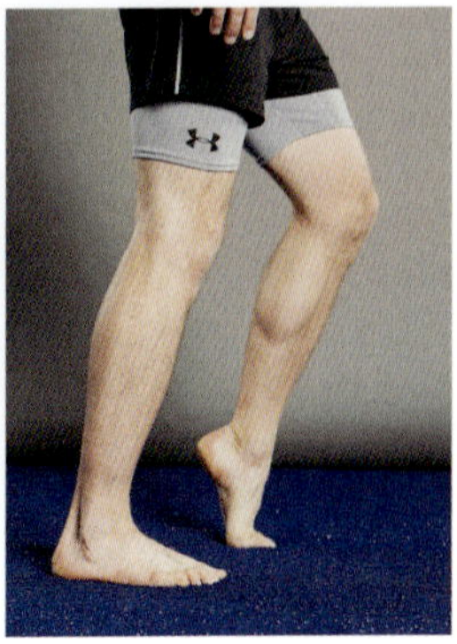

### *Übungsvariante im Stand:*

*Sie befinden sich im hüftbreiten Stand und gehen abwechselnd mit Ihren Füßen auf die Zehenspitzen. Heben Sie die Fersen dabei so hoch wie möglich. Im Anschluss lassen Sie Ihre Zehen am Boden aufgestellt und kreisen mit dem Fuß mit und gegen den Uhrzeigersinn.*

**Tipp:** Versuchen Sie dabei, alle fünf Zehen am Boden zu lassen.

**Empfohlene Wiederholungszahl:**
14–18 Wiederholungen pro Seite

# 2. Air Walk

**Fokus:** Mobilisation der Hüfte; Stretch der Oberschenkelrückseite und des iliotibialen Trakts (= Bindegewebsfaszie der Oberschenkelaußenseite)

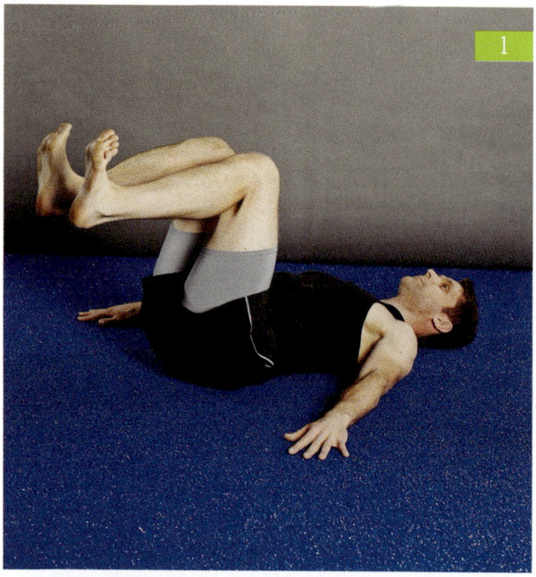


***Bild 1:*** *Gehen Sie in Rückenlage und winkeln Sie Ihre Knie ab. Ihre Unterschenkel sind parallel zum Boden. Die Arme sind leicht vom Körper abgespreizt und auf Höhe des Gesäßes abgelegt.*

***Bild 2:*** *Strecken Sie nun wechselseitig ein Knie durch und schieben Sie dabei Ihre Ferse in Richtung Decke. Sie werden einen Zug auf der Oberschenkelrück- und -außenseite verspüren.*

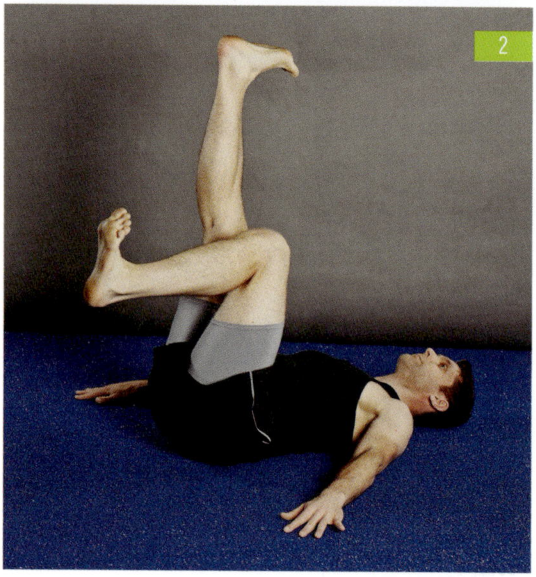


**Tipp:** Lassen Sie Ihr Gesäß und Kreuzbein komplett auf dem Boden abgelegt. Durch regelmäßiges Üben dieser Position werden Sie Ihre tiefe Kniebeuge wesentlich verbessern.

**Empfohlene Wiederholungszahl:**
8–10 Wiederholungen pro Seite

# 3. Rolling Pattern, Hip flexed

**Fokus:** Aktivierung Core (= Rumpf); Kreuzverschaltung der Extremitäten

### *Beginner*

***Bild 1:*** *Begeben Sie sich in Seitenlage (Embryonalstellung), mit gebeugten Armen und gebeugten Knien.*

***Bild 2****: Heben Sie langsam den oberen Arm und das obere Bein an. Sie spüren sofort die Kraft in der Körpermitte.*

***Bild 3:*** *Ziehen Sie den Arm und das Bein auf die andere Seite. Das unten liegende Bein und der unten liegende Arm folgen passiv.*

***Bild 4:*** *Rollen Sie sich kontrolliert auf die andere Seite. Dann in derselben Weise wieder zurück.*

**Tipp:** Versuchen Sie, Knie und Ellbogen möglichst weit voneinander zu entfernen und heben Sie den noch am Boden liegenden Arm und das liegende Bein so spät wie möglich an.

**Empfohlene Wiederholungszahl:**
4–6 Wiederholungen pro Seite

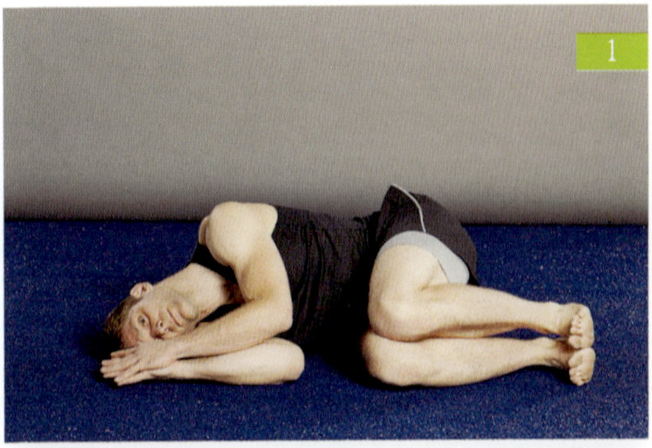


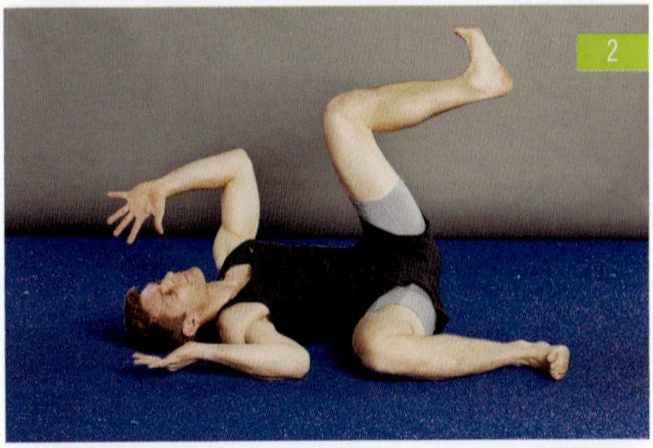


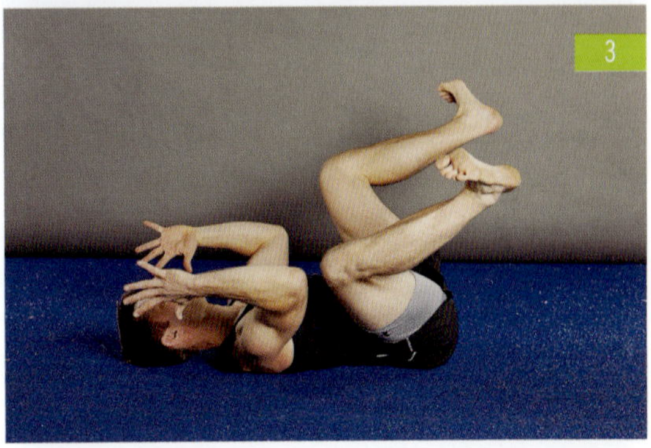


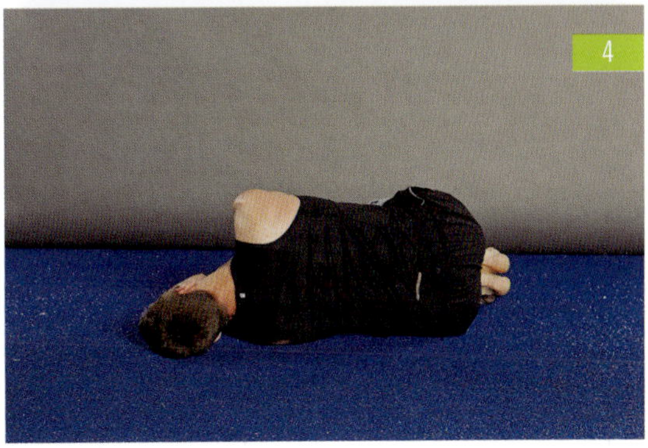


Die ganze Übung auf einen Blick:

### *Intermediate – Rolling Pattern mit Festhalten der großen Zehe*

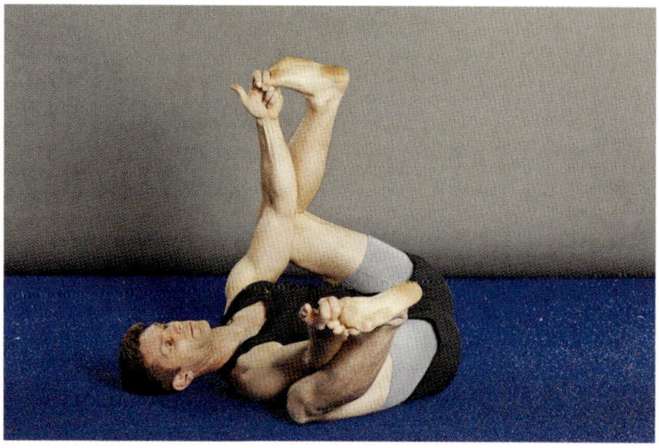

*Sie rollen sich kontrolliert von einer auf die andere Seite. Zusätzlich greifen Sie mit dem Zeige- und Mittelfinger jeweils Ihre großen Zehen. Die Arme werden an der Oberschenkelinnenseite geführt. Drücken Sie mit Kraft den Fuß weg vom Körper und ziehen Sie gleichzeitig Ihre große Zehe mit beiden Fingern heran. So erzeugen Sie eine Grundspannung, die die Übungskontrolle erleichtert.*

**Empfohlene Wiederholungszahl:**
4–6 Wiederholungen pro Seite

### *Advanced – Rolling Pattern mit Festhalten der großen Zehe und gestrecktem Bein*

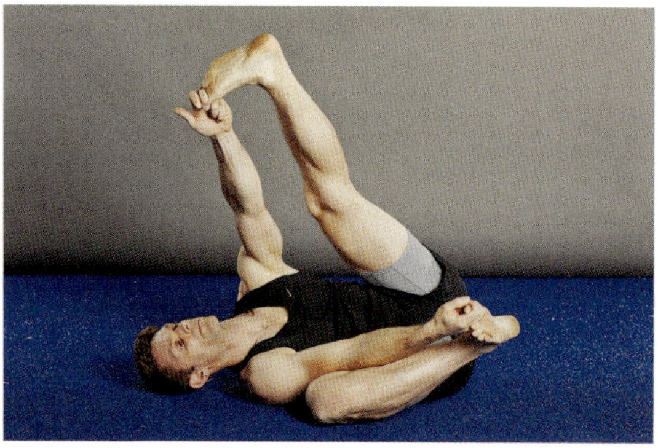

*Rollen Sie sich kontrolliert von der einen zur anderen Seite wie in der Intermediate-Variante. Strecken Sie zudem das obere Bein, wenn Sie in der Seitenlage angekommen sind und halten Sie dabei die große Zehe weiterhin fest. Beugen Sie die Knie, während Sie die Seiten wechseln.*

**Empfohlene Wiederholungszahl:**
4–6 Wiederholungen pro Seite

### *Ultra Advanced – Rolling Pattern mit Festhalten der großen Zehe und Aufsitzen*

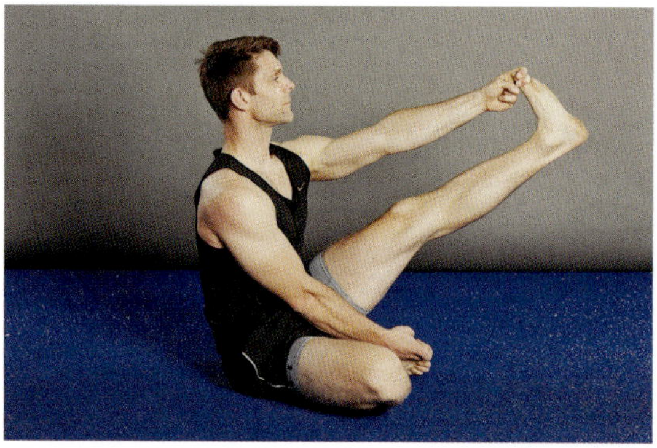

*Der Bewegungsablauf ist derselbe wie bei der Advanced-Variante, wobei Sie sich am Ende der Bewegung in eine aufrecht sitzende Position mit weiterhin gestrecktem Bein begeben. Kontrollieren Sie Ihren Schwung und geben Sie im Moment des Aufsetzens noch einmal einen kleinen Impuls des Fußes in die Hand. Haben Sie bei der Übung etwas Geduld, Sie werden sehen, wie schnell Ihr Körper lernt und Sie die Übung immer besser beherrschen.*

**Empfohlene Wiederholungszahl:**
4–6 Wiederholungen pro Seite

# 4. Rolling Pattern, Hip extended

**Fokus:** Aktivierung und Kräftigung des Core; Schulung der Koordination und des neuromuskulären Systems

### *Variante 1 – Rolling Pattern Oberkörper*

***Bild 1:*** *Sie befinden sich in Rückenlage mit über dem Kopf gestreckten Armen sowie gestreckten Beinen. Der Hinterkopf ist abgelegt.*

***Bild 2:*** *Heben Sie Ihren Kopf und wenden Sie die Nasenspitze in die Richtung, in die Sie sich drehen wollen. Sie versuchen mit der Nasenspitze neben Ihrer Achselhöhle auf den Boden zu kommen. Ihnen folgt passiv der Arm auf der Seite, von der Sie sich wegdrehen.*

***Bild 3:*** *Sie drehen sich weiter, und es folgen das Becken und zum Schluss das Bein. Sie kommen in der Bauchlage mit gestreckten Armen und Beinen an.*

***Bild 4:*** *Rollen Sie sich nun aus der Bauchlage wieder in die Rückenlage zurück. Um die Bewegung einzuleiten, heben Sie zuerst Ihren Kopf und ziehen Sie den Hinterkopf nach hinten. Ihr Arm folgt Ihnen passiv, bis sich die Bewegung über die Schulter, das Becken und schließlich das Bein fortsetzt.*

***Bild 5:*** *Wieder auf dem Rücken angelangt, wiederholen Sie genau dieselbe Übung auf der anderen Seite.*

**Tipp:** Versuchen Sie, sich nicht über die Fersen Ihrer am Boden liegenden Beine abzudrücken. Die Bewegung beginnt vom Kopf her und setzt sich über den Schultergürtel, das Becken und die Beine fort.

**Empfohlene Wiederholungszahl:**
6–8 Wiederholungen pro Seite

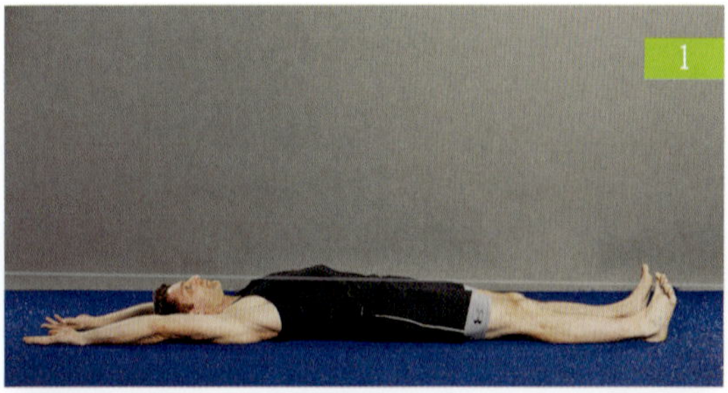
1

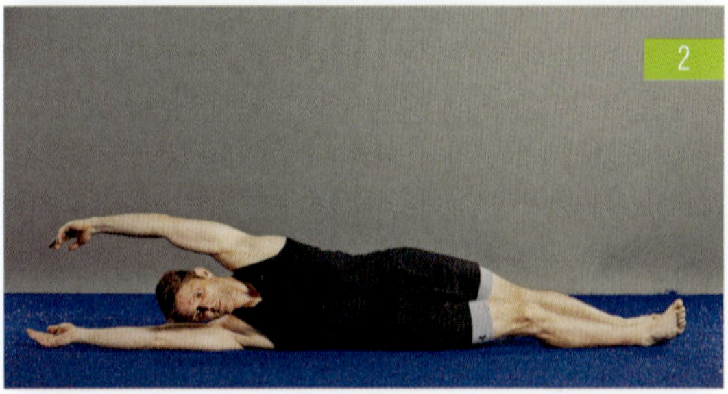
2

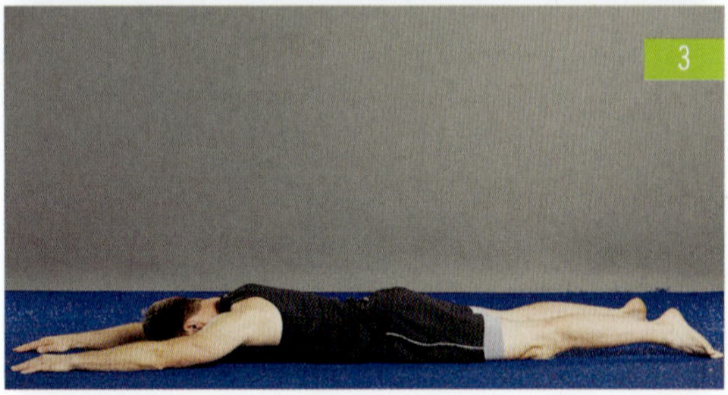
3

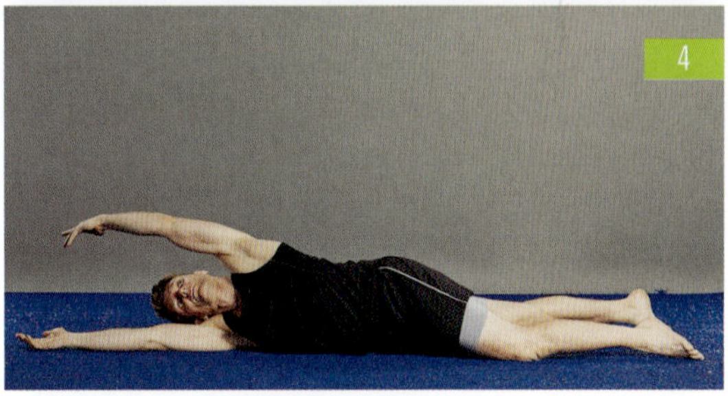
4

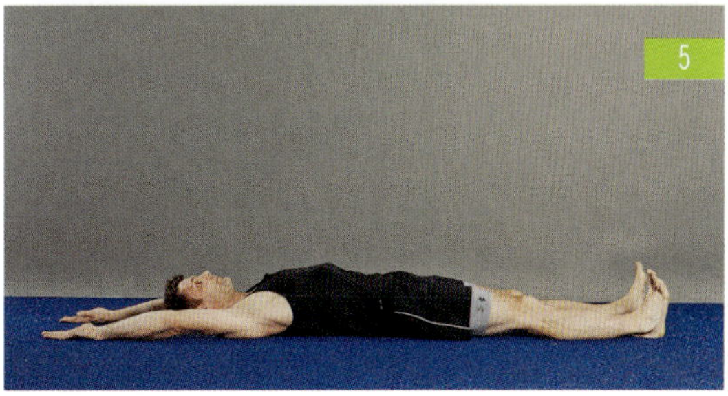
5

### *Variante 2 – Rolling Pattern Unterkörper*

**Fokus:** Aktivierung und Kräftigung des Core, Schulung der Koordination und des neuromuskulären Systems

***Bild 1:*** *Sie liegen auf dem Rücken, mit über dem Kopf gestreckten Armen sowie gestreckten Beinen. Der Hinterkopf ist abgelegt.*

***Bild 2+3:*** *Heben Sie ein Bein gestreckt vom Boden ab und ziehen Sie dieses über Kreuz über das noch am Boden liegende Bein. Der Bewegung folgen die Hüfte, Ihr Schultergürtel mit einem Arm und zu guter Letzt Ihr Kopf.*

***Bild 4:*** *Sie rollen sich komplett in die Bauchlage.*

***Bild 5:*** *Rollen Sie sich nun zurück in die Rückenlage. Die Bewegung wird über die Ferse des gestreckten Beins initiiert. Auch hier folgen das Becken, der Schultergürtel, der Arm und der Kopf.*

***Bild 6:*** *Wieder in Rückenlage angekommen, führen Sie dieselbe Bewegung zur anderen Seite aus.*

**Tipp:** Versuchen Sie, die Bewegung so langsam und kontrolliert wie möglich durchzuführen (ohne zu »plumpsen«). Sie werden Ihren Core noch intensiver spüren.

**Empfohlene Wiederholungszahl:**
6–8 Wiederholungen pro Seite

Die ganze Übung auf einen Blick:

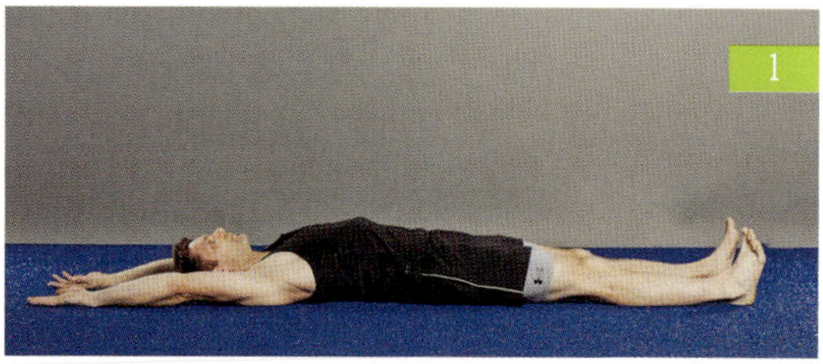


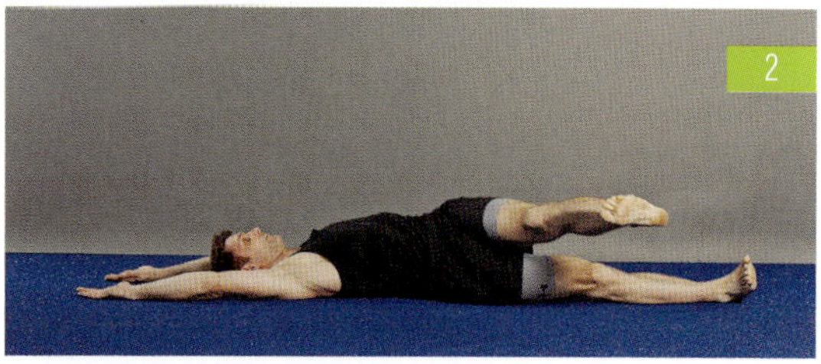


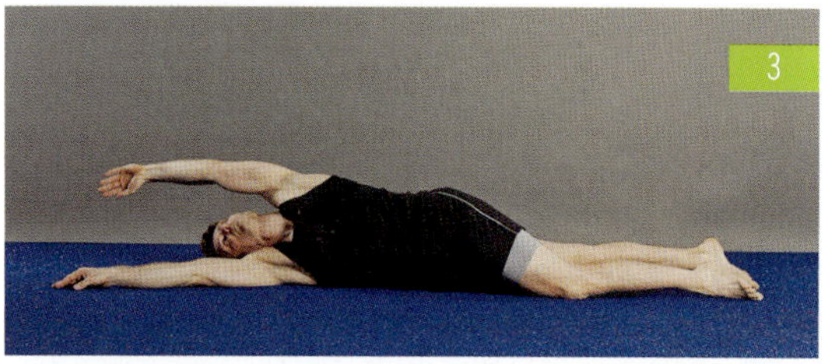


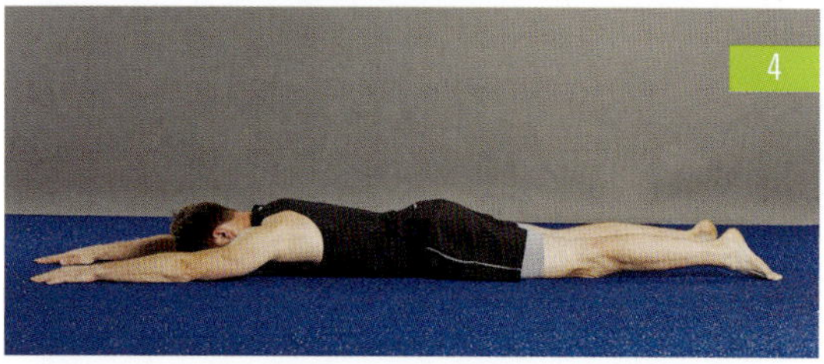


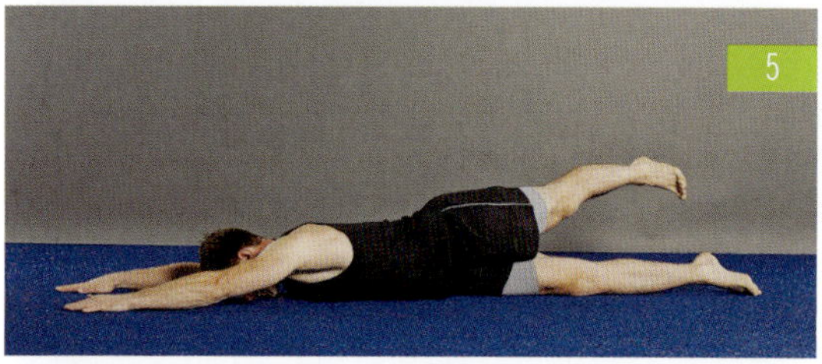


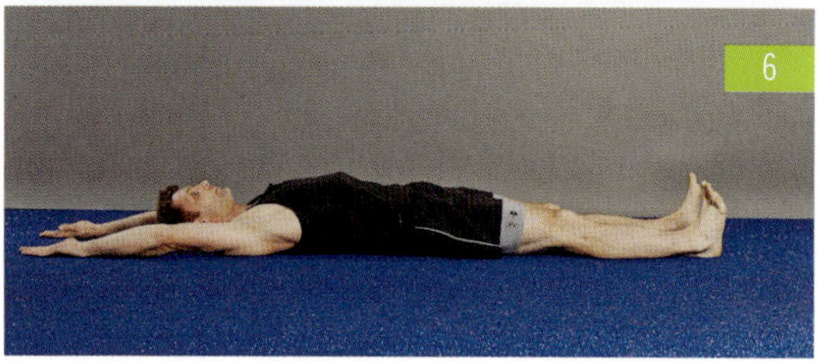

# 5. Horse & Cat

**Fokus:** Brustwirbelsäulenmobilisation

***Bild 1:*** *Sie sind im Vierfüßlerstand. Die Hände sind unter der Schulter und die Knie unter der Hüfte platziert. Der Rücken ist in der Ausgangsposition komplett gerade. Halten Sie die Arme während der Bewegungsausführung gestreckt. Ihr Becken und Ihr Kopf führen die Bewegung aus.*

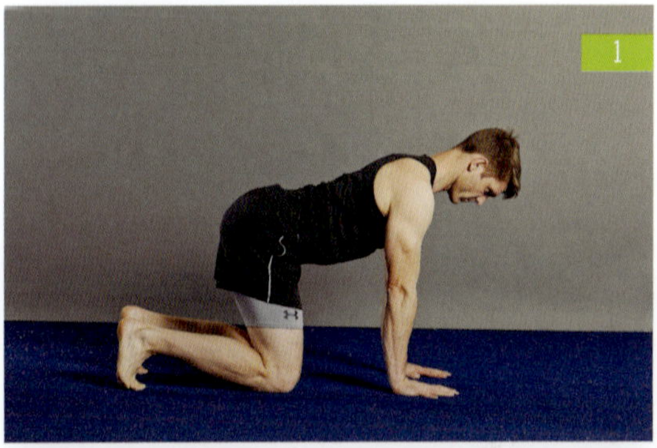


***Bild 2:*** *Runden Sie den Rücken zum Katzenbuckel und ziehen Sie dabei das Kinn zur Brust.*

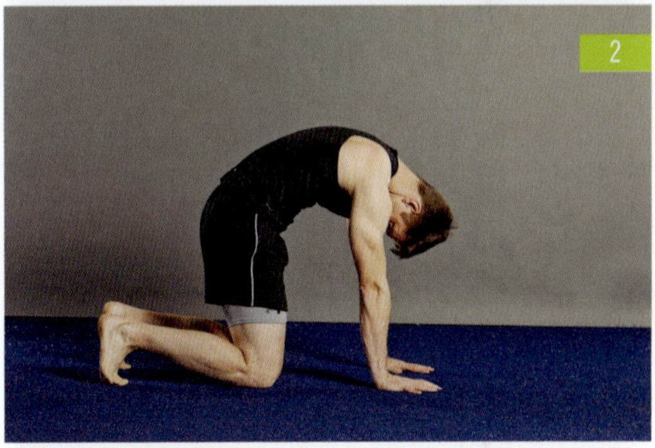


***Bild 3:*** *Nehmen Sie anschließend den Kopf nach oben und strecken Sie Ihr Gesäß nach oben (Pferderücken). Ihr Rücken befindet sich in einer Hohlkreuzposition.*

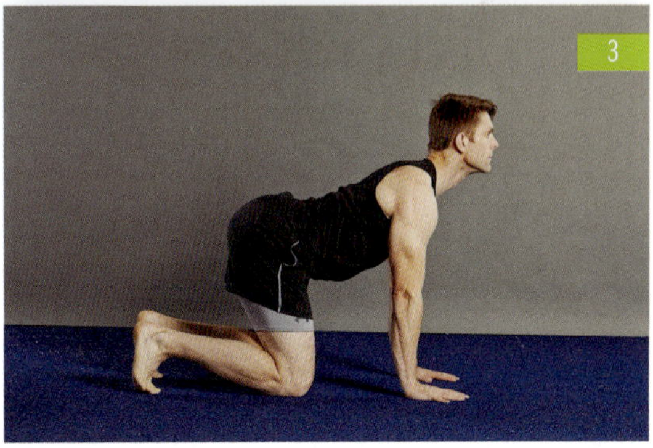


Führen Sie die Übung dynamisch durch und wechseln Sie von Katzenbuckel zu Pferderücken und wieder zurück.

**Tipp:** Versuchen Sie, das Bewegungsausmaß von Wiederholung zu Wiederholung zu vergrößern.

**Empfohlene Wiederholungszahl:**
8–12 Wiederholungen pro Seite

### *Übungsvariante:*

*Dieselbe Übung zur Brustwirbelsäulenmobilisation können Sie auch im Stand mit leicht gebeugten Knien durchführen. Achten Sie dabei auf eine komplette Streckung der Wirbelsäule in der Ausgangsposition.*

# 6. Rocking

**Fokus:** Sprunggelenk-, Knie- und Hüftmobilität, Verbesserung der Schulterstabilität und der Rumpfkraft. Außerdem wird Ihr Gleichgewichtsorgan im Innenohr geschult, was zu einer verbesserten räumlichen Wahrnehmung führt.

## *Beginner*

***Bild 1:*** *Ihre Knie befinden sich im Vierfüßlerstand genau unter Ihrer Hüfte. Die Handgelenke befinden sich schulterweit voneinander entfernt, direkt unter den Schultern. Die Finger sind weit aufgefächert, der Daumen ist gestreckt. Ihre Hände drücken in den Boden, so dass Ihr Körperzentrum (Core) aktiviert ist. Die Zehen sind aufgestellt und bleiben es auch.*

***Bild 2:*** *Schieben Sie Ihr Gesäß nach hinten und bleiben Sie dabei stark in den Armen. Versuchen Sie, Ihr Gesäß zwischen den Füßen auf dem Boden abzusetzen. Sowohl Ihre Arme wie auch Ihre Wirbelsäule bleiben dabei die ganze Zeit gestreckt. Spüren Sie die Gewichtsverlagerung zwischen Oberkörper und Unterkörper. Führen Sie die Bewegung dynamisch aus. Diese Bewegung können Sie bei Babys beobachten, bevor diese zu krabbeln beginnen.*

**Tipp:** Wenn Ihnen die Rocking-Position schwer fällt, werden Sie auch mit der tiefen Kniebeuge eine Herausforderung haben. Denn Rocking ist nichts anderes als eine um 90 Grad gedrehte, tiefe Kniebeuge. Es lohnt sich in diesem Fall, die Rocking-Bewegung fest in Ihre Trainingsroutine zu integrieren.

**Empfohlene Wiederholungszahl:**
8–10 Wiederholungen pro Seite

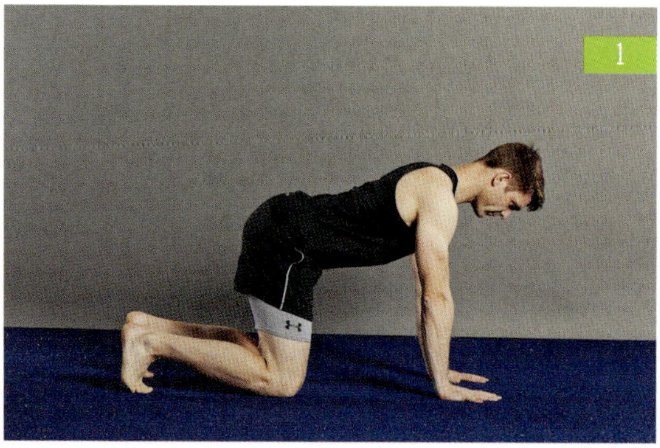


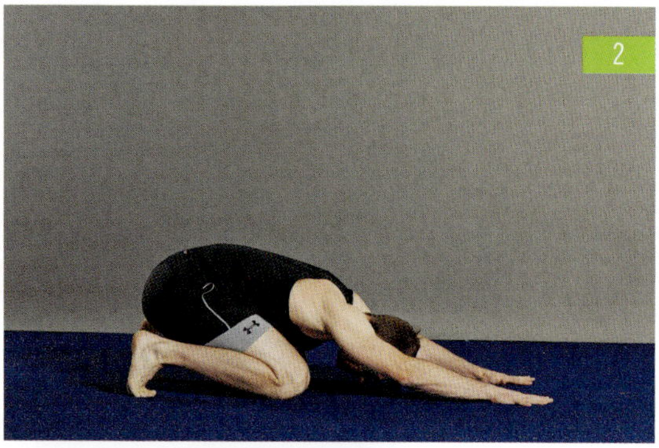


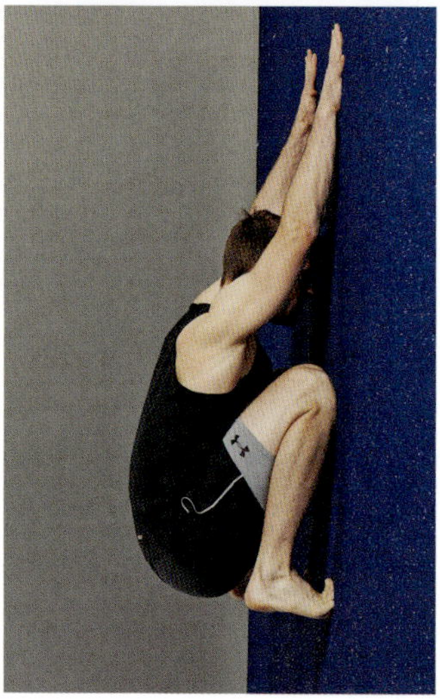

### *Übungsvarianten:*

Legen Sie Ihre Fußrücken auf dem Boden ab. So variieren Sie die Bewegungsamplitude beim Zurücksetzen und mobilisieren zugleich Ihr Sprunggelenk.

Sie können nach jeder Rocking-Bewegung ein Stück weiter nach vorne krabbeln und dann erneut eine Rocking-Bewegung durchführen. Sie kombinieren so eine Mobilisationsübung mit einer anschließenden Aktivierungs- und Koordinationsübung.

### *Advanced – Rocking mit Vorsteigen*

Wenn Sie sich aus der Rocking-Position nach vorne in den Vierfüßlerstand schieben, steigen Sie gleichzeitig mit einem Fuß nach vorne direkt neben die am Boden befindliche Hand. Versuchen Sie, dabei Ihre Wirbelsäule gestreckt zu lassen und die komplette Hand (inklusive Handwurzel) am Boden ruhen zu lassen.

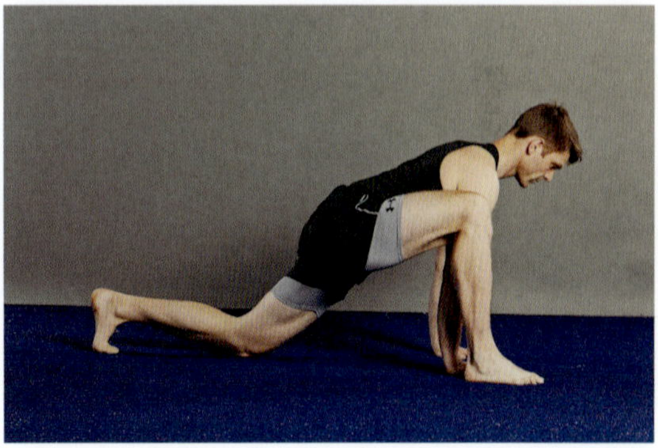

**Tipp:** Falls Sie die Übung zu Beginn zu stark fordert, vergrößern Sie den Abstand zwischen Hand und Fuß. Je weiter Sie mit dem nach vorne aufgesetzten Fuß nach außen steigen, umso mehr Bewegungsspielraum bekommen Sie in der Hüfte.

**Empfohlene Wiederholungszahl:**
6–8 Wiederholungen pro Seite

# 7. Mermaid

**Fokus:** Hüftmobilisation

### Beginner

***Bild 1:*** *Sie befinden sich im aufrechten Sitz. Die Hände sind hinter dem Körper abgelegt, die Füße schulterweit aufgestellt.*

***Bild 2:*** *Lassen Sie Ihre Knie erst zur rechten Seite fallen.*

***Bild 3:*** *Anschließend lassen Sie Ihre Knie zur linken Seite fallen. Das sich zum Boden senkende Knie berührt die Ferse des anderen Beins.*

**Tipp:** Lassen Sie Ihre Wirbelsäule gerade und heben Sie dabei Ihre Brust an. Sie suchen in der Übung die Öffnung der Brust und der Körpervorderseite.

**Empfohlene Wiederholungszahl:**
10–12 Wiederholungen pro Seite

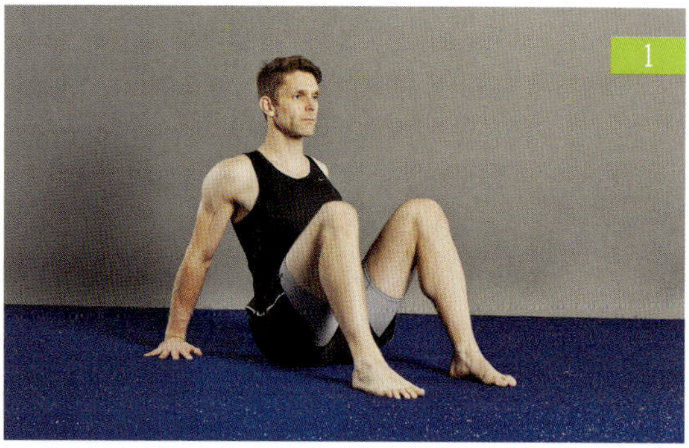


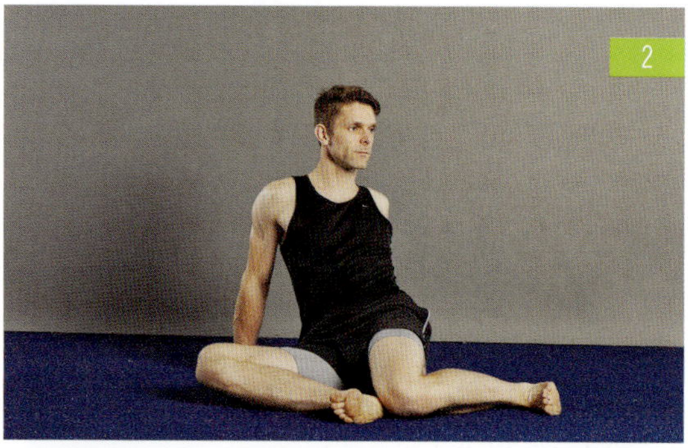


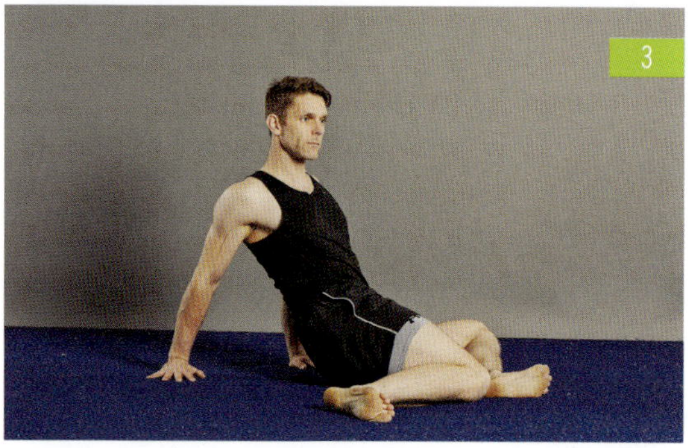


### Advanced – Mermaid mit Rotation des Oberkörpers

*Nachdem Sie Ihre Knie zur Seite abgesenkt haben, stützen Sie sich auf den Arm derselben Seite auf und heben das Gesäß vom Boden ab. Dabei ziehen Sie mit dem anderen gestreckten Arm nach hinten oben. Die Handfläche des oberen Arms zeigt in Richtung Boden.*

**Tipp:** Drücken Sie Ihre Schienbeine kraftvoll in den Boden. So können Sie im Oberkörper noch mehr Länge generieren, die Ihre Wirbelsäule bei der Rotation schützt.

**Empfohlene Wiederholungszahl:**
8–10 Wiederholungen pro Seite

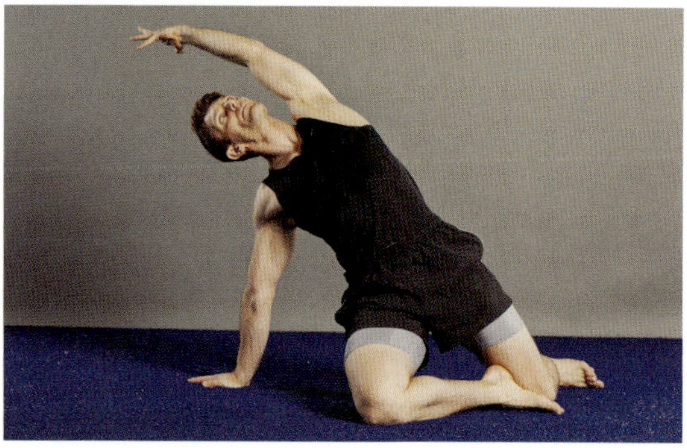

# 8. Übersetzen

**Fokus:** Hüft-, Wirbelsäulen- und Sprunggelenksmobilität, Verbesserung der Koordination und Körperwahrnehmung

## *Beginner*

***Bild 1:*** *Sie befinden sich im aufrechten Sitz mit geradem Rücken und einander berührenden Fußsohlen sowie weit gespreizten Knien. Ihre Hände sind hinter dem Gesäß auf dem Boden abgelegt.*

***Bild 2:*** *Heben Sie Ihr linkes Knie und stellen Sie den linken Fuß wenige Zentimeter vor dem rechten Unterschenkel ab. Die Wirbelsäule bleibt dabei gerade ausgerichtet.*

***Bild 3:*** *Verlagern Sie Ihr Gewicht leicht nach hinten, als ob Sie sich nach hinten rollen wollten, und wechseln Sie dynamisch die Seite.*

***Bild 4:*** *Stellen Sie nun den rechten Fuß vor das linke Bein ab und richten Sie den Oberkörper wieder vollständig auf.*

***Bild 5:*** *Wiederholen Sie die Bewegung auf der anderen Seite.*

**Tipp:** Halten Sie während des Beinwechsels beide Beine etwas länger in der Luft (= Verzögerung im Tempo, um eine Aktivierung Ihres Rumpfes zu erreichen).

**Empfohlene Wiederholungszahl:**
10–12 Wiederholungen pro Seite

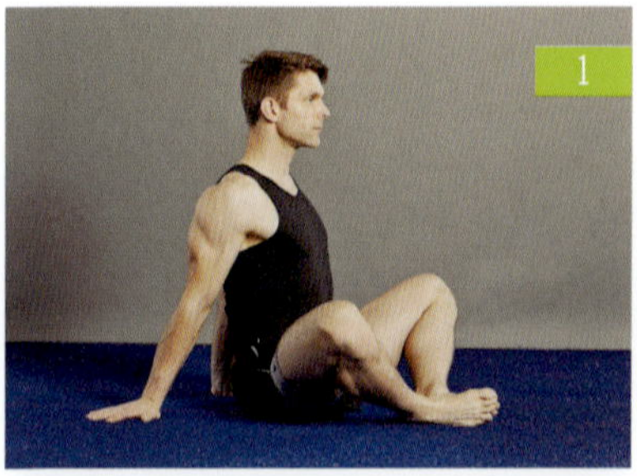


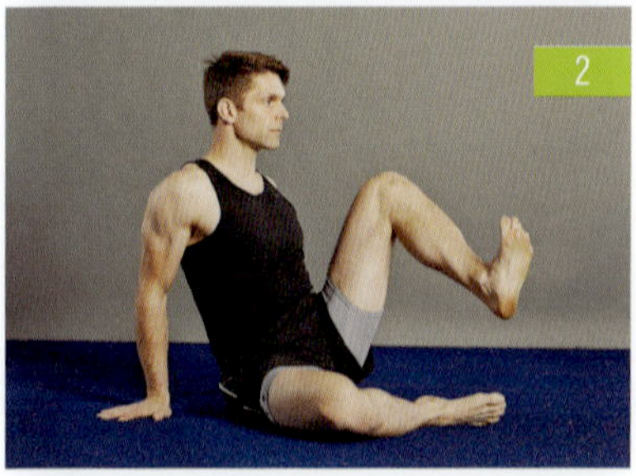


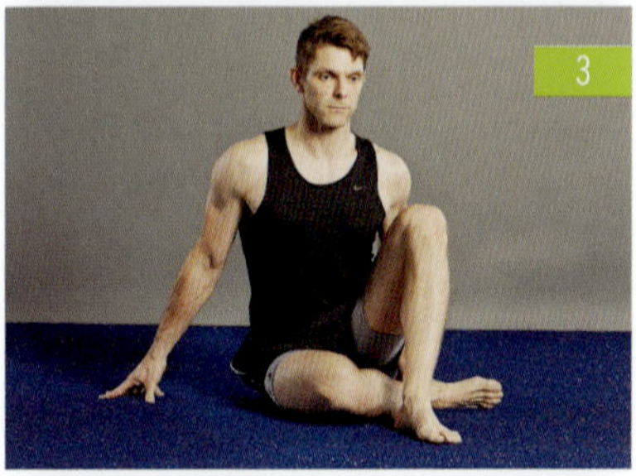


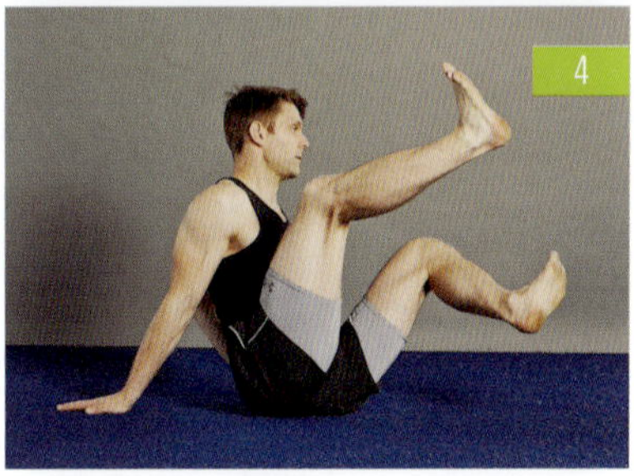


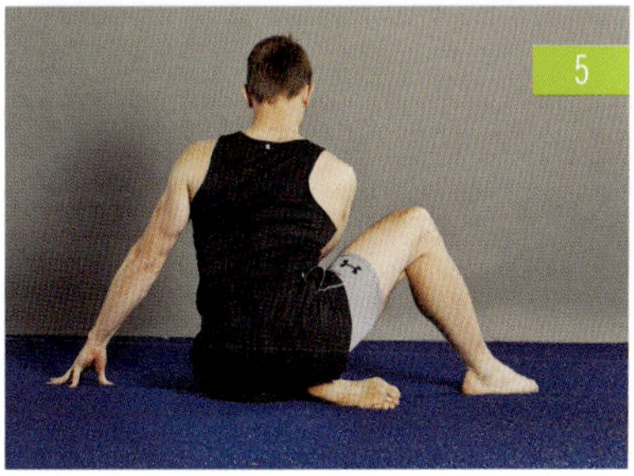

## *Intermediate – Übersetzen mit Absitzen auf Knie*

*Auf der Seite angelangt, verlagern Sie Ihr Gewicht nun komplett auf den Unterschenkel des unten liegenden Beins und setzen Ihr Gesäß auf der Ferse desselben ab. Die Wirbelsäule bleibt dabei gerade ausgerichtet. Verlagern Sie Ihr Gewicht leicht nach hinten, als ob Sie sich nach hinten rollen wollen, und wechseln Sie dann die Seite. Wiederholen Sie die Bewegung auf der anderen Seite.*

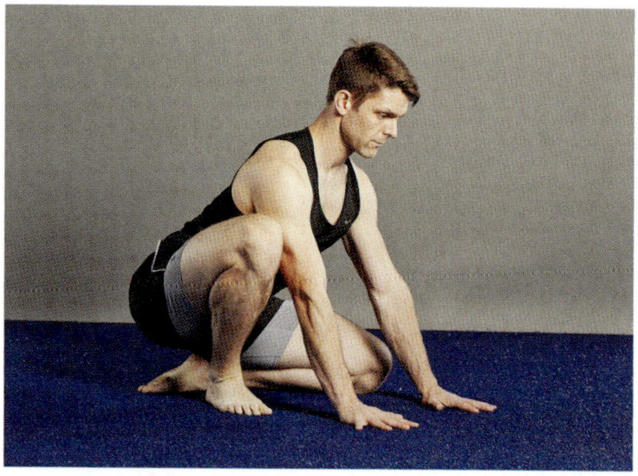

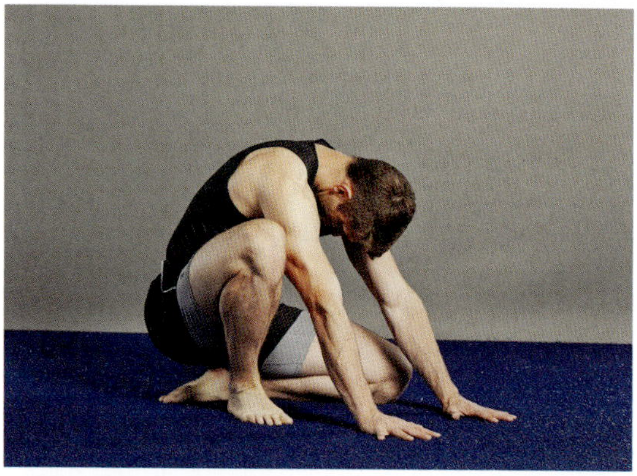

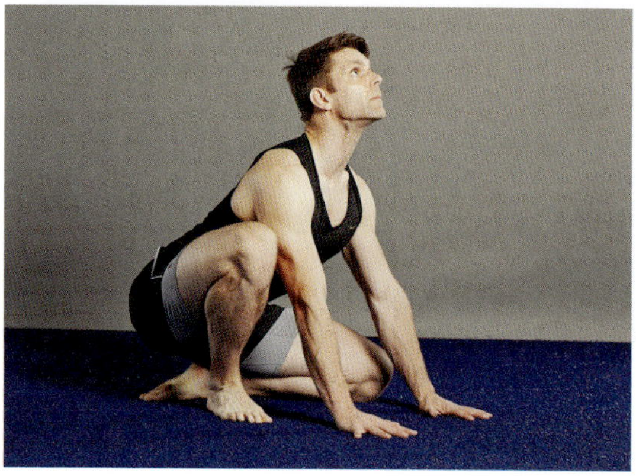

**Tipp:** Achten Sie einmal seitenvergleichend darauf, wie gut Sie den Fußrücken des unten liegenden Beins jeweils ablegen können. Bei regelmäßiger Durchführung werden Sie eine schnelle Verbesserung in der Beweglichkeit feststellen.

**Empfohlene Wiederholungszahl:**
8–10 Wiederholungen pro Seite

### *Advanced – Übersetzen und Absitzen mit Brustwirbelsäulenmobilisation*

*Sie führen die Intermediate-Variante durch und ergänzen diese um eine Brustwirbelsäulenmobilisation. Im Sitzen angekommen lassen Sie Ihre Wirbelsäule zunächst gerade ausgerichtet. Nehmen Sie nun Ihr Kinn in Richtung Brust und runden Sie Ihren Rücken. Strecken Sie ihn danach wieder und heben Sie Kopf und Brust. Dieses Wechselspiel zwischen Rundung und Streckung wiederholen Sie 3–5 Mal. Anschließend wiederholen Sie den gesamten Bewegungsablauf auf der anderen Seite.*

**Empfohlene Wiederholungszahl:**
6–8 Wiederholungen pro Seite

**Tipp:** Versuchen sie von Wiederholung zu Wiederholung den Bewegungsradius (»range of motion«) bei der Mobilisation Ihrer Brustwirbelsäule zu vergrößern. Setzen Sie dazu aktiv Ihre Atmung ein: beim Strecken einatmen, bei der Rundung ausatmen.

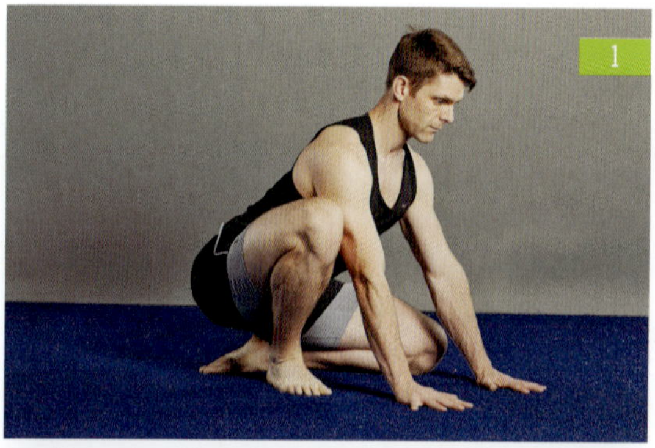


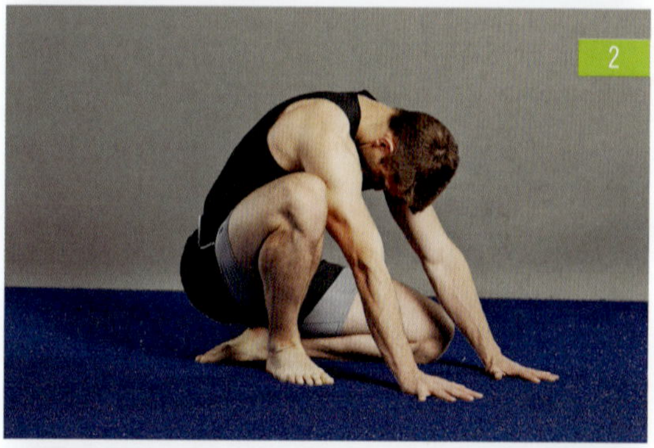


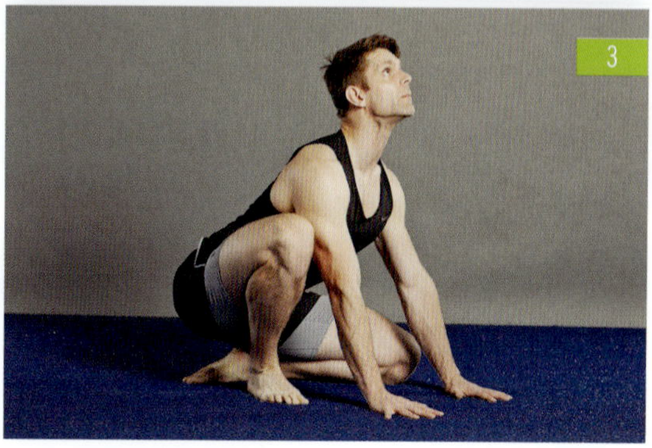


### *Ultra Advanced – Übersetzen und Kniestand*

Sie führen die Intermediate-Variante durch und verlagern dann Ihr Gewicht auf das vorne abgestellte Bein. Ihre Fußsohle ist gleichmäßig belastet. Sie befinden sich nun auf dem einen Bein im Kniestand, mit dem anderen Bein in einem 90 Grad aufgestellten Kniewinkel. Wiederholen Sie den gesamten Bewegungsablauf auf der anderen Seite.

**Tipp:** Versuchen Sie, ohne Zuhilfenahme der Hände in den Kniestand zu kommen.

**Empfohlene Wiederholungszahl:**
6–8 Wiederholungen pro Seite

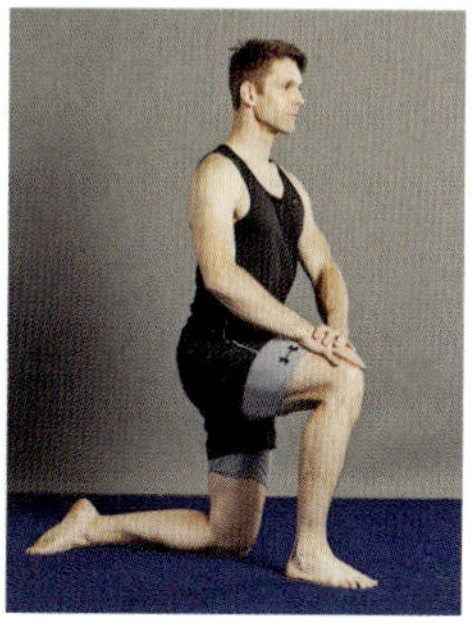

# 9. Schwertzieher

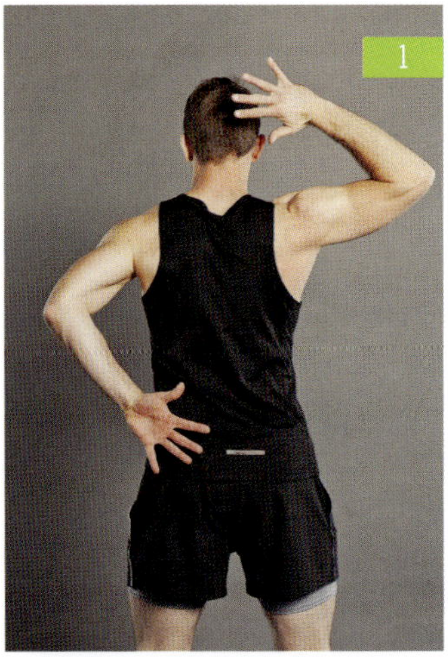


**Fokus:** Hinterer Schultergürtel, Mobilisation, Stabilisation sowie Verbesserung der Koordination

***Bild 1:*** *Sie befinden sich im hüftbreiten Stand. Drücken Sie dabei Ihre Fußsohlen kraftvoll in den Boden. Dadurch bekommen Sie noch mehr Stabilität und Kontrolle in Ihrem Core.*

*Beugen Sie Ihre Arme im Ellbogengelenk und führen Sie sie hinter den Rücken. Der obere Arm befindet sich auf Höhe des Hinterkopfes (Handfläche zeigt zum Kopf), der untere Arm auf Höhe der Lendenwirbelsäule (Handrücken zeigt zur Wirbelsäule).*

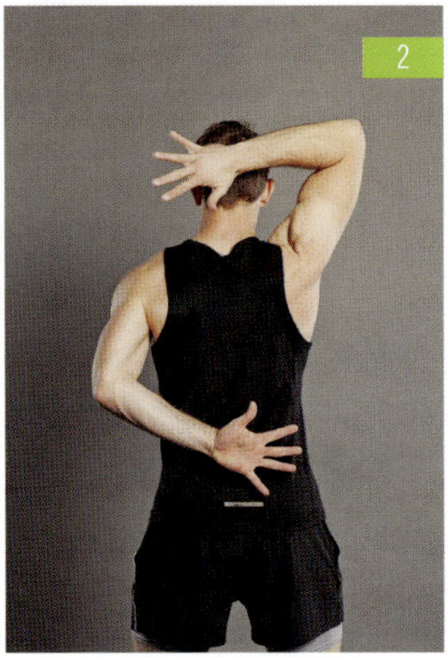


***Bild 2:*** *Ziehen Sie nun beide Hände weiter hinter Ihren Körper und versuchen Sie, sie auf der anderen Körperseite wieder herausschauen zu lassen. Halten Sie Ihre Körpermitte stark und Ihre Wirbelsäule komplett aufgerichtet.*

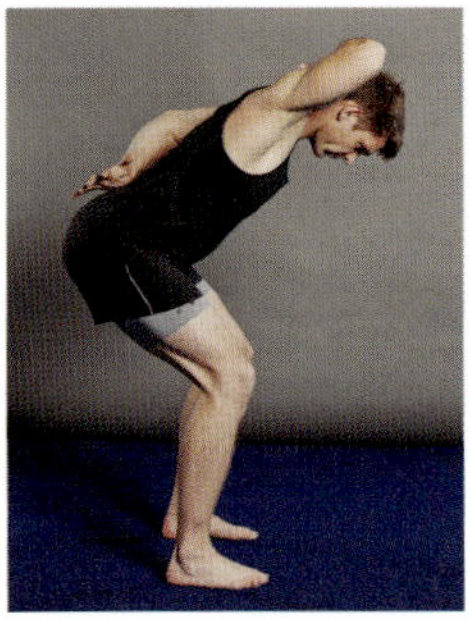

**Tipp:** Achten Sie darauf, dass die obere Hand zu Beginn der Übung komplett hinter dem Kopf verschwindet und nicht oben herausschaut. Neigen Sie den Oberkörper leicht nach vorne und schieben Sie Ihr Gesäß leicht nach hinten. So arbeitet zusätzlich noch Ihr langer Rückenstrecker.

**Empfohlene Wiederholungszahl:**
8–12 Wiederholungen pro Seite

## *Übungsvarianten:*

### Sitzender Schwertzieher

***Bild 1:*** *Suchen Sie eine angenehme Sitzposition im Schneidersitz oder mit aufgestellten Füßen. Ihr Rücken sollte dabei gerade sein.*

***Bild 2:*** *Führen Sie auch hier wieder die Hände mit gespreizten Fingern hinter Kopf und Lendenwirbelsäule so weit wie möglich auf die andere Seite.*

**Empfohlene Wiederholungszahl:**
8–12 Wiederholungen pro Seite

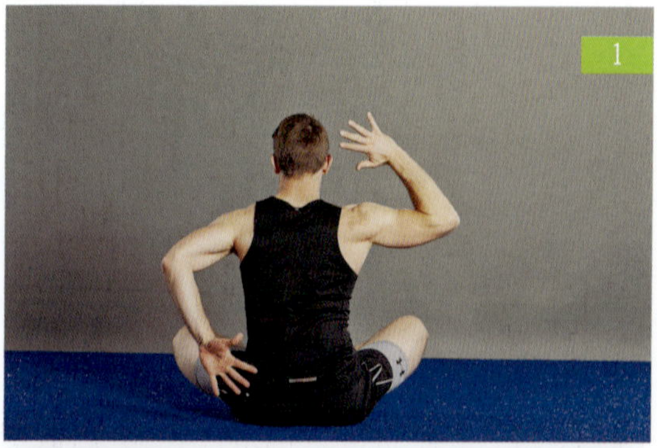


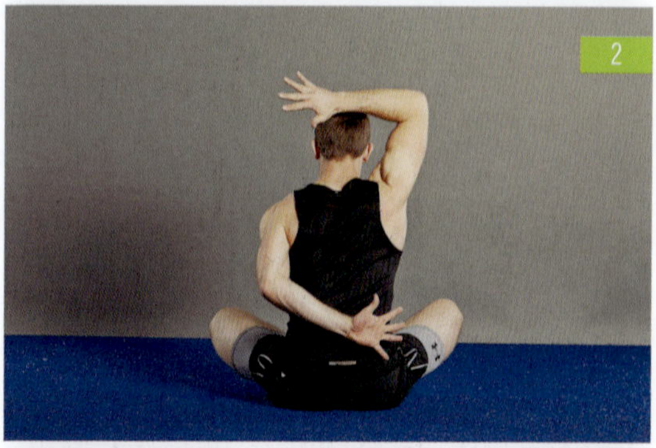


### Liegender Schwertzieher

***Bild 1:*** *Lassen Sie Ihre Stirn auf dem Boden abgelegt und halten Sie Ihren Nacken gerade.*

***Bild 2:*** *Führen Sie die Hände mit aufgefächerten Fingern hinter Kopf und Lendenwirbelsäule so weit wie möglich zur jeweils anderen Seite.*

**Empfohlene Wiederholungszahl:**
8–12 Wiederholungen pro Seite

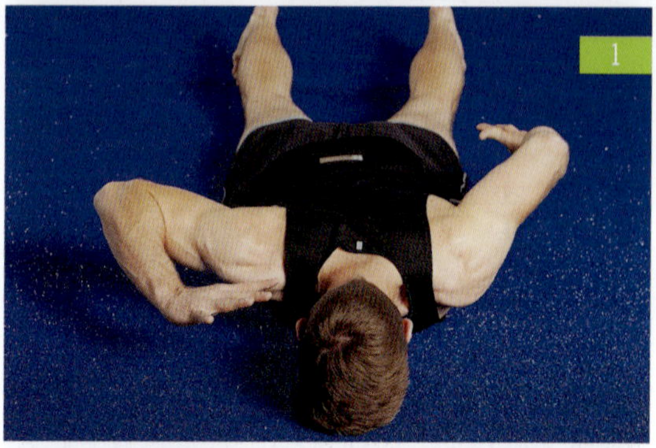


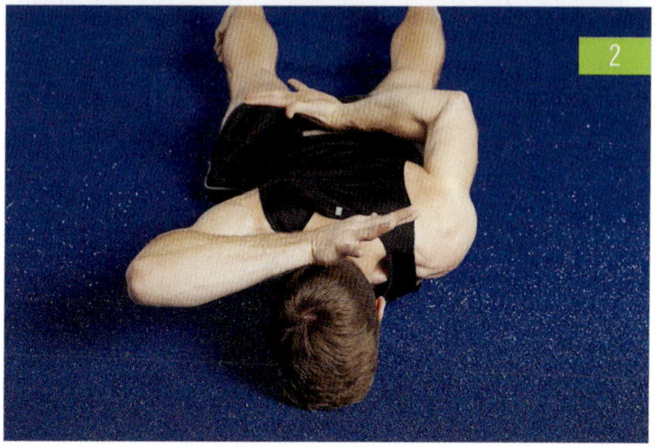

# Einzelübungen

Jetzt bauen wir unser »Tiervokabular« auf und lernen die wichtigsten Animal Moves sowie ihre Variationen kennen – vom Krabbler bis zum Primaten ist alles dabei. Sie werden sehen, dass sich die sechs primären Bewegungsmuster in den Übungen wiederfinden (Kniebeugen, Ausfallschritte, Beuge- und Streckbewegungen, Druck-/Stützpositionen, Rotationen und der aufrechte Gang). Damit legen wir die Basis für die Animal Circles, bei denen diese Übungen zu komplexen Trainingszirkeln verbunden werden.

Wie arbeiten Sie mit den Animal Moves?

Die Animal Moves sind in zwei Kategorien unterteilt:
- Übungen ohne Ortsveränderung
- Übungen mit Ortsveränderung

Die Übungen ohne Ortsveränderung sind solche, die am Platz durchgeführt werden. Sie können beispielsweise auf Reisen im Hotelzimmer und in kleinen Büros durchgeführt werden.

Mit Ortsveränderung bedeutet, dass Sie eine Distanz im Raum zurücklegen, sei es nach vorne, zur Seite oder nach hinten. Für diese Übungen benötigen Sie mehr Platz. Sie sind daher ideal für das Training im Freien, in einer Sporthalle oder auf einer größeren Freifläche in einem Studio.

Viele Animal Moves haben drei verschiedene Leistungslevel. Wir unterscheiden Beginner-, Intermediate- und Advanced-Übungsvariationen. Fangen Sie immer mit der Beginner-Variante an. Wenn Sie diese gut bis sehr gut beherrschen, gehen Sie zur nächsten Progressionsstufe. So schaffen Sie eine solide Basis für Ihr Training.

Sie können nun die Belastung nach unterschiedlichen Kriterien steuern:

- **Wiederholungszahl:** Beginnen Sie mit 4–6 Wiederholungen der jeweiligen Leistungsstufe und legen Sie danach eine kurze Pause von 30 Sekunden bis zu einer Minute ein. Führen Sie insgesamt 2–3 Übungssätze der jeweiligen Übung durch. Bei den einzelnen Animal Moves sind die Wiederholungszahlen angegeben, die Sie sich nach einigem Training als Ziel setzen sollten.

- **Bewegungsradius:** Der Bewegungsradius der einzelnen Übungen, ganz unabhängig vom Übungslevel (Beginner, Intermediate, Advanced), hat ebenfalls einen wesentlichen Einfluss auf die Belastungsintensität. Beginnen Sie mit kleinen, kontrollierten Bewegungsradien und versuchen Sie mit der Zeit den Bewegungsradius (»range of motion«) stetig zu vergrößern.

- **Belastungszeit:** Eine weitere Möglichkeit ist es, eine Belastungszeit zu bestimmen, nach der Sie trainieren wollen. Das bedeutet, dass Sie den jeweiligen Animal Move ohne Pause für einen definierten Zeitraum durchführen. Wählen Sie zu Beginn beispielsweise 20–30 Sekunden und steigern Sie sich über 15-Sekunden-Schritte. Sie können die Belastung auf bis zu drei Minuten am Stück steigern. Sobald Sie merken, dass die Qualität der Übungsausführung nachlässt, legen Sie eine Pause ein und beginnen Sie erneut.

- **Distanzen:** Wenn Sie Übungen mit Ortsveränderung trainieren, gibt es eine wunderbare weitere

Variante. Sie definieren eine Strecke, die Sie zurücklegen wollen. Hier eignet sich im Freien etwa der in Sichtweite befindliche Busch oder Baum oder im Studio auf der Freifläche eine bestimmte Bodenmarkierung. Zu Beginn reichen bereits wenige Meter. Legen Sie entsprechende Pausen ein. Dann geht es dieselbe Strecke wieder zurück. Sie werden begeistert sein, wie sich Ihre Trainingsdistanz von Woche zu Woche steigern lässt.

- **Tempoänderung:** Nachdem Sie einige Wochen mit Animal Athletics trainiert haben und Ihr Körper sich an die neue Belastungsform gewöhnt hat, können Sie auch mit verschiedenen Tempi arbeiten. Beginnen Sie beispielsweise mit einer langsamen Übungsdurchführung und steigern Sie die Geschwindigkeit. Einen anderen Impuls setzen Sie, wenn Sie zwischen schnell und langsam wechseln. Der Veränderung der Durchführungsgeschwindigkeit kommt eine wesentliche Aufgabe bei der Verletzungsprophylaxe zu. Ihr Körper lernt, mit sich schlagartig verändernden Bedingungen zurechtzukommen.

Ganz gleich, für welche Variante Sie sich entscheiden, es gelten immer diese goldenen Regeln:

- Wählen Sie den Schwierigkeitsgrad Ihrem Fitnesslevel entsprechend und orientieren Sie sich nicht an Trainierenden anderer Leistungslevel. Ihr Körper lernt schneller als Sie glauben, wenn Sie es nicht übertreiben.

- Die Übungen sollen ruhig und kontrolliert durchgeführt werden. Sie führen die Bewegung und nicht umgekehrt. Achten Sie auf die Technik der Ausführung und gönnen Sie sich nach jeder Belastung Pausen. Die größte Verbesserung Ihrer Koordination und Beweglichkeit erzielen Sie bei konzentrierten und langsamen Bewegungen.

- Ihre Atmung sollte während der Bewegungen gleichmäßig weiter fließen. Ein angehaltener Atem ist ein Zeichen dafür, dass Ihr Training zu hart und intensiv ist. Eine Stufe zurückschalten!

- Das Training mit Freunden und in der Gruppe hilft, sich noch mehr zu motivieren.

# Animal Moves ohne Ortsveränderung

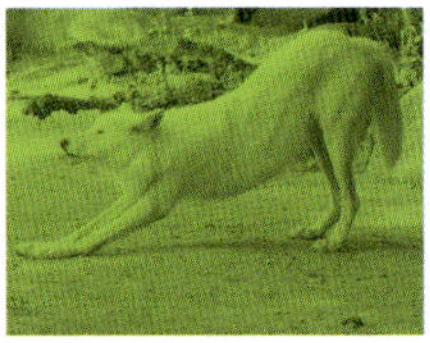

## 1. Awakening Dog

**Fokus:** Schulterkraft, Wirbelsäulenmobilität, Öffnung der Körpervorderseite

Sie kennen das typische Sichstrecken von Hunden (Canidae), wenn sie nach längerer Ruhezeit aufstehen. Die Muskelketten im Körper geraten so auf Zug (vorgedehnt) und werden wieder besser durchblutet. Sie bauen mit dem Awakening Dog, einer Kombination aus herabschauendem und heraufschauendem Hund, eine vitalisierte Muskelspannung auf.

### *Beginner*

***Bild 1:*** *Gehen Sie in den herabschauenden Hund. Sie kommen in die Position, indem Sie sich aus der Liegestützposition nach hinten oben drücken. Hände und Füße bleiben am Boden stehen. Achten Sie darauf, dass die Schultern Abstand von den Ohren haben und Ihre Achselhöhlen zum Boden hin zeigen. Halten Sie die Knie leicht gebeugt. Spannen Sie Ihren Bauch an und schieben Sie Ihre Sitzbeinhöcker in Richtung Decke.*

***Bild 2:*** *Kommen Sie auf die Zehenspitzen und senken Sie Ihr Kinn in Richtung Brustbein ab. Rollen Sie sich in einer Wellenbewegung langsam nach vorne und ziehen Sie dabei Ihren Bauchnabel nach innen oben. Pressen Sie dabei mit Ihren Händen in den Boden.*

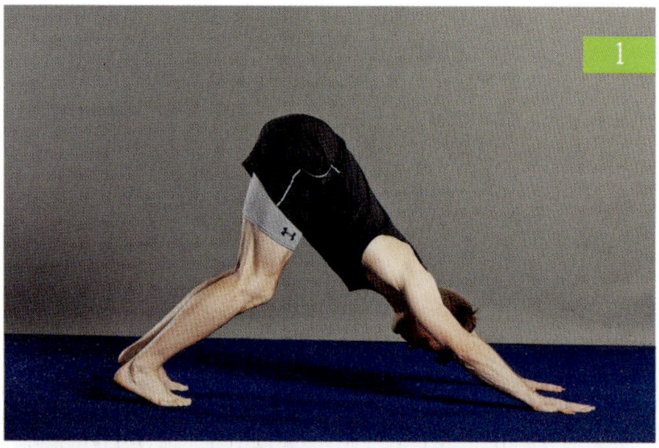


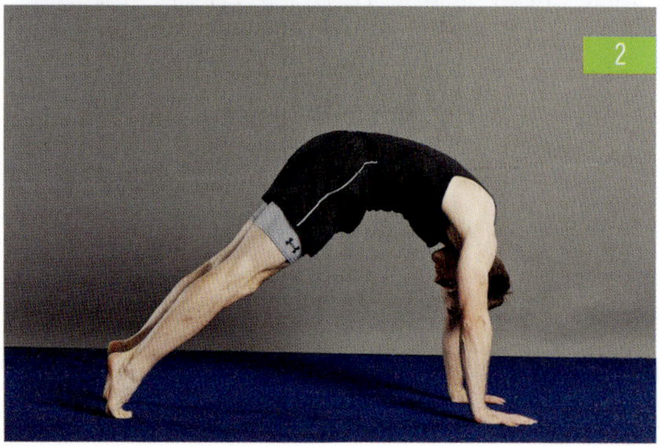

**Bild 3:** *Kommen Sie über die »Zwischenstation« Liegestütz fließend in den aufschauenden Hund. Pressen Sie dazu Ihre Hände kraftvoll in den Boden, heben Sie Ihr Brustbein an und fixieren Sie die Ellbogen, wobei die Hüfte nach unten sinkt. So erzielen Sie eine starke Öffnung der Körpervorderseite. Halten Sie die Knie wenige Zentimeter über dem Boden in der Luft und steuern Sie gezielt Ihre Körpermitte an. Der Blick ist schräg nach vorne zum Boden gerichtet.*

**Bild 4:** *Aus der Kraft der Körpermitte heraus heben Sie Ihr Becken wieder nach oben.*

**Bild 5:** *Über Ihr Kinn leiten Sie nun die Rückbewegung ein. Ziehen Sie Ihr Kinn erneut in Richtung Brustbein und rollen Sie sich nach hinten in die Ausgangsposition zurück.*

**Tipp:** Ziehen Sie Ihre Schulterblätter in Richtung Gesäß, um die maximale Länge Ihrer Halswirbelsäule beizubehalten. Sie schaffen damit mehr Raum in Ihrem Schultergelenk und beugen Schmerzen vor.

**Empfohlene Wiederholungszahl:**
6–8 Wiederholungen

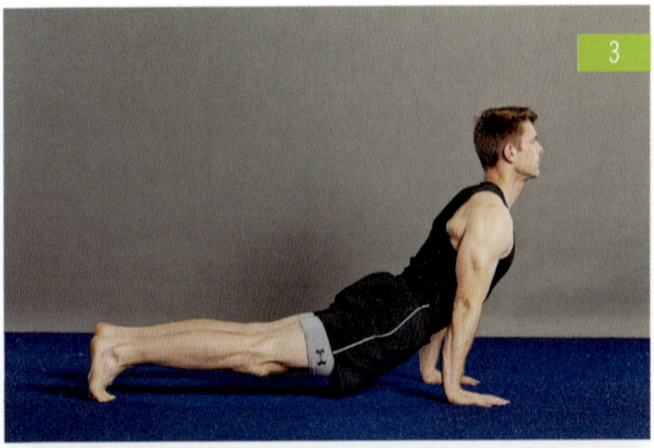


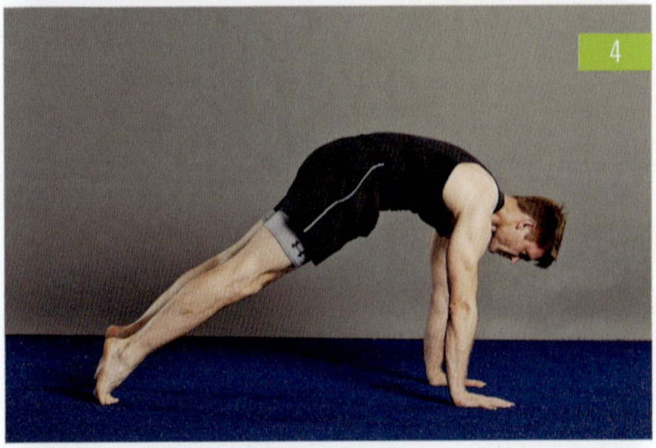


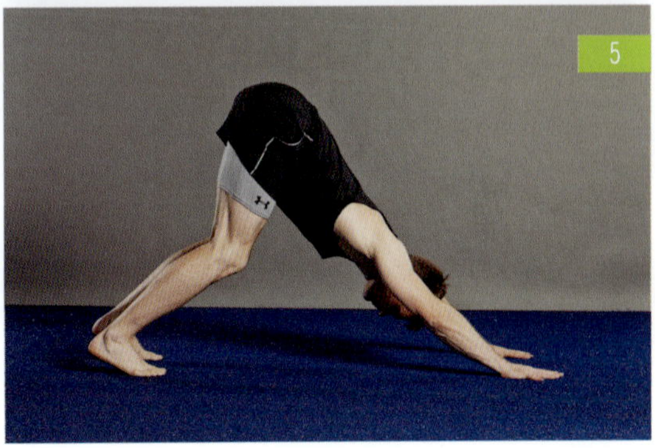

### *Intermediate – am Boden vorwärts »entlangschnüffeln«*

***Bild 1:*** *Sie befinden sich im herabschauenden Hund, winkeln die Ellbogen ab und tauchen mit dem Kopf Richtung Matte, bis die Nase knapp über dem Boden ist. So bekommen Sie noch mehr Trainingseffekt in Ihrem Schulter- und Oberkörperbereich.*

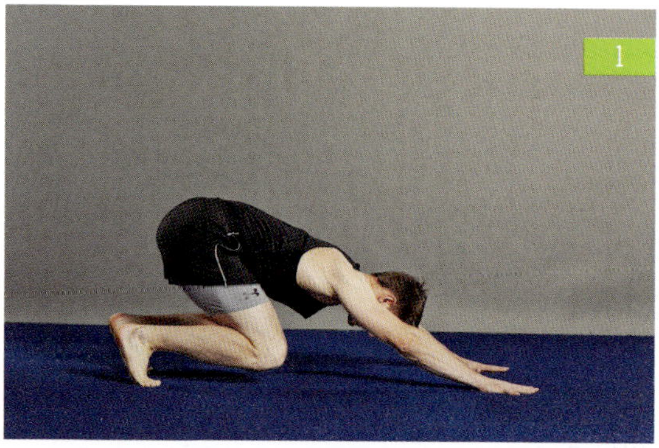


***Bild 2:*** *Führen Sie Ihre Nasenspitze knapp über dem Boden nach vorne. Wie ein Hund, der eine Fährte aufgenommen hat. Versuchen Sie dabei Ihre Ellbogen so nah wie möglich am Körper zu halten.*

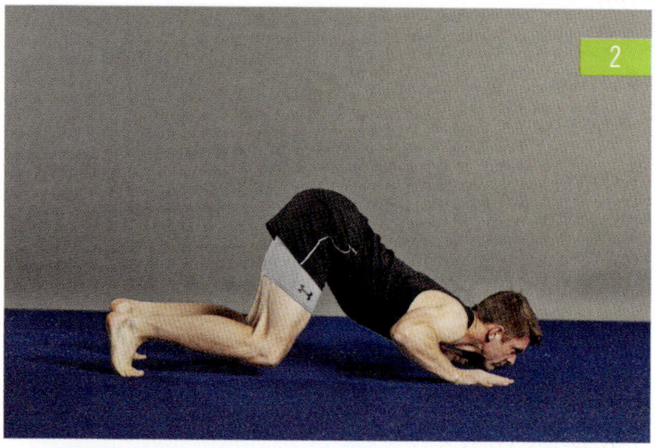


***Bild 3:*** *10 cm vor Ihren Händen kommen Sie in den aufschauenden Hund.*

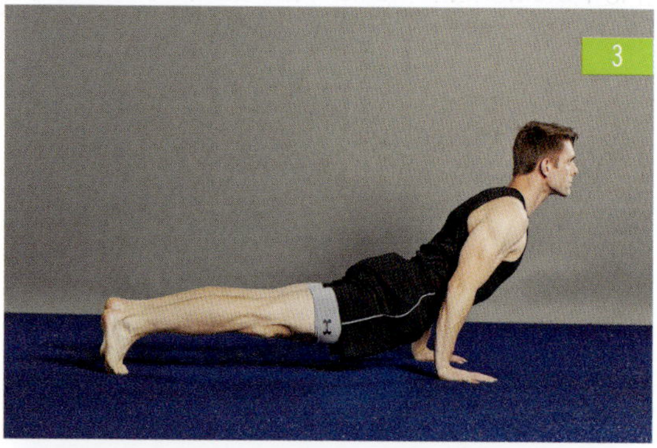


***Bild 4:*** *Rückbewegung wie bei Beginner (langsam über oben zurückrollen).*

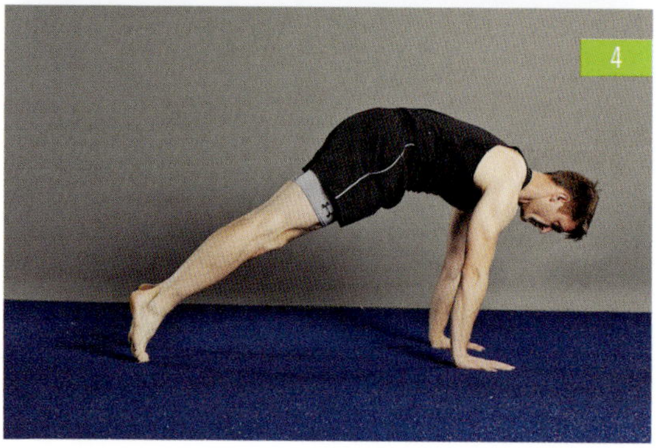


**Tipp:** Je tiefer Sie gehen, umso intensiver wird die Übung.

**Empfohlene Wiederholungszahl:**
4–6 Wiederholungen

### Advanced – am Boden vorwärts und rückwärts »entlangschnüffeln«

**Bild 1:** *Nachdem Sie – wie bei Intermediate beschrieben – nah an der Matte nach vorne gekommen sind, befinden Sie sich im heraufschauenden Hund.*

**Bild 2:** *Führen Sie nun die »Schnüffelbewegung« auch auf dem Weg zurück aus.*

**Bild 3:** *Versuchen Sie auch hier, die Ellbogen so nah am Körper zu führen wie möglich, und bleiben Sie so lange wie möglich mit der Nasenspitze knapp über der Matte.*

**Bild 4:** *Drücken Sie sich nach hinten oben. Sie befinden sich jetzt wieder im herabschauenden Hund.*

**Tipp:** Führen Sie die Bewegung so langsam wie möglich aus. Zählen Sie jeweils bei der Vorwärts- und Rückwärtsbewegung bis sechs. So haben Sie noch mehr Kraftzuwachs!

**Empfohlene Wiederholungszahl:**
2–4 Wiederholungen

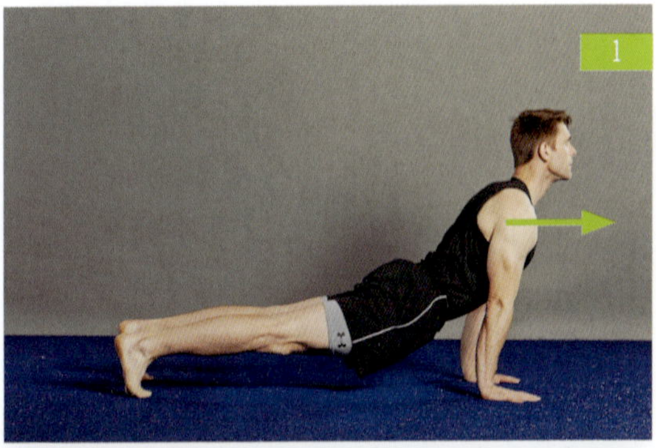


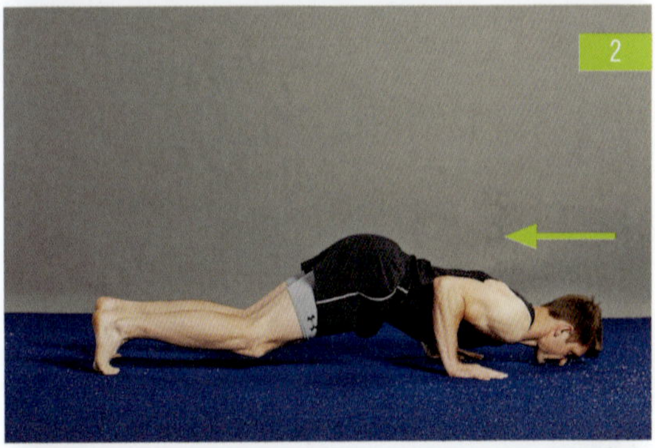


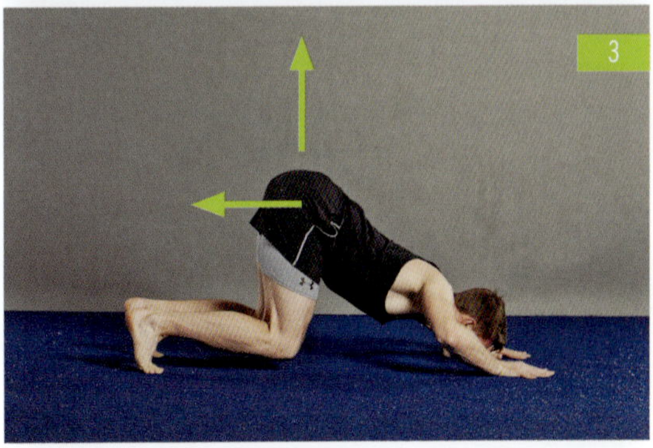


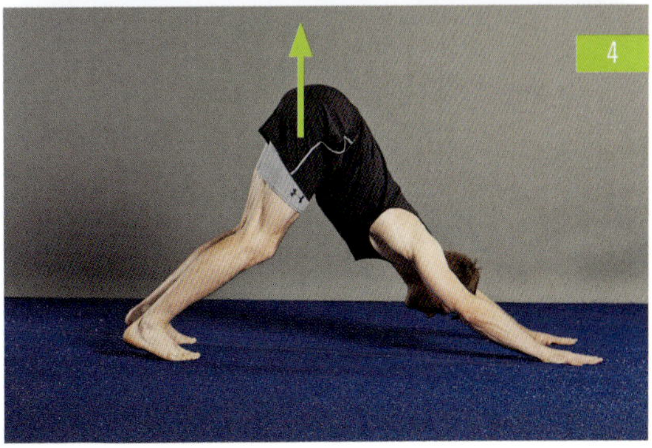

# 2. Dog Crunch (+ Kick)

**Fokus:** Oberkörperkraft , Rumpfmitte

Viele Sportler können isoliert Muskelgruppen ansteuern und kontrahieren, haben aber Probleme, dies auch bei komplexeren Bewegungen umzusetzen. Dabei ist nicht nur die Kontraktion der Muskelketten wichtig, sondern auch das entsprechende Timing und die Koordination, um die Gelenke zu stabilisieren. Der Dog Crunch vereint beides in nur einer Übung.

## *Beginner*

***Bild 1:*** *Sie befinden sich im herabschauenden Hund mit leicht gebeugten Knien. Achten Sie darauf, dass Ihr Rücken nicht gekrümmt ist und dass Sie Ihre Schultern vom Ohr weg ziehen.*

***Bild 2:*** *Kommen Sie nach vorne in eine Liegestützposition und führen Sie Knie und Stirn zueinander. Ihre Schultern befinden sich in der Stützposition senkrecht über den Handgelenken. Drücken Sie Ihre Hände mit aller Kraft in den Boden und halten Sie Ihren Rücken gestreckt dabei.*

***Bild 3:*** *Schieben Sie sich zurück in die Ausgangsposition und wechseln Sie dann Ihr Bein.*

**Tipp:** Falls Sie Ihre Ausdauerleistungsfähigkeit erhöhen wollen, führen Sie die Bewegung mit einer hohen Geschwindigkeit aus. So erhalten Sie neben dem Core-Training zusätzlich eine Herz-Kreislauf-Komponente.

**Empfohlene Wiederholungszahl:**
6–8 Wiederholungen pro Seite

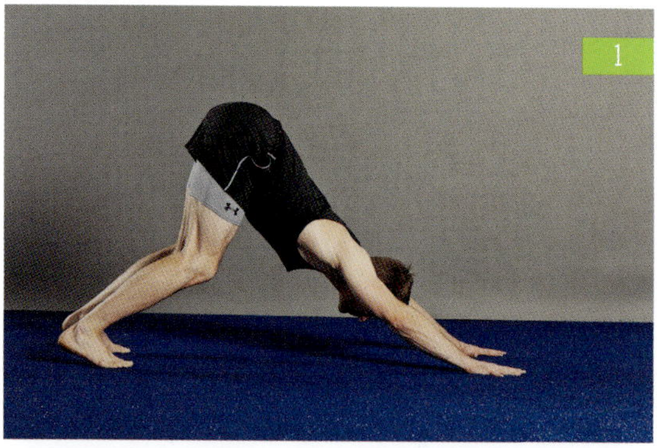


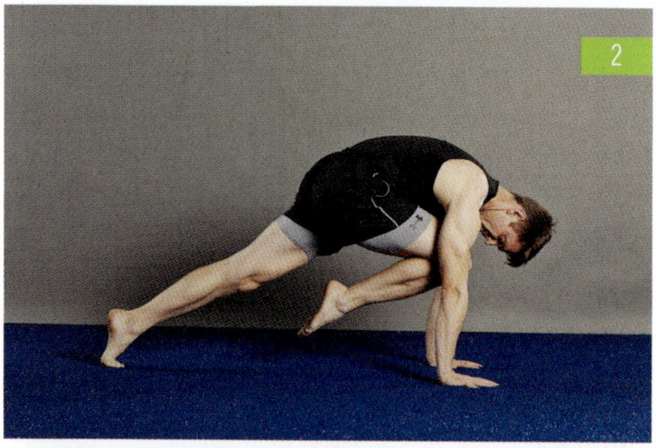


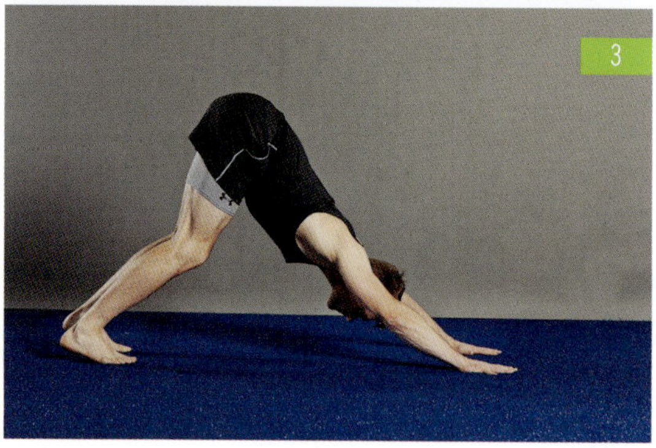

### *Intermediate – Knie zum Ellbogen oder Beinstreckung*

Führen Sie bei der Intermediate-Variante Ihr gebeugtes Knie in der Liegestützposition von außen zum gleichseitigen Ellbogen oder führen Sie es komplett gestreckt seitlich nach vorne, um noch mehr Core-Beteiligung zu erreichen.

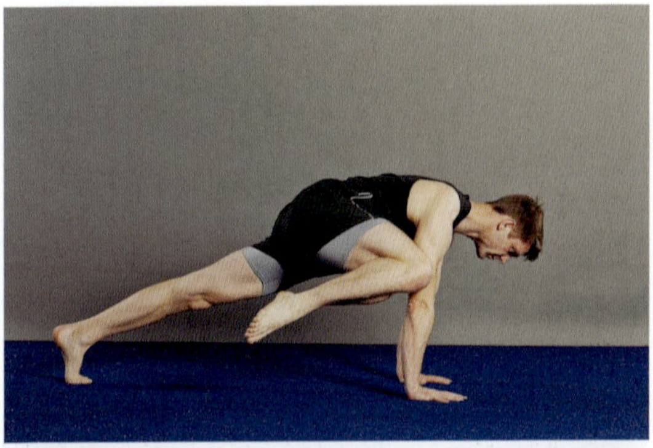

**Tipp:** Halten Sie das nach vorne geführte Bein für 3–5 Sekunden, bevor Sie es zurück in die Ausgangsposition führen.

**Empfohlene Wiederholungszahl:**
6–8 Wiederholungen pro Seite

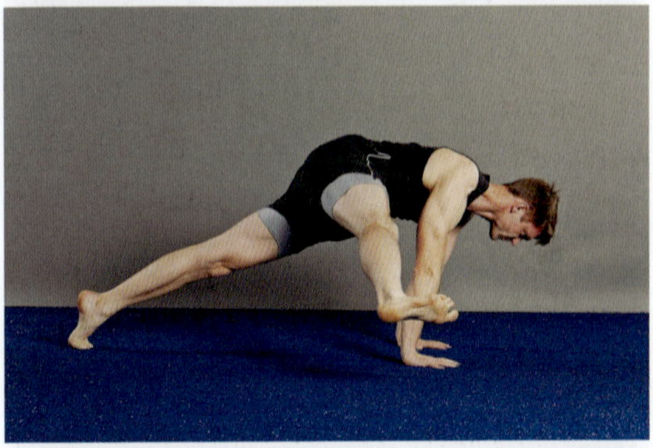

### *Advanced – mit Push-up*

*Die Intermediate-Varianten können durch einen Push-up weiter intensiviert werden. Beugen Sie dazu Ihre Ellbogen, während Sie Ihr Knie zum Ellbogen bzw. Ihr Bein gestreckt seitlich nach vorne führen.*

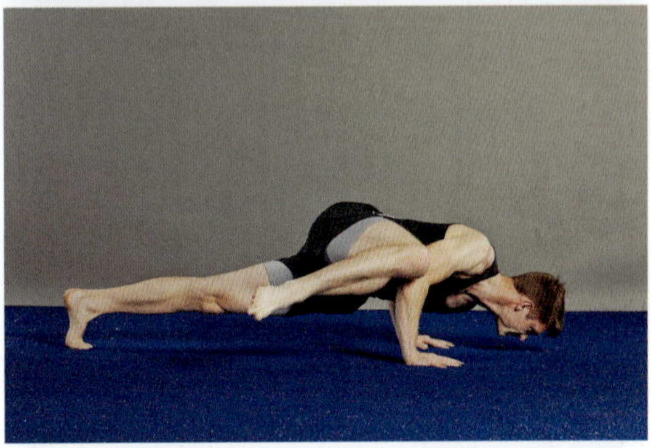

**Tipp:** Um noch mehr Fokus auf das Core-Training zu setzen, blicken Sie in der Bewegung immer auf das Knie des nach vorne geführten Beins. Sie werden sofort merken, dass Sie so Ihr Bein um 1–2 cm weiter nach vorne führen können.

**Empfohlene Wiederholungszahl:**
4–6 Wiederholungen pro Seite

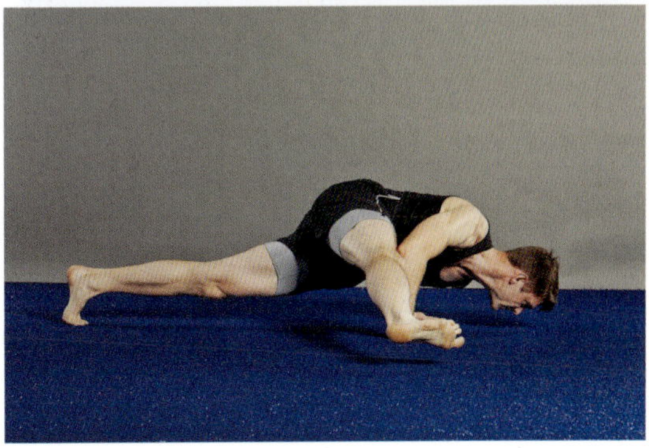

# 3. Dog Frontstep/Frontkick

**Fokus:** Oberkörperkraft, Hüftmobilisation

Die Beugung und Streckung der Hüfte mit dem Dog Frontstep ist eine dynamische Mobilisierung des Hüftgelenks in Bewegung. Sie mobilisieren die Hüfte in allen drei Ebenen, vor allem in der Sagittalebene. Die erlangte Beweglichkeit spüren Sie sofort, wenn Sie nach der Übung einige Schritte gehen oder eine tiefe Kniebeuge durchführen.

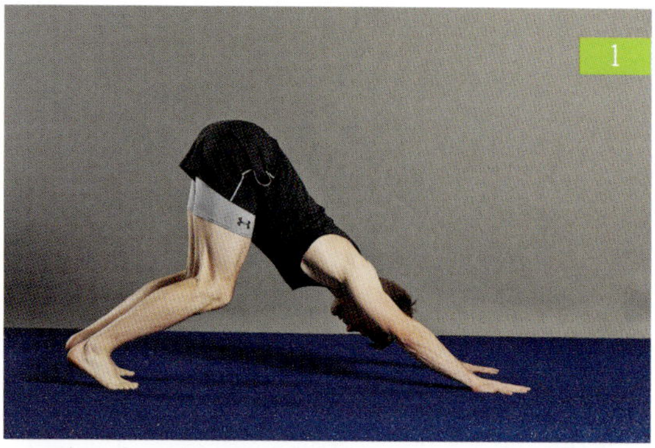


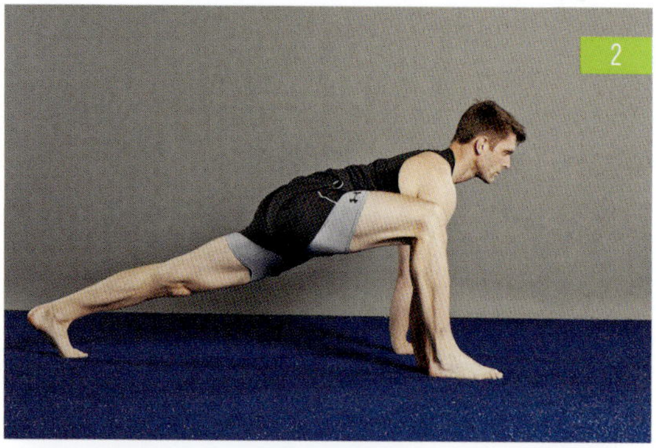


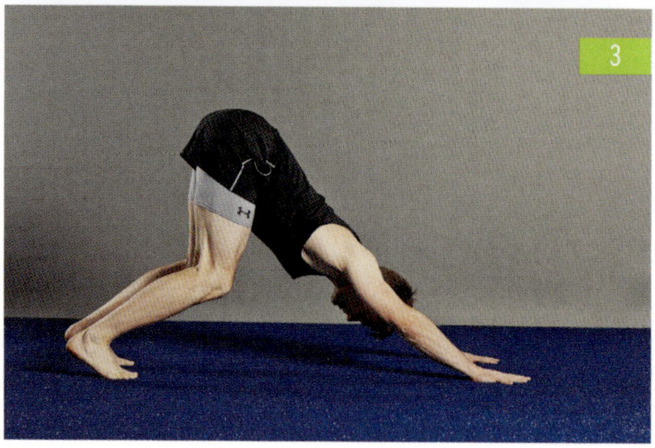


## *Beginner*

***Bild 1:*** *Sie befinden sich mit geradem Rücken im herabschauenden Hund. Ihre Knie sind stark gebeugt.*

***Bild 2:*** *Kommen Sie nach vorne in die Liegestützposition. Ihre Schultern befinden sich in der Stützposition senkrecht über den Handgelenken. Drücken Sie Ihre Hände mit aller Kraft in den Boden. Steigen Sie dann mit Ihrem rechten Fuß lautlos und kontrolliert direkt neben Ihre rechte Hand. Versuchen Sie dabei, mit dem Fuß nicht über den Boden zu schleifen, sondern heben Sie ihn gut an und setzen Sie ihn punktuell neben Ihre Hand auf. Ihr hinteres Knie- und Hüftgelenk ist komplett gestreckt.*

***Bild 3:*** *Schieben Sie sich zurück in die Ausgangsposition und wechseln Sie dann Ihr Bein.*

**Tipp:** Falls Sie Ihre Ausdauerleistungsfähigkeit erhöhen wollen, führen Sie die Bewegung mit einer hohen Geschwindigkeit aus. So erhalten Sie neben dem Core-Training zusätzlich eine Herz-Kreislauf-Komponente.

**Empfohlene Wiederholungszahl:**
10–12 Wiederholungen pro Seite

### *Intermediate – Fußrücken in Kniekehle*

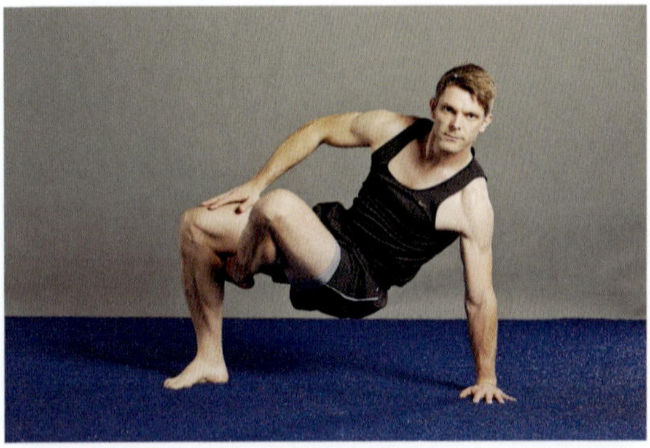

*Führen Sie den Dog Frontstep wie in der Beginner-Variante durch. Vorne im Ausfallschritt angekommen, holen Sie den hinten abgestellten Fuß nach vorne und platzieren Ihren Fußrücken in der Kniekehle des vorderen Beins. Die freie Hand wird auf dem Oberschenkel des vorderen Beins abgestützt. Steigen Sie dann wieder zurück und kehren Sie in die Ausgangsposition zurück, bevor Sie die Seite wechseln.*

**Empfohlene Wiederholungszahl:**
6–8 Wiederholungen pro Seite

### *Advanced – Dog Frontkick*

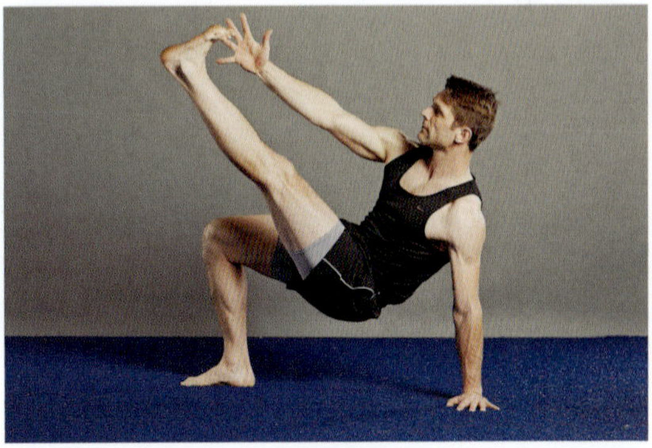

*In der Advanced-Variante gehen Sie in den Dog Frontkick. Dazu ziehen Sie das hintere Bein nach vorne durch und strecken es im Knie. Achten Sie auf den Druck der Stützhand in den Boden. Die freie Hand zieht zur Fußspitze des gestreckten Beins. Steigen Sie dann wieder zurück (ohne über den Boden zu schleifen) und kehren Sie in die Ausgangsposition zurück, bevor Sie die Seite wechseln.*

**Empfohlene Wiederholungszahl:**
4–6 Wiederholungen pro Seite

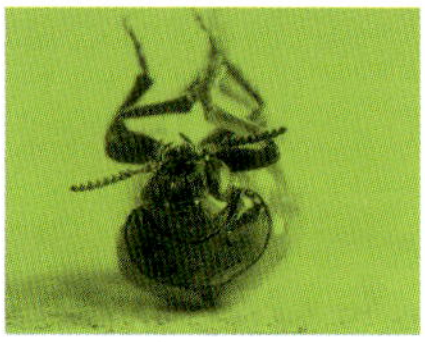

# 4. Bug Roll

**Fokus:** Rumpfkraft, Koordination, Wirbelsäulen- und Hüftmobilität

Die Rollbewegungen der Bug-Roll-Reihe sind dynamische Positionswechsel aus der liegenden in die sitzende Position, die Ihr Innenohr und damit Ihren Gleichgewichtssinn stimulieren. So lernen Sie, sich bei schnellen Positionswechseln schneller im Raum zurechtzufinden. Bug Roll heißt diese Übung, weil sie an einen Käfer erinnert, der sich auf seinem Chitinpanzer rollt.

## *Beginner*

***Bild 1:*** *Senken Sie sich in eine tiefe Kniebeuge ab. Beide Unterarme befinden sich dabei auf der Innenseite Ihrer Oberschenkel. Die Fußsohlen sind nach Möglichkeit komplett abgestellt.*

***Bild 2:*** *Lassen Sie sich kontrolliert nach hinten kippen und kommen Sie mit rundem Rücken am Boden an.*

***Bild 3:*** *Rollen Sie sich so weit zurück, bis Ihre Schulterblätter den Boden berühren.*

***Bild 4:*** *Leiten Sie die Vorwärtsrolle über einen Impuls Ihres Beckens ein und halten Sie dabei Ihr Körperzentrum (Core) stark. Aus der Körpermitte heraus machen Sie dabei im Schwung einen Sit-up. Dieser hilft Ihnen, das Becken vom Boden abzuheben.*

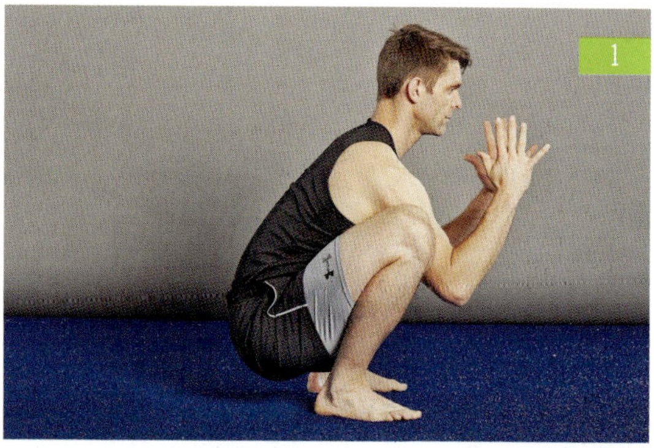


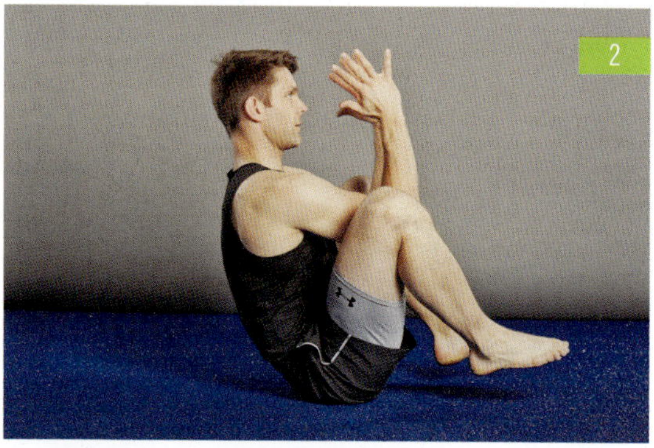


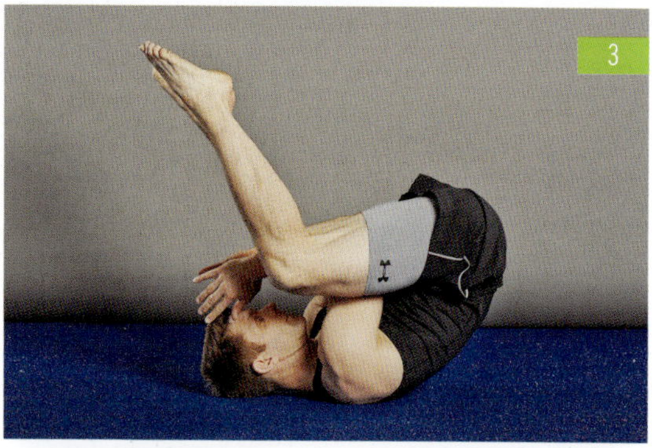


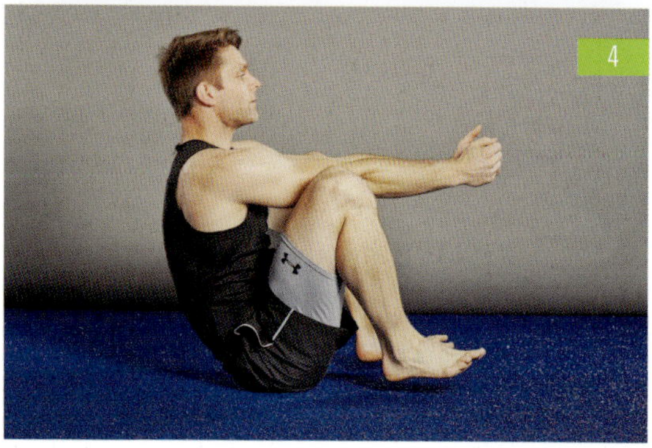

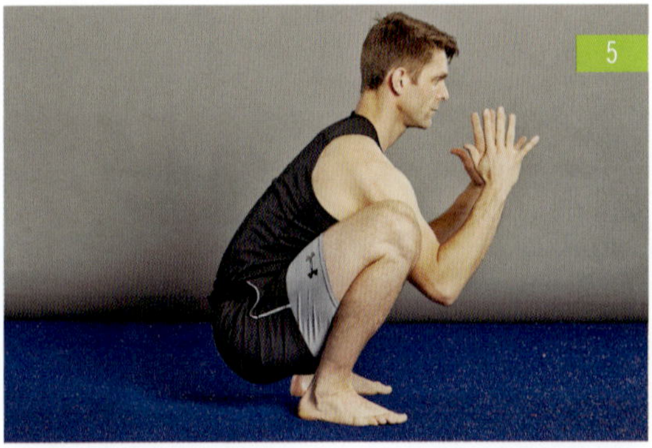


***Bild 5:*** *Platzieren Sie die Fußsohlen wieder fest auf dem Boden und ziehen Sie die Arme zwischen den Oberschenkeln nach vorne.*

**Tipp 1:** Bevor Sie starten, rollen Sie erst einmal auf dem Rücken vor und zurück, um ein Gefühl für die Bewegung zu entwickeln. Dabei können Sie die Arme ausgestreckt über den Kopf bringen oder die Arme gebeugt lassen.

**Tipp 2:** Die Rückrollbewegung in die tiefe Kniebeuge können Sie mit dem explosiven Schwingen Ihrer Arme unterstützen, indem Sie sie zwischen den Oberschenkeln nach vorne schieben, bis Sie über die Fersen wieder auf den kompletten Fuß aufgesetzt haben.

**Empfohlene Wiederholungszahl:**
8–12 Wiederholungen

### *Intermediate – mit Jump back/front*

***Bild 1:*** *Nach Abschluss der Bug Roll befinden Sie sich in der tiefen Kniebeuge.*

***Bild 2:*** *Setzen Sie beide Hände schulterweit voneinander entfernt auf dem Boden ab.*

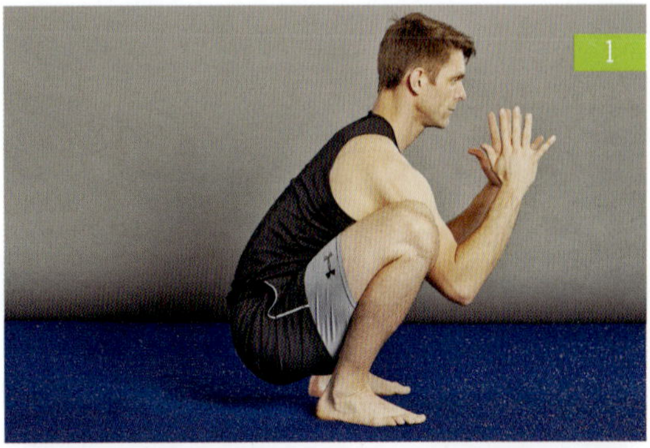


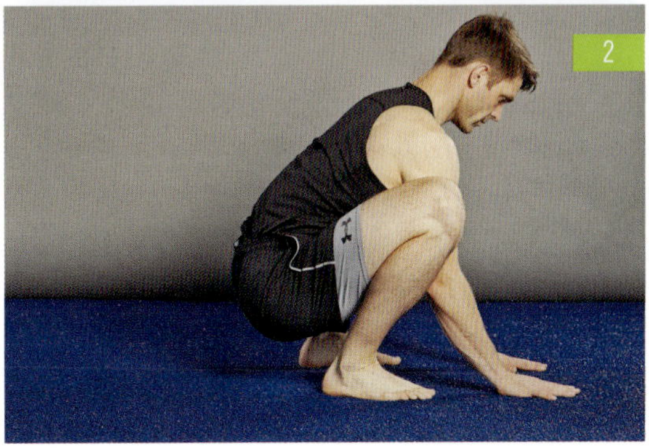

***Bild 3:*** *Springen Sie mit gebeugten Knien vom Boden ab und verlagern Sie das Gewicht auf die Hände. Halten Sie die Balance über Ihre Hände, während Sie nach hinten springen.*

***Bild 4:*** *Über einen explosiven Impuls der Hüfte nach oben heben Sie beide Füße vom Boden ab und springen wieder nach vorne.*

**Tipp:** Versuchen Sie, beim Sprung nach vorne Ihre Hüfte und Beine für 1–2 Sekunden in der Luft zu halten.

**Empfohlene Wiederholungszahl:**
8–10 Wiederholungen

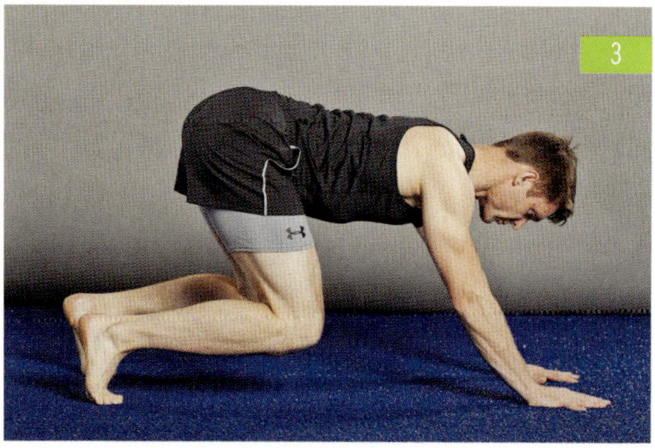


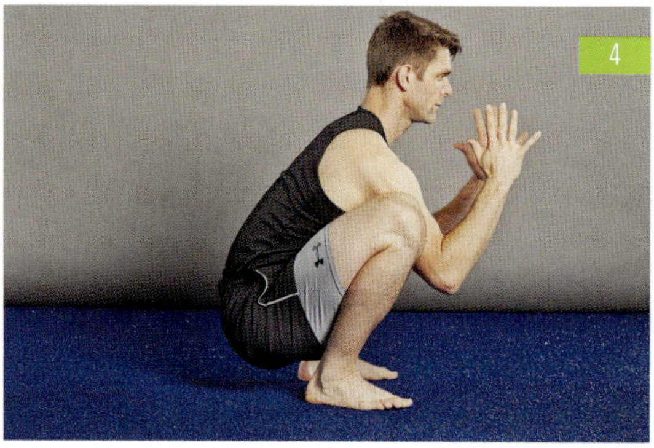


### *Advanced – mit Jump back/front und Sprung in die Luft*

*Die Übungsausführung ist wie in der Intermediate-Variante, nur mit einem abschließenden Sprung in die Luft mit gebeugter Hüfte und angewinkelten Knien. Versuchen Sie, beim Impuls aus dem Boden heraus nach oben so kraftvoll wie möglich aus der Hüfte zu explodieren. Die Hände klatschen im Sprung auf die Oberschenkel.*

**Tipp:** Falls Sie mehr Sprungtraining in dieser Übung integrieren wollen, springen Sie zwei- oder dreimal in die Luft, bevor Sie die nächste Wiederholung durchführen.

**Empfohlene Wiederholungszahl:**
6–8 Wiederholungen

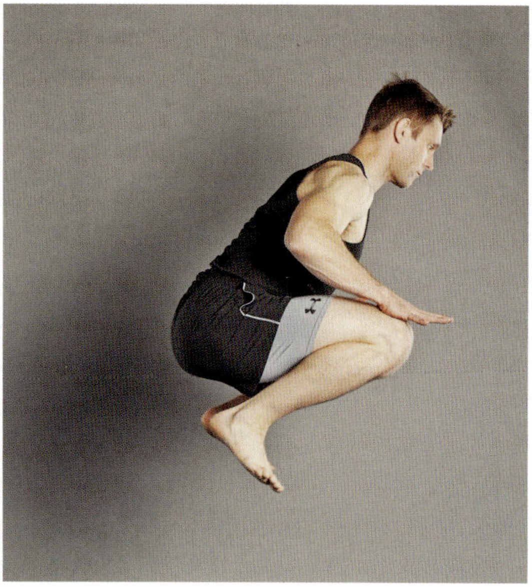

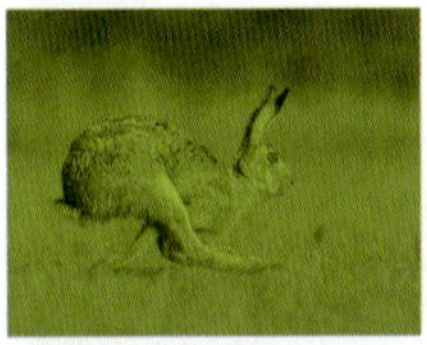

## 5. Bunny Hop

**Fokus:** trainiert Koordination und Bauchmuskulatur, kräftigt und stabilisiert Ihren Schultergürtel

Hasen (Lagomorpha) haben längere Hinterbeine als Vorderbeine. Deshalb sind sie exzellente Sprinter. Mit den Bunny Hops trainieren Sie hochfrequente Sprungabfolgen mit kurzer Kontaktzeit der Füße am Boden, so wie ein Hase im Sprint.

***Bild 1:*** *Sie gehen in den Vierfüßlerstand, nur die Zehen und Hände berühren den Boden. Die Handgelenke sind unter den Schultern und die Hände drücken sich weit gespreizt in den Boden. Die Knie sind unterhalb des Hüftgelenks und werden kurz über dem Boden gehalten. Während der ganzen Übung bleibt Ihr Bauch angespannt (Bauchnabel einziehen!).*

***Bild 2:*** *Springen Sie mit beiden Beinen in mehreren kleinen Sprüngen nach rechts. Achten Sie darauf, beim Bodenkontakt immer einen 90-Grad-Winkel zwischen Ihrem Oberschenkel und Oberkörper (Hüftwinkel) zu wahren. Bleiben Sie während der Übungsausführung mit den Schultern immer über den Handgelenken und halten Sie Ihre Knie einige Zentimeter vom Boden abgehoben.*

***Bild 3:*** *Kehren Sie in mehreren kleinen Sprüngen zur Ausgangsposition zurück.*

***Bild 4:*** *Wiederholen Sie nun die Bewegung zur linken Seite.*

**Tipp:** Landen Sie leise federnd und versuchen Sie, alle fünf Zehen jedes Fußes in den Kontakt zum Boden zu bringen.

**Empfohlene Wiederholungszahl:**
8–10 Wiederholungen pro Seite

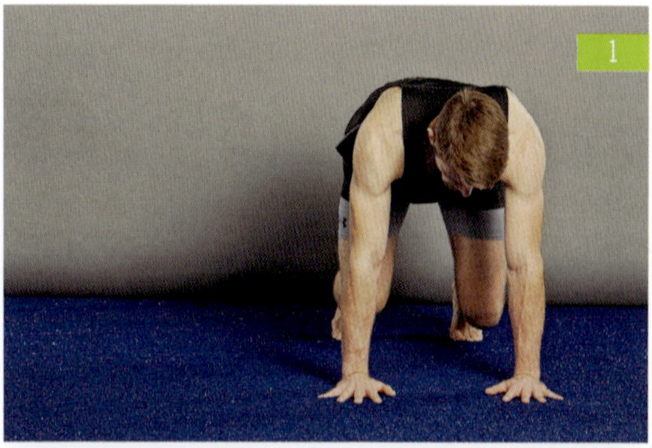


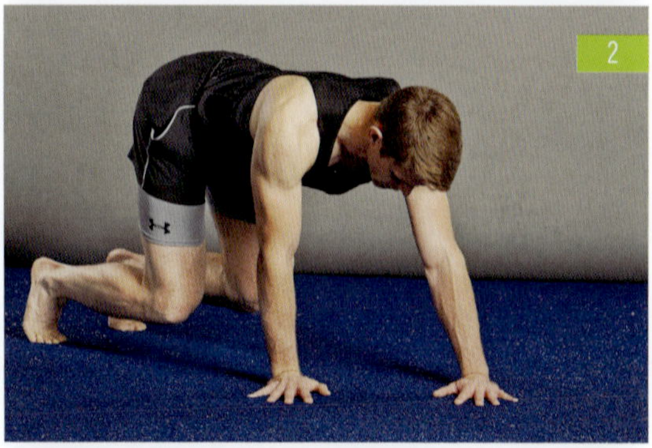


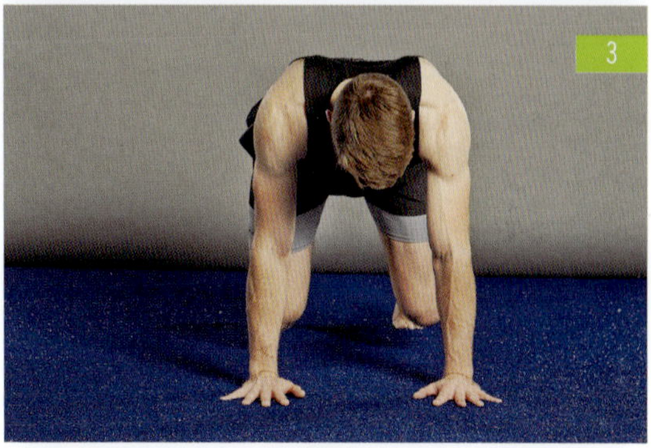


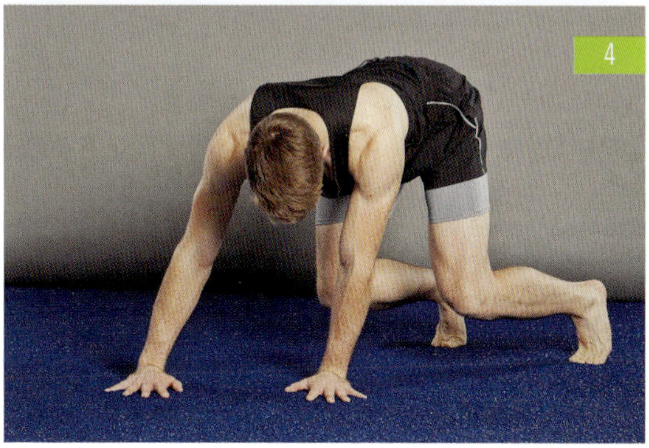

### *Intermediate – großer Sprung*

*Springen Sie mit nur einem großen Satz zur rechten Seite und zurück, dasselbe links wiederholen.*

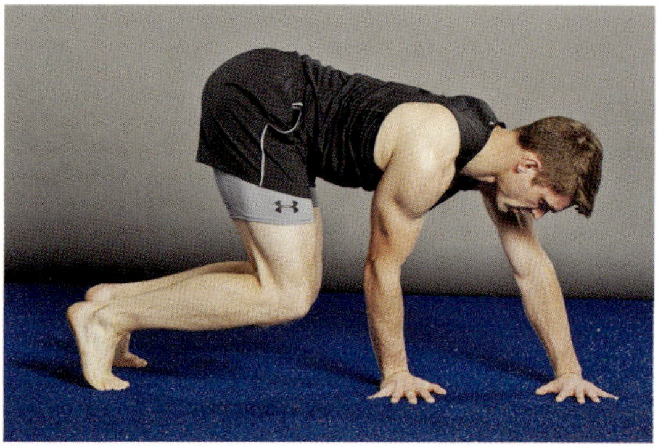

**Tipp:** Pressen Sie Ihre Hände kraftvoll in den Boden, um Ihre Schultern vor etwaigen Verletzungen zu schützen.

**Empfohlene Wiederholungszahl:**
6–7 Wiederholungen pro Seite

### *Advanced – hohes Sprung*

***Bild 1:*** *Machen Sie einen hohen Sprung zur rechten Seite.*

***Bild 2:*** *Landen Sie behutsam und leise auf dem Boden. Kehren Sie dann in die Ausgangsposition zurück und wiederholen Sie den hohen Sprung dann links.*

**Empfohlene Wiederholungszahl:**
6–7 Wiederholungen pro Seite

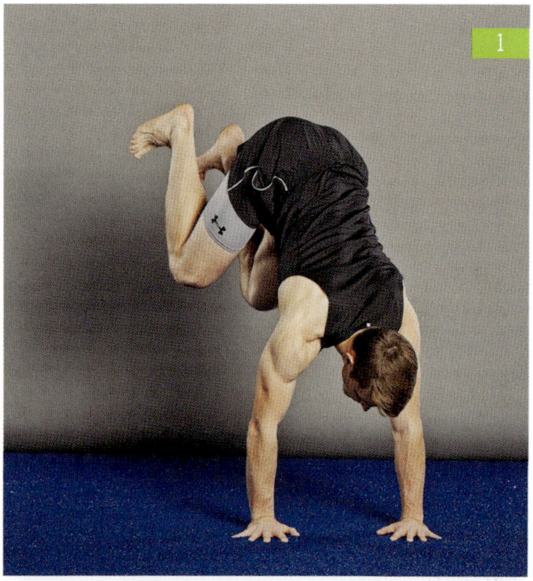


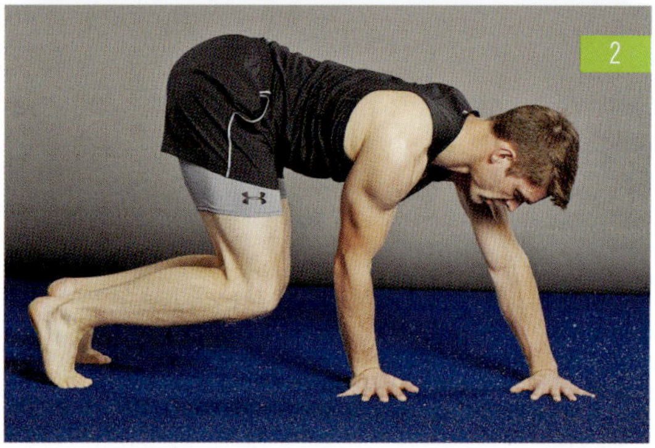

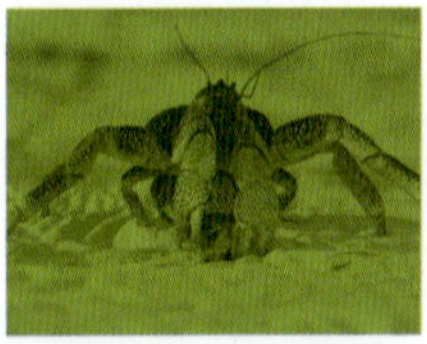

# 6. Crab Flip

**Fokus:** Koordination, Rumpfkraft, Schulter- und Armkraft

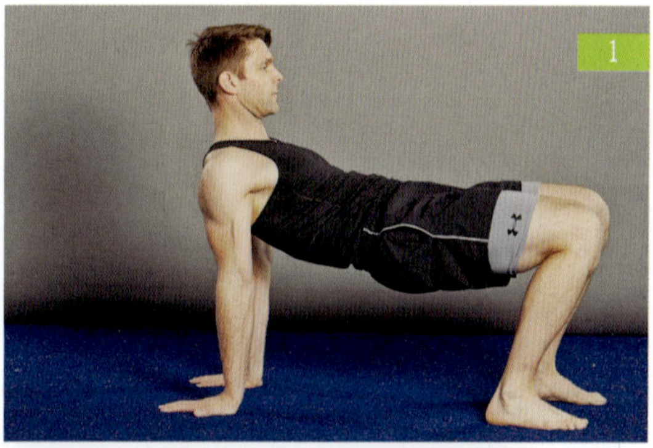


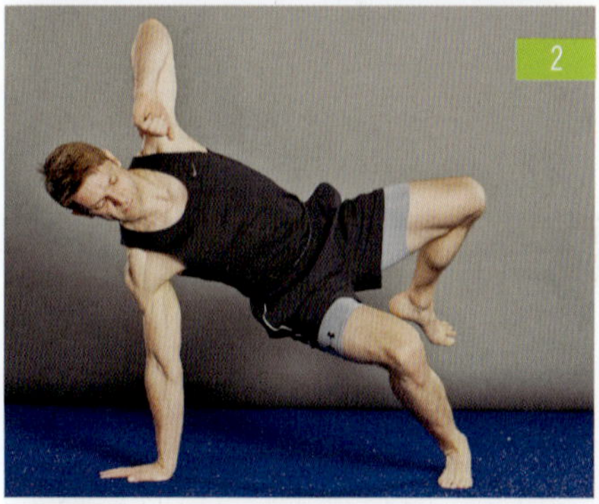


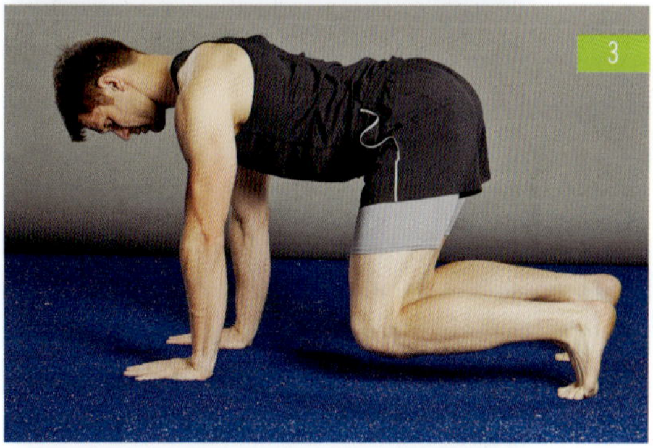


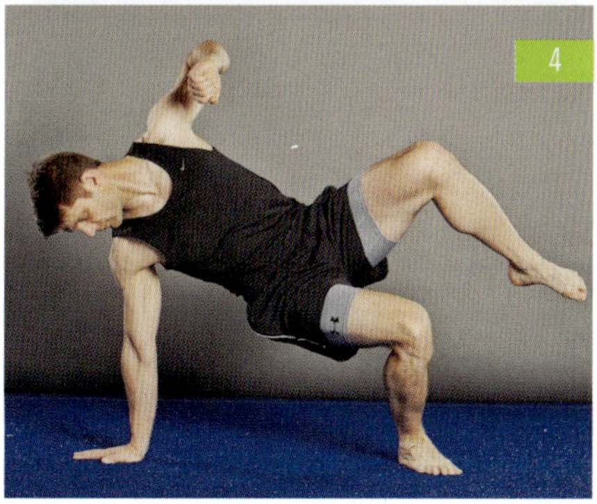


Beim Crab Flip drehen Sie sich 180 Grad um die eigene Längsachse. Dabei bekommen Ihre Rumpfmitte sowie Ihre tiefe Nackenmuskulatur (verantwortlich für die Drehung Ihres Kopfes) viel zu tun. Wenn Sie den Crab Flip nun auch noch mit einer erhöhten Bewegungsgeschwindigkeit ausführen, erfordert dies noch mehr Rumpfkraft, um der flächig einwirkenden Gravität (Erdanziehung) etwas entgegenzusetzen.

***Bild 1:*** *Ihre Hände und Füße sind hinter Ihrem Rücken auf dem Boden abgestellt. Heben Sie Ihr Gesäß bis auf Schulterhöhe an. Die Finger zeigen nach hinten von den Fersen weg. Hände und Füße drücken kraftvoll und gleichmäßig in den Boden. Dies ist die Ausgangsposition der Krabbe (Crab).*

***Bild 2:*** *Heben Sie das linke Bein und den linken Arm vom Boden ab. Ihr rechter Fuß und die rechte Hand tragen das ganze Körpergewicht. Vollziehen Sie eine 180-Grad-Drehung (Flip) um die eigene Achse nach rechts.*

***Bild 3:*** *Sie kommen im Beast (Vierfüßlerstand) auf. Die Finger Ihrer Hände sind weit gespreizt und die Handgelenke befinden sich unmittelbar unter Ihrer Schulter. Ihre Knie befinden sich leicht über dem Boden schwebend unter den Hüftgelenken. Stellen Sie alle fünf Zehen jedes Fußes auf dem Boden ab.*

***Bild 4:*** *Drehen Sie sich nun in die Ausgangsposition zurück.*

*__Bild 5:__ Sie befinden sich wieder in der Crab. Wiederholen Sie nun die Übung mit einer Drehung über die andere Seite.*

**Tipp:** Achten Sie darauf, dass Sie zeitgleich die Gliedmaßen abheben und nach dem Flip zeitgleich wieder aufsetzen.

**Empfohlene Wiederholungszahl:**
4–6 Wiederholungen pro Seite

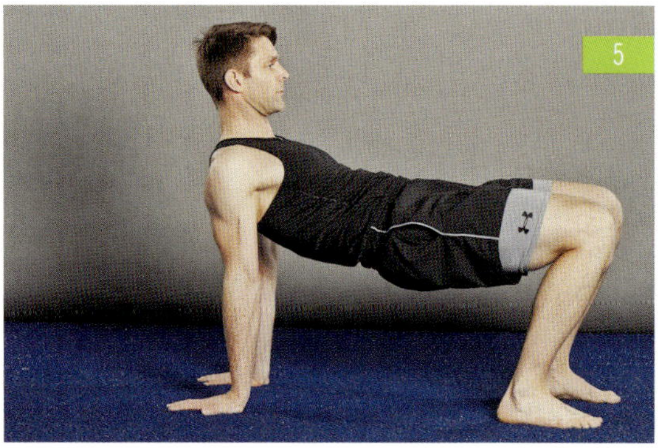


### *Advanced – mit Push-up*

*Im Beast angekommen, beugen Sie die Ellbogen und führen die Nasenspitze 15 cm vor den Händen zum Boden. Dieser Push-up ist sehr intensiv und baut außergewöhnliche Schulterkraft auf. Dann drehen Sie sich zurück in die Crab.*

**Empfohlene Wiederholungszahl:**
4 Wiederholungen pro Seite

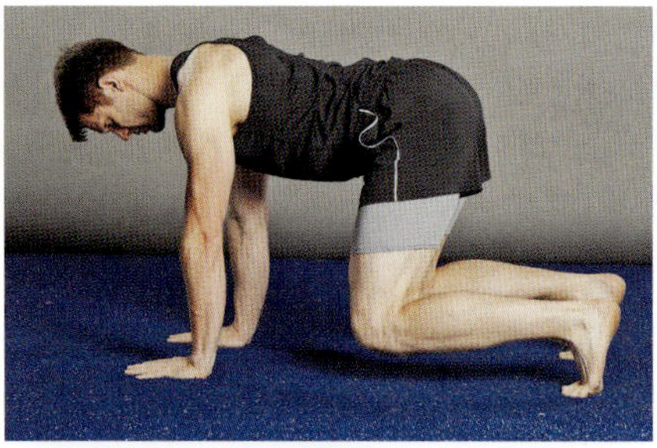

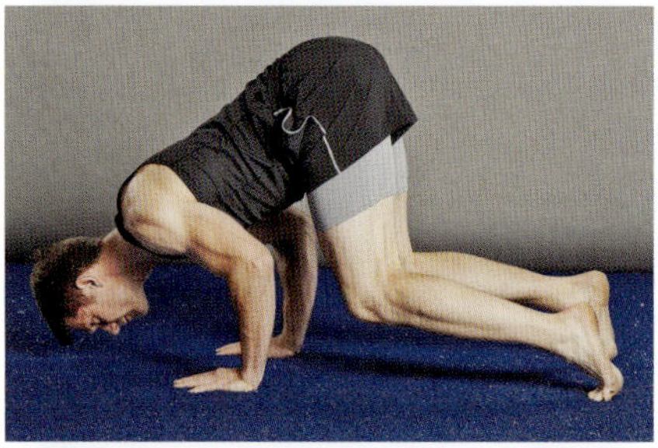

Die ganze Übung auf einen Blick:

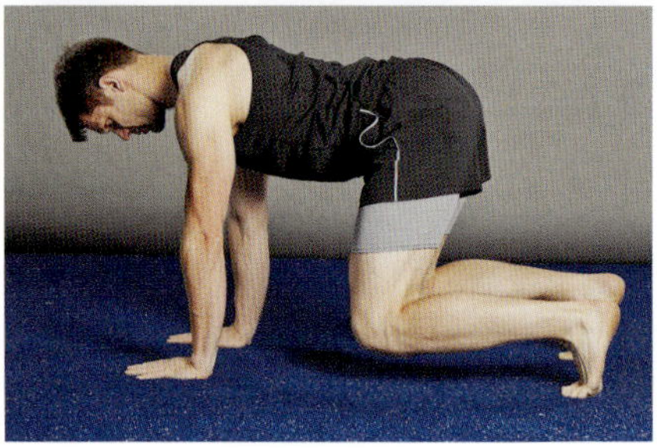

# 7. Crab Reach

**Fokus:** Dehnung und Aktivierung der Muskelgruppen der Rumpfvorderseite und -rückseite.

Hier trainieren Sie Ihre Beweglichkeit (Mobilität) in einem kontrollierten dynamischen Bewegungsfluss. Dabei merken Sie schnell, wo Sie in Ihrem Körper eine Muskelsteifigkeit oder Beweglichkeitseinschränkung spüren. Bei regelmäßiger Durchführung werden Sie im Alltag mehr Aufrichtung in Ihrem Körper spüren.

***Bild 1:*** *Ausgangsposition der Krabbe. Ihre Hände sind hinter dem Gesäß abgestellt. Ihre Finger zeigen zum Körper hin und die Arme sind gestreckt.*

***Bild 2:*** *Heben Sie das Gesäß an und schieben Sie Ihre Hüfte kraftvoll nach oben. Gleichzeitig heben Sie Ihren rechten Arm nach hinten oben und greifen in die Luft. Ihr Körper ist jetzt völlig durchgestreckt ist und bezeichnet einen Bogen. Die Schulter Ihres Stützarmes ist senkrecht über Ihrem Handgelenk ausgerichtet. Wiederholen Sie die Übung einige Male pro Seite, bevor Sie den Arm wechseln.*

**Tipp:** Erzeugen Sie so viel Druck mit der am Boden liegenden Hand und den Füßen, wie Sie nur können. So erhalten Sie noch mehr Kraft in der Körpermitte (Core).

**Empfohlene Wiederholungszahl:**
6–8 Wiederholungen pro Seite

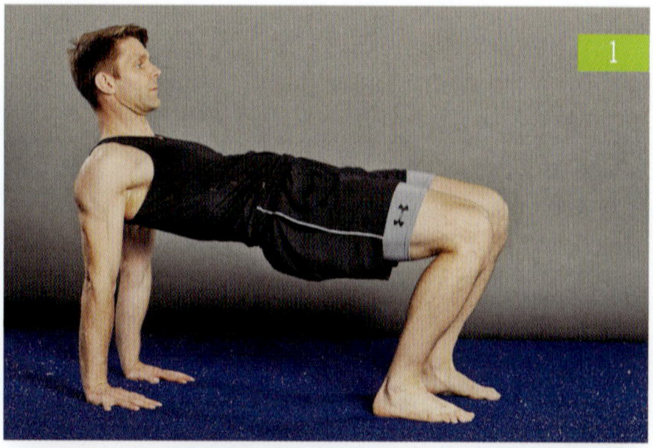


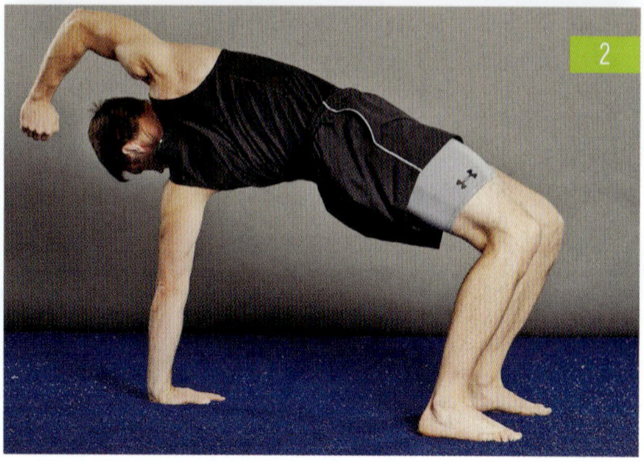


Die ganze Übung auf einen Blick:

# 8. Crab to Beast

**Fokus:** Hüftmobilisation, Schultermobilisation und -stabilisation, Core-Kontrolle

Hier lernen Sie neben der Krabbe gleich einen neuen Move kennen, der später noch genauer vorgestellt wird: das Beast. Eine Vierfüßlerposition, die viel Core-Stabilität fordert.

***Bild 1:*** *Bankstellung mit dem Bauchnabel nach oben (Crab). Ihre Handgelenke befinden sich unmittelbar unter der Schulter, die Hände zeigen zu den Füßen. Die Fußgelenke stehen unter den Knien. Die Knie sind 90 Grad gebeugt.*

***Bild 2 + 3:*** *Wandern Sie mit Ihren Händen in Richtung Füße. Wenn Sie mit den Fingerspitzen fast an der Ferse angekommen sind, heben Sie eine Hand vom Boden ab und kommen mit dem nach oben gestreckten Arm über den Oberschenkel der Armseite nach vorne. Der zweite Arm zieht bodennah nach vorne.*

***Bild 4:*** *Sie befinden sich nun in der Bankstellung mit dem Bauchnabel nach unten (Position des Beast). Ihre Schultern befinden sich unmittelbar über Ihrem Handgelenk. Ihre Knie schweben senkrecht direkt unter Ihrer Hüfte knapp über dem Boden. Kommen Sie über die gleiche Seite wieder zurück in die Ausgangsposition, bevor Sie die Bewegung auf der zweiten Seite wiederholen.*

**Tipp:** Bringen Sie Abwechslung in die Übung, indem Sie über die andere Seite wieder in die Ausgangsposition zurückkehren, also einmal rechts vor, links zurück und einmal links vor und über rechts zurück.

**Empfohlene Wiederholungszahl:**
6–8 Wiederholungen pro Seite

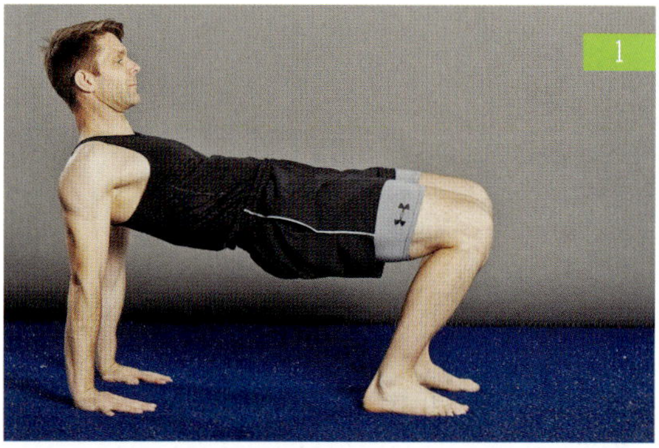
1

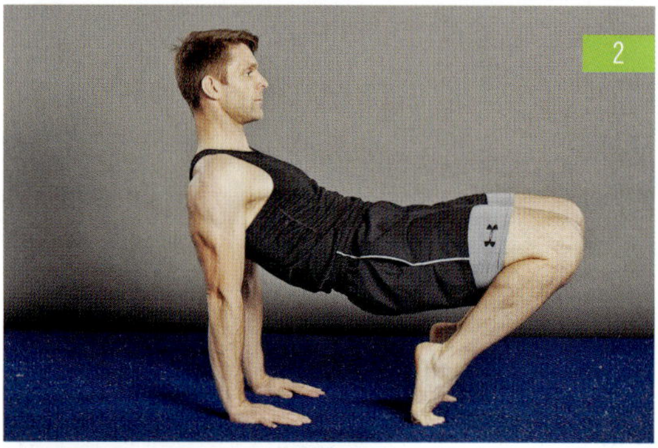
2

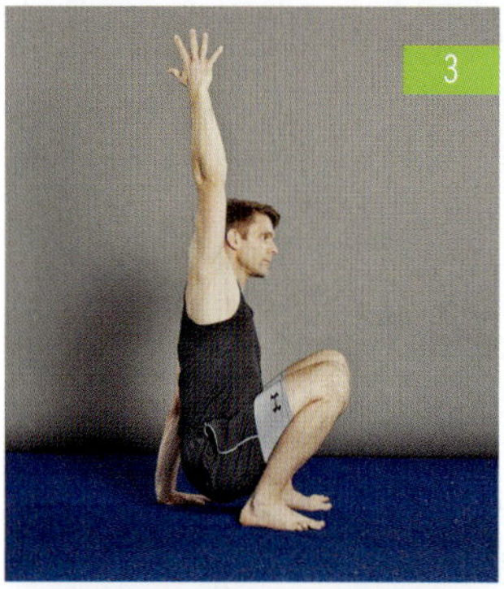
3

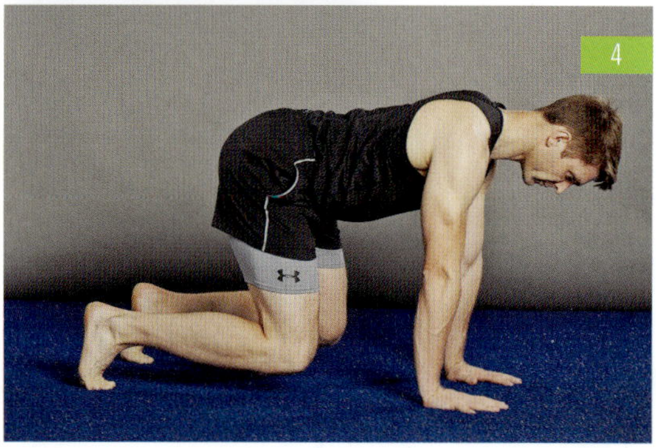
4

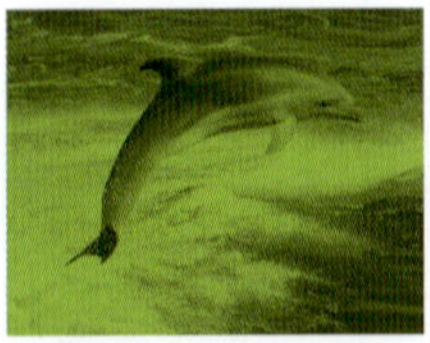

# 9. Dolphin Push-up

**Fokus:** Schulterkraft, Rumpfkraft

Delfine sind zwischen zwei und vier Meter lange Meeressäuger. Ihr stromlinienförmiger Körperbau ermöglicht ihnen Geschwindigkeiten von bis zu 55 km/h. Sie können bis zu 300 m tief tauchen und dabei können sie bis zu 15 Minuten unter Wasser bleiben. Mit den Dolphin Push-ups tauchen Sie ebenfalls tief ein und trainieren dabei hervorragend Ihren Trizeps.

## *Beginner*

***Bild 1:*** *Sie befinden sich im herabschauenden Hund.*

***Bild 2:*** *Blicken Sie nach vorne zwischen die Hände und führen Sie Ihre Nasenspitze vor eine gedachte Linie zwischen Ihren Händen in Richtung Boden. Lassen Sie Ihre Ellbogen dabei nach außen klappen.*

***Bild 3:*** *Drücken Sie sich in die Ausgangsposition zurück.*

**Tipp:** Achten Sie darauf, die Wirbelsäule gerade zu halten. Beugen Sie dazu Ihre Knie und schieben Sie die Fersen nach hinten. Sie entlasten so Ihren unteren Rücken.

**Empfohlene Wiederholungszahl:**
Zu Beginn 2–4 Wiederholungen,
langsam bis zu 8–10 steigern.

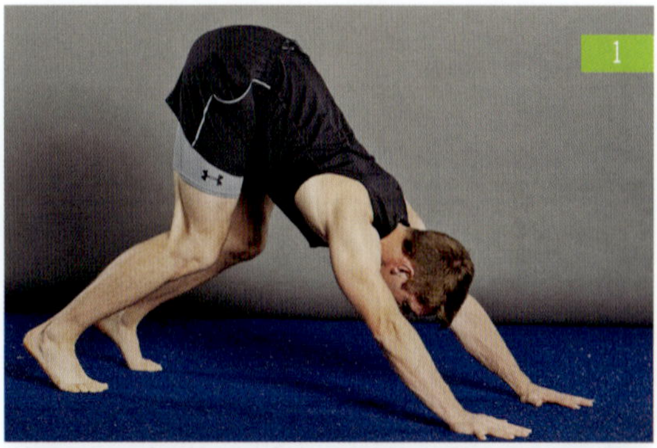


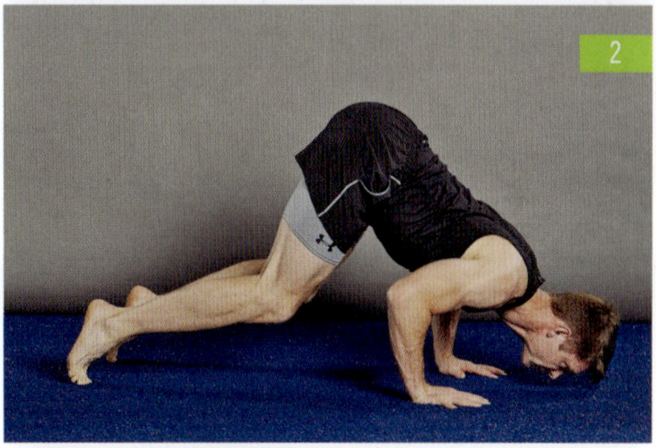


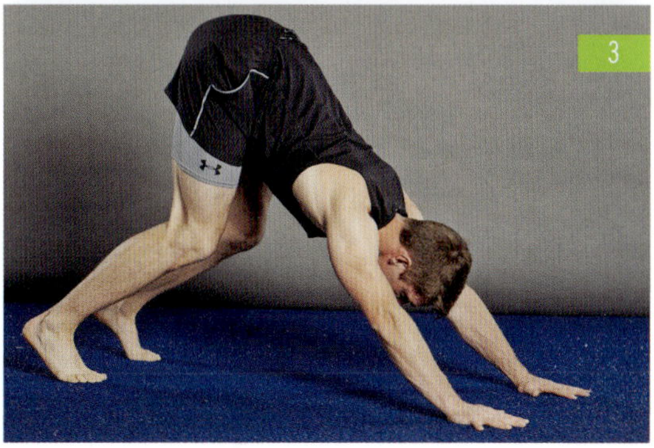

### *Advanced – mit abgehobenem Bein*

***Bild 1:*** *Heben Sie ein Bein an und winkeln Sie es im Knie ab. So intensivieren Sie die Übung und fordern Ihren Core noch stärker, ebenso schulen Sie Ihre Balance.*

***Bild 2:*** *Blicken Sie nach vorne zwischen die Hände und führen Sie die Nasenspitze vor eine gedachte Linie zwischen Ihren Händen in Richtung Boden. Lassen Sie Ihre Ellbogen dabei nach außen klappen. Kommen Sie dann in die Ausgangsposition zurück und wechseln Sie Ihre Beine.*

**Tipp:** Wenn Sie die Übung bereits einige Male technisch einwandfrei durchführen können, lassen Sie sich langsam über 4–10 Sekunden in Richtung Boden sinken (Bild 2) und drücken Sie sich dann schnell und explosiv in die Ausgangsposition zurück.

**Empfohlene Wiederholungszahl:**
4–6 Wiederholungen pro Seite

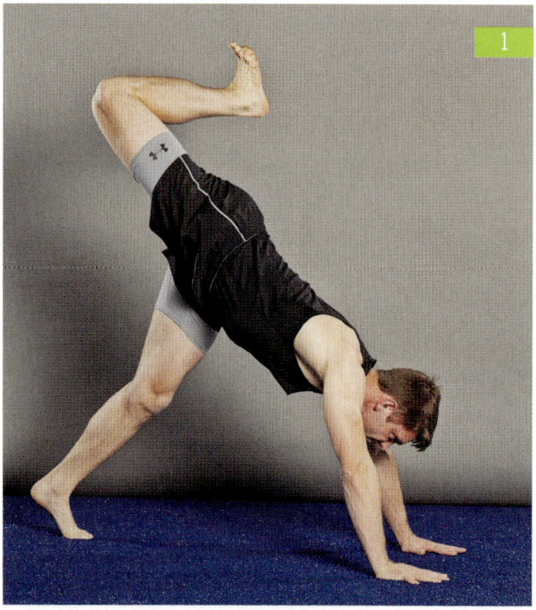


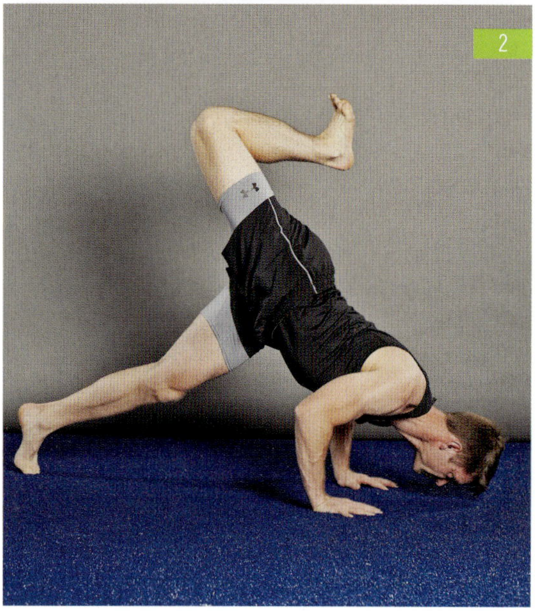

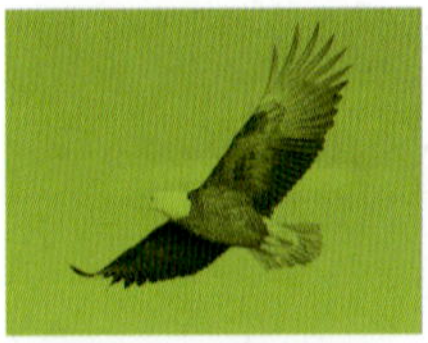

# 10. Eagle Wings

**Fokus:** Training der Beinmuskulatur, Hüftbeweglichkeit, Training der Rücken- und Schultermuskulatur

Adler (Aquila) gehören zu den Greifvögeln und haben eine Flügelspannweite von bis zu 2,30 Metern. Sie besitzen eine außergewöhnliche Sehschärfe, um ihre Beute aus großer Höhe sehr gut zu erspähen. Wie Segelflieger nutzen Adler die natürlichen Thermiksäulen für Streckenflüge. Sie schrauben sich mit ihren großen Adlerschwingen der Thermik folgend weit nach oben, um dann aus großer Höhe möglichst weit zu segeln, ohne mit den Flügeln schlagen zu müssen. Damit sparen sie Kraft (siehe die Ausführungen zur Bewegungsökonomie in Kapitel 2).

## Beginner

***Bild 1:*** *Sie stehen aufrecht mit mehr als schulterweit geöffneten Beinen. Der Oberkörper ist nach vorne gebeugt, Ihr Rücken ist vollständig gestreckt. Die Knie sind leicht gebeugt. Stützen Sie beide Hände auf den Oberschenkeln ab.*

***Bild 2:*** *Verlagern Sie Ihr Gewicht auf die rechte Seite und strecken Sie die Arme seitlich auf Schulterhöhe aus, so dass Sie mit dem Oberkörper ein »T« bilden. Ihre Handgelenke sind gebeugt und die Handwurzeln schieben nach außen.*

***Bild 3:*** *Kehren Sie in die Ausgangsposition zurück.*

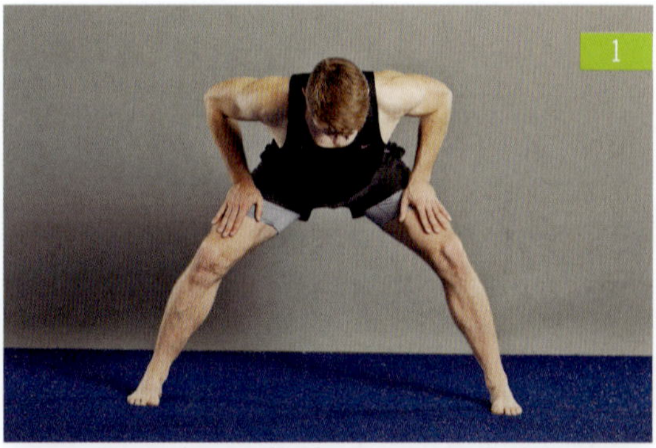


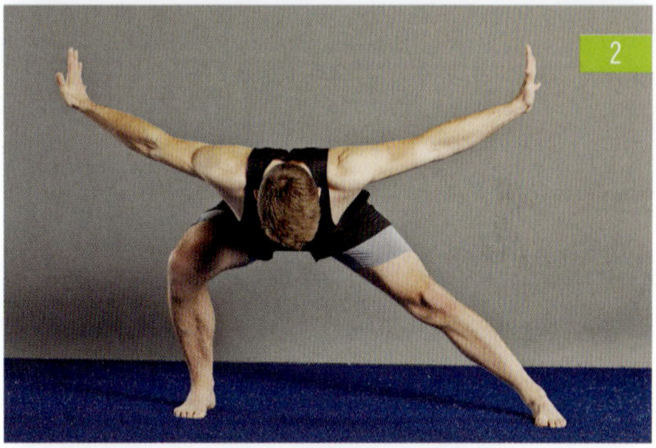


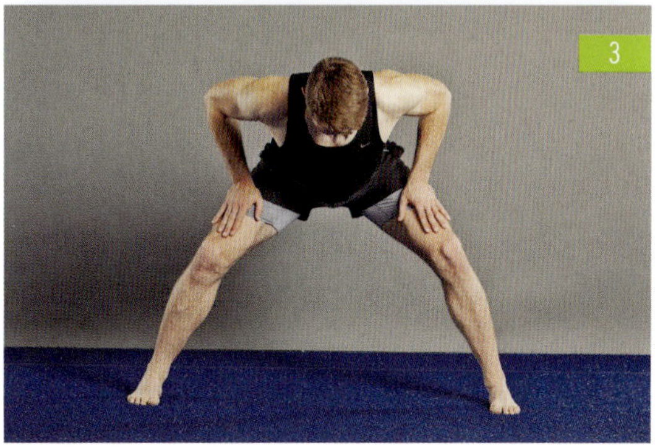

***Bild 4:*** *Wiederholen Sie den Bewegungsablauf auf der linken Seite, bevor Sie zur Mitte zurückkehren.*

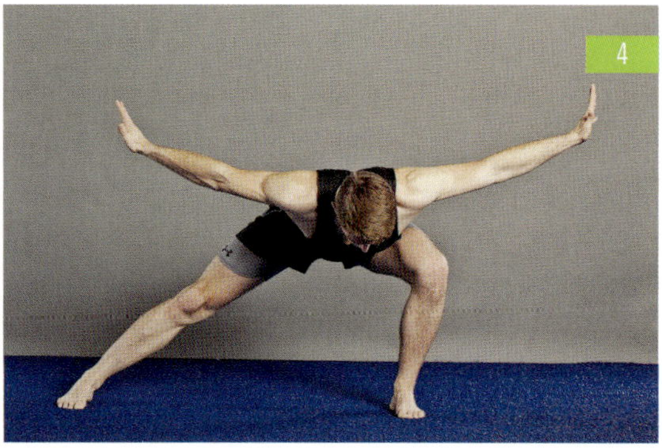


**Tipp:** Lassen Sie den Blick zum Boden gerichtet, damit Ihre Halswirbelsäule in einer neutralen Position bleibt, und spreizen Sie die Finger so weit wie möglich auf.

**Empfohlene Wiederholungszahl:**
8–10 Wiederholungen pro Seite

## *Advanced – tiefere Kniebeuge*

*Bei der Advanced-Variante beugen Sie Ihre Knie deutlich mehr. Ihr Gesäß sitzt nun viel tiefer als in der Basisvariante, wodurch mehr Muskelfasern in Ihren Beinen rekrutiert werden.*

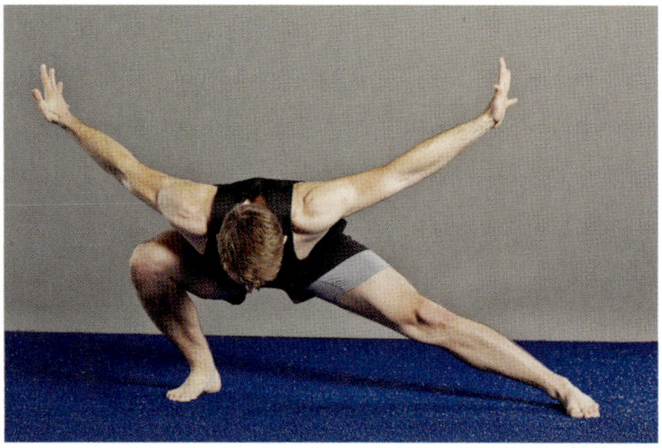

**Empfohlene Wiederholungszahl:**
6–7 Wiederholungen pro Seite

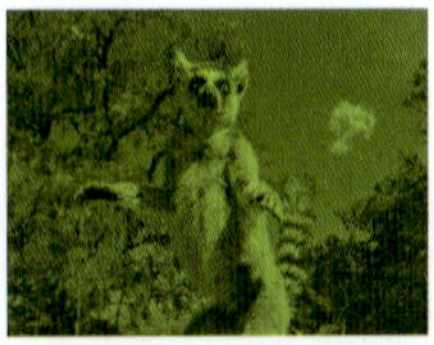

## 11. Lemur Dance

**Fokus:** Beweglichkeit der Hüfte und Brustwirbelsäule (rotatorisch), Kräftigung Rücken- und Bauchmuskulatur (Rumpfkraft/-kontrolle), Kräftigung Beinmuskulatur

Lemuren gehören zu den Primaten. Sie kommen natürlicherweise ausschließlich auf Madagaskar vor. Sifakas gehören zu den Lemuren und sind wegen der Art, wie sie sich auf offenem Terrain fortbewegen, zu einiger Berühmtheit gelangt. Sie tänzeln dabei mit hochgestreckten Armen auf ihren Hinterbeinen, statt sich auf allen Vieren fortzubewegen – dieser »Tanz der Lemuren« erfordert eine hohe Wirbelsäulenbeweglichkeit. Probieren Sie es aus!

***Bild 1:*** *Schulterweiter, paralleler Stand, Ihre Arme zeigen seitlich gestreckt Richtung Boden.*

***Bild 2:*** *Rotieren Sie zur linken Seite. Die Knie werden gebeugt und der Oberkörper mit gestrecktem bzw. leicht gebeugtem Arm nach links gedreht.*

***Bild 3:*** *Kommen Sie zur Ausgangsposition zurück.*

***Bild 4:*** *Rotieren Sie nun nach rechts. Die Knie werden gebeugt und der Oberkörper mit gestrecktem bzw. leicht gebeugtem Arm nach rechts gedreht. Kommen Sie anschließend in die Ausgangsposition zurück.*

**Tipp:** Halten Sie Ihre Wirbelsäule lang gestreckt, während Sie sich drehen.

**Empfohlene Wiederholungszahl:**
Zu Beginn 10–12 Wiederholungen pro Seite

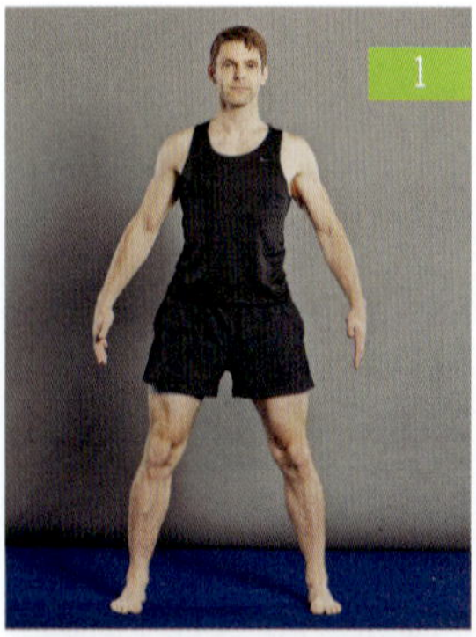


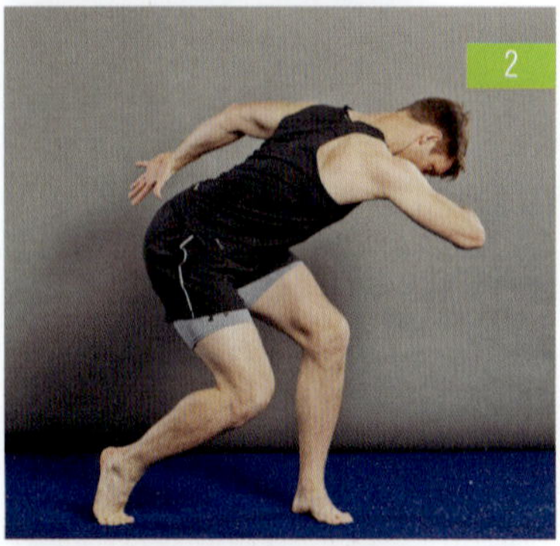


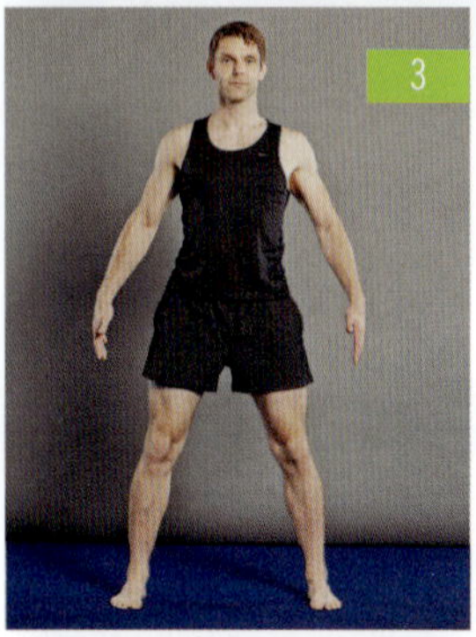


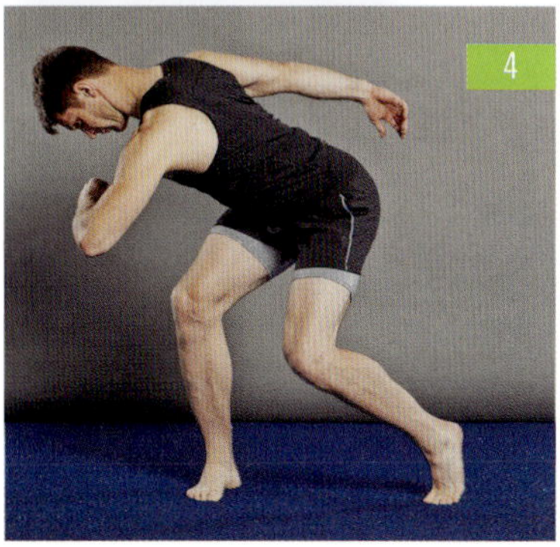

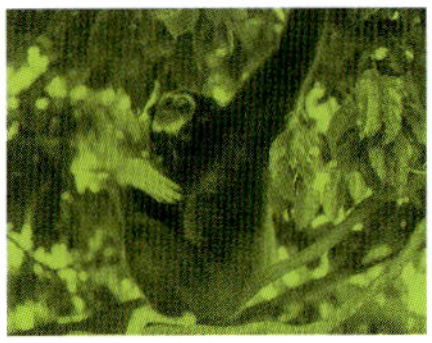

# 12. Monkey's Salute

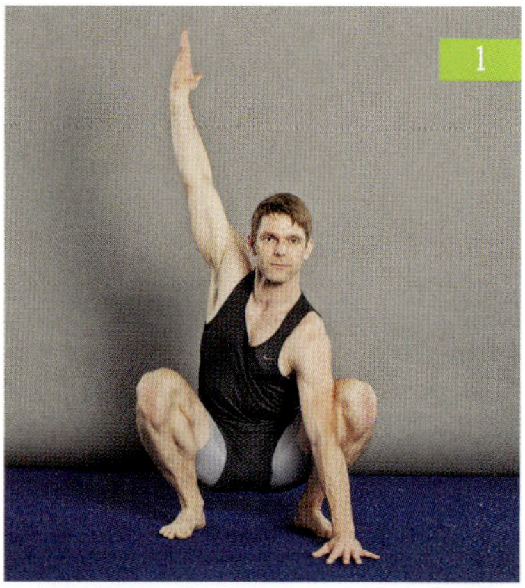


**Fokus:** Sprunggelenks-, Hüft- und Schultermobilität

Affen sitzen mühelos über Stunden in der tiefen Hocke auf dem Boden und zeichnen sich durch ihre oft an Bäumen hangelnde Fortbewegungsweise aus. Dabei führen sie ihre Arme ohne jede Einschränkung über ihren Kopf. Mit dem Affengruß erlangen auch Sie einen Teil Ihrer Bewegungsfreiheit im Schultergelenk zurück.

***Bild 1:*** *Kommen Sie in eine tiefe Kniebeuge. Beide Füße sind komplett am Boden abgestellt. Eine Hand drückt kraftvoll in den Boden, den anderen Arm führen Sie gestreckt nach hinten oben über Ihren Kopf. Ziehen Sie dabei den Daumen des nach oben geführten Armes nach hinten. Führen Sie Ihre Schulter so weit wie möglich mit. Der Druck in den Boden wird durch Anspannen der Bauchmuskulatur aufgebaut und nicht durch Gewichtsverlagerung nach vorne. Wenn Sie möchten, können Sie Ihrer oberen Hand auch hinterher schauen.*

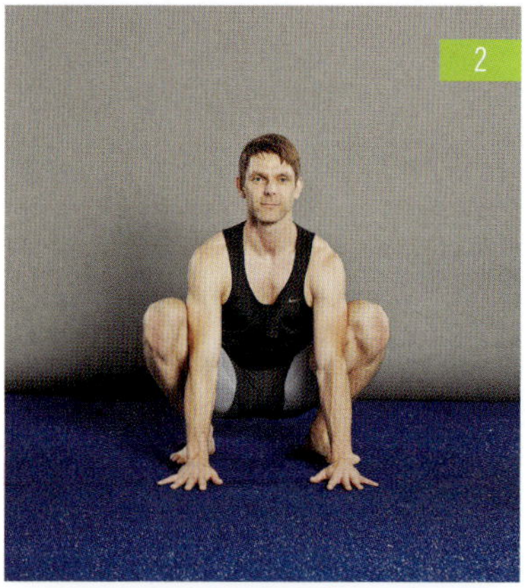


***Bild 2:*** *Führen Sie die Hand zurück und pressen Sie diese wieder in den Boden.*

***Bild 3:*** *Wechseln Sie nun den Arm. Die Wirbelsäule bleibt während der Übungsausführung gestreckt.*

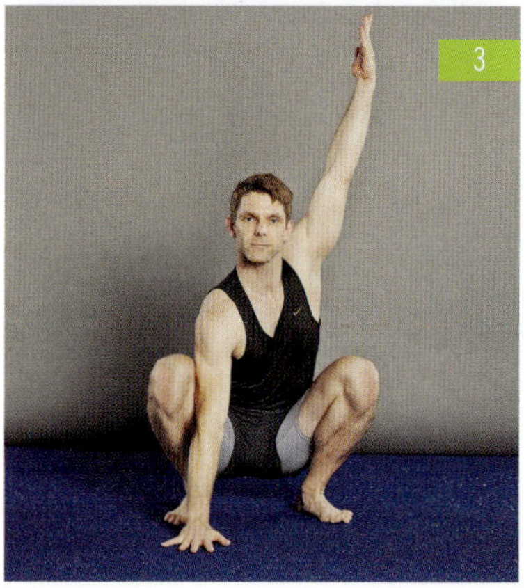


**Tipp:** Falls Sie zu Beginn in keine tiefe Kniebeuge kommen können, stellen Sie sich hinter einen Stuhl oder eine Box. Legen Sie Ihre Hände auf der Box ab und führen Sie nun die Bewegung wie oben beschrieben durch. Eine Erhöhung unter Ihren Fersen kann die Bewegung ebenfalls anfangs erleichtern.

**Empfohlene Wiederholungszahl:**
10–12 Wiederholungen pro Seite

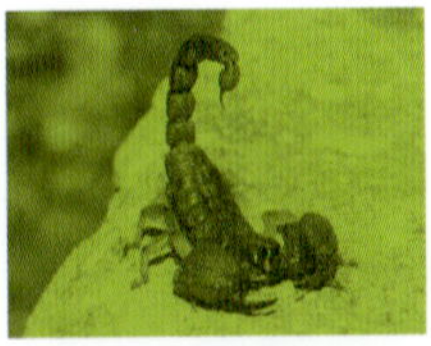

# 13. Scorpion Stretch

**Fokus:** Öffnung der Körpervorderseite, Aktivierung Körperrückseite

Die nachtaktiven Skorpione gehören zu den Spinnentieren (Arachnida) und erreichen mit ihrem größten Vertreter, dem Kaiserskorpion, eine Größe von bis zu 21 cm. Mit ihrem Stachel und dem darin enthaltenen Gift können sie ihre Opfer wehrunfähig machen. Dieser Stachel kann in weniger als einer Sekunde über den eigenen Kopf hinweg nach vorne geführt werden, um das Gift in die Beute zu injizieren. In der typischen Drohstellung ist der Hinterleib mit seinem Stachel nach oben gebogen. Dafür benötigt der Skorpion Flexibilität im Hinterleib. Im gleichnamigen Animal Move nimmt unser Bein eine dem Skorpionstachel ähnliche Form ein.

***Bild 1:*** *In der Bauchlage führen Sie Ihre Arme gestreckt über den Boden nach vorne über Ihren Kopf.*

***Bild 2:*** *In einer großen Schwimmbewegung führen Sie die Hände über Ihr Gesäß, Handflächen zeigen dabei zum Körper.*

***Bild 3:*** *Setzen Sie die Hände mit den Daumen auf Höhe Ihrer unteren Brustfalte ab. Ziehen Sie Ihren Bauchnabel nach innen.*

***Bild 4:*** *Nun beugen Sie ein Knie.*

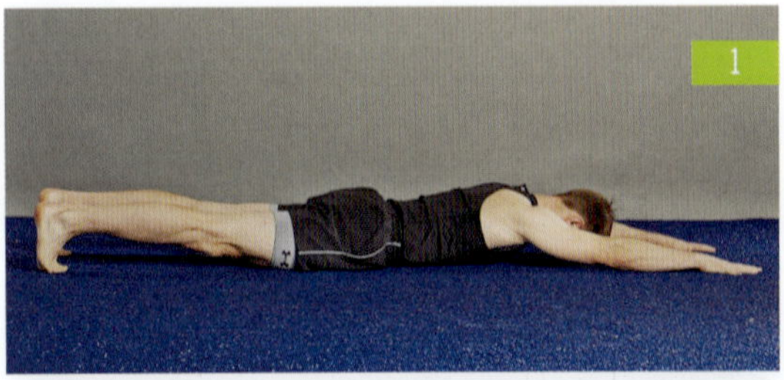


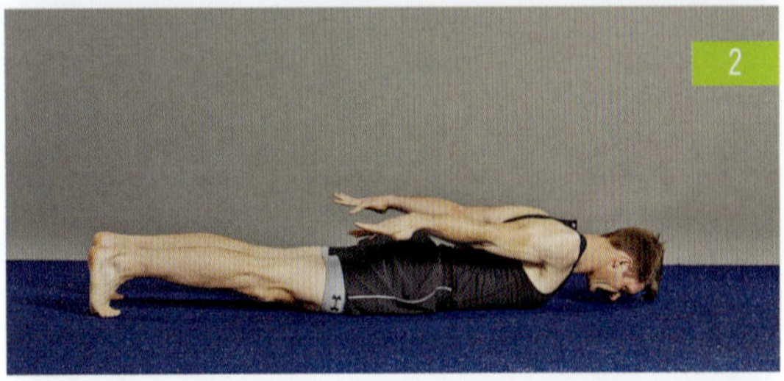


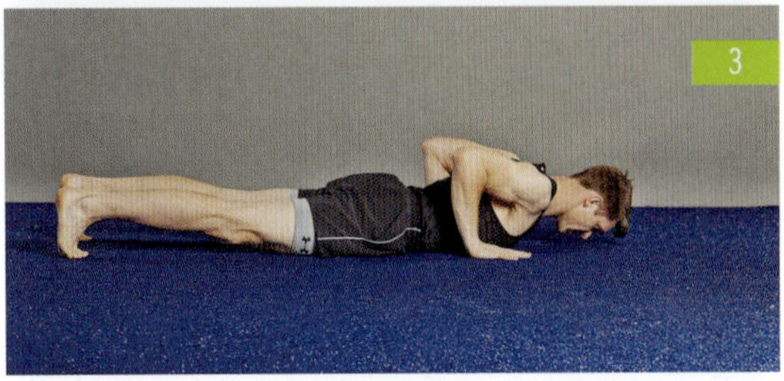


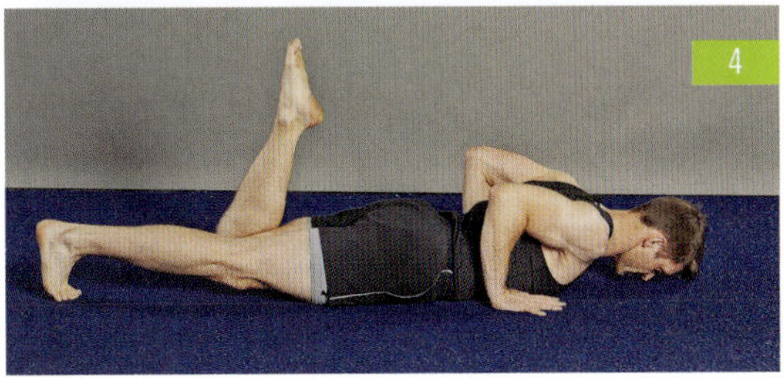

***Bild 5:*** *Führen Sie das gebeugte Bein über Ihr abgelegtes Bein mit dem Ziel, mit der großen Zehe den Boden zu berühren. Öffnen Sie dabei Ihren Oberkörper und blicken Sie Ihrem Bein hinterher. Die Schultern sind von den Ohren weggezogen.*

***Bild 6:*** *Kommen Sie kontrolliert in die Ausgangsposition zurück. Wechseln Sie dann auf die andere Seite.*

**Tipp:** Ziehen Sie das Bein, das Sie heben, kraftvoll in die Länge bevor Sie in die Aufrollbewegung gehen. Dadurch schaffen Sie Raum im unteren Rücken und schützen diesen gleichzeitig.

**Empfohlene Wiederholungszahl:**
10–12 Wiederholungen pro Seite

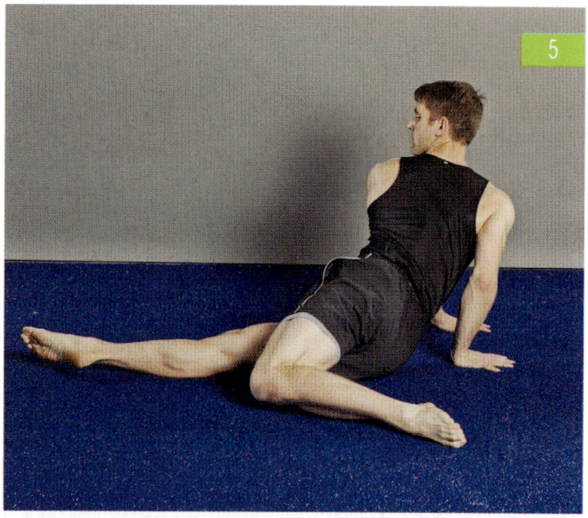


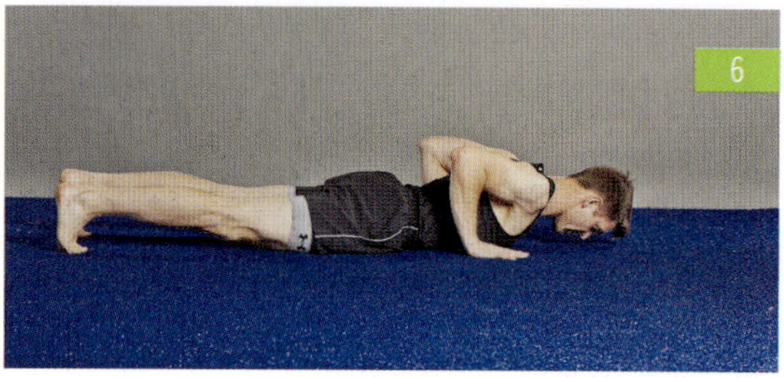

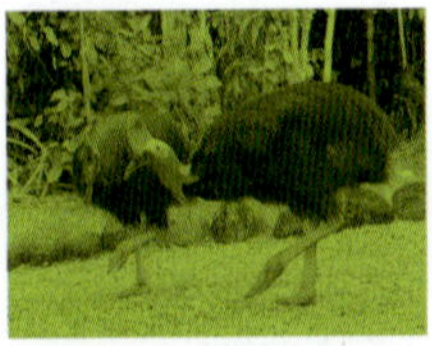

## 14. Cassowary Kick

**Fokus:** Core- und Schulterkraft, Hüftbeweglichkeit, Beinkraft

Ein Kasuar ist ein australischer Laufvogel. Fühlt er sich bedroht, tritt er mit voller Kraft zu wie ein Kickboxer. Das kann ganz schön wehtun! Der Vogel ist bis zu zwei Meter groß und verfügt an beiden Füßen über eine bis zu zwölf Zentimeter lange Dolchkralle, die tiefe Fleischwunden reißen kann.

Der Cassowary Kick erinnert an Bewegungselemente aus dem Kampfsport; mit entsprechender Eleganz im fliegenden Wechsel links nach rechts mag man sogar an eine Capoeira-Tanzbewegung denken. Sie kombinieren in dieser Übung Oberkörperkraft und Durchschlagskraft mit Ihren Beinen.

### *Beginner*

***Bild 1:*** *Ihre Beine sind weiter geöffnet als Ihre Hände. Stellen Sie nun Ihre Hände vor Ihren Beinen auf dem Boden ab.*

***Bild 2:*** *Steigen Sie nun mit einem Bein zwischen Arm und Bein der anderen Seite durch. Bleiben Sie dabei in den Armen gestreckt und halten Sie Ihre Schultern über Ihren Handgelenken.*

***Bild 3:*** *Kehren Sie in die Ausgangsposition zurück, ohne die Handflächen vom Boden abzuheben.*

***Bild 4:*** *Wiederholen Sie die Übung auf der anderen Seite.*

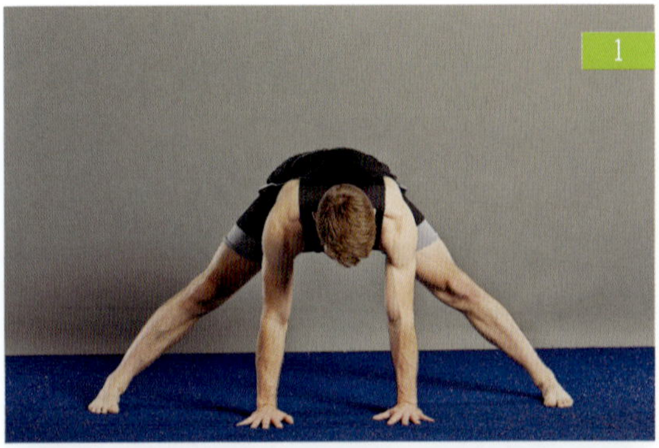


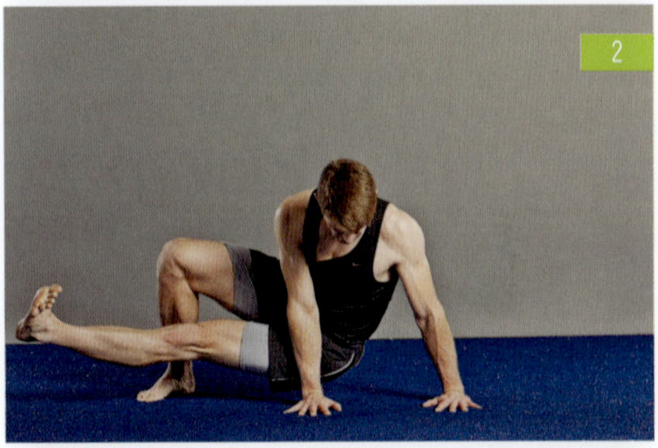


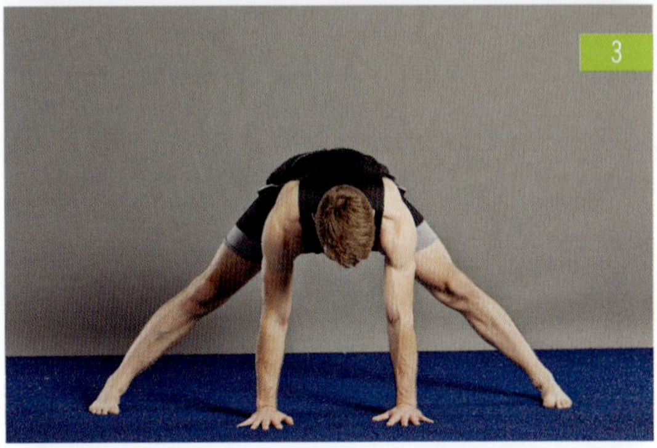


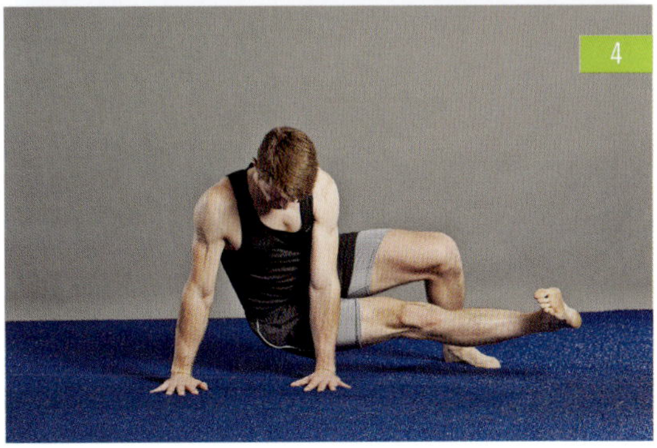

***Bild 5:** Kehren Sie in die Ausgangsposition zurück, achten Sie wiederum darauf, dass die Hände flach auf dem Boden bleiben.*

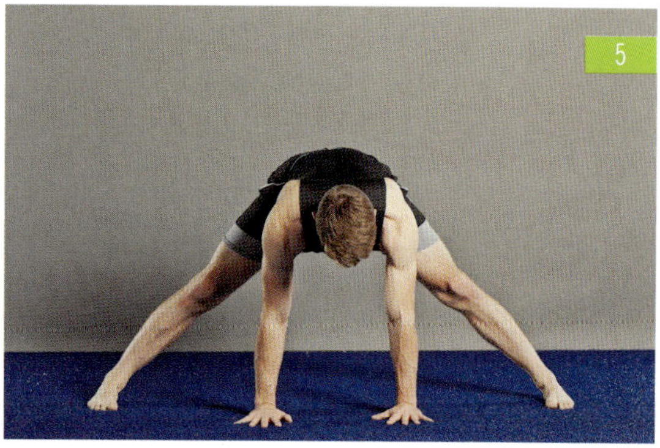


**Tipp:** Je enger der Abstand in der Ausgangsposition zwischen Ihren Händen und Ihren Füßen ist, umso anstrengender ist die Übung. Sie müssen dann Ihr Becken deutlich höher heben, was ein zusätzliches fokussiertes Training Ihrer Rumpfkraft (Core) beinhaltet.

**Empfohlene Wiederholungszahl:**
6–8 Wiederholungen pro Seite

### *Intermediate – mit Liegestütz*

*Starten Sie wie in der Beginner-Variante. Während Sie zur Seite durchsteigen, führen Sie einen tiefen Liegestütz aus. So trainieren Sie Ihre Oberarme noch mehr.*

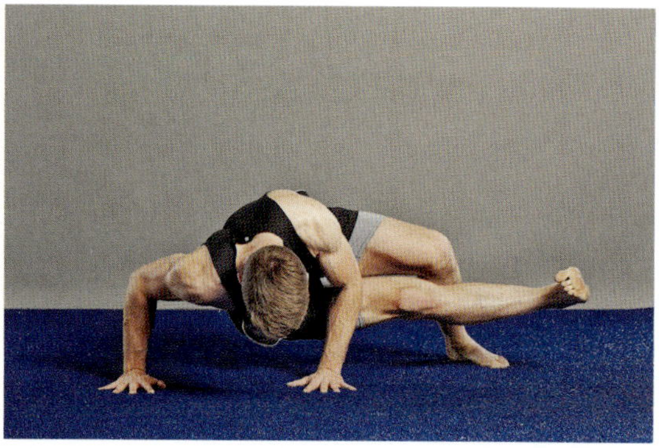

**Tipp:** Versuchen Sie in der Ausgangsposition, Ihre Füße enger zu schließen. Dadurch arbeiten Sie noch mehr an der Mobilität Ihrer Hüfte und der Beinrückseite.

**Empfohlene Wiederholungszahl:**
4–6 Wiederholungen pro Seite

### *Advanced – gesprungener Seitenwechsel und Liegestütz*

***Bild 1:*** *Springen Sie aus der Ausgangsposition zur Seite in den tiefen Liegestütz. Bremsen Sie die Bewegung nach unten in den Liegestütz muskulär ab. Sie landen weich, leise und federnd.*

***Bild 2:*** *Katapultieren Sie sich kraftvoll nach oben und wechseln Sie direkt auf die andere Seite.*

***Bild 3:*** *Landen Sie auch hier sanft federnd und leise.*

**Tipp:** Versuchen Sie, so kurz wie möglich am tiefsten Punkt des Liegestütz zu bleiben.

**Empfohlene Wiederholungszahl:**
4–6 Wiederholungen pro Seite

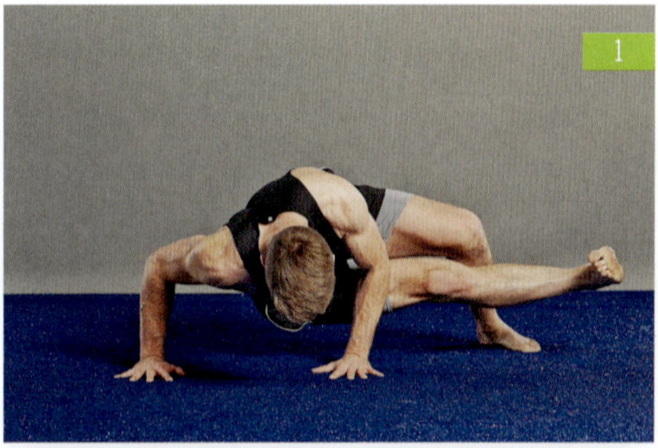


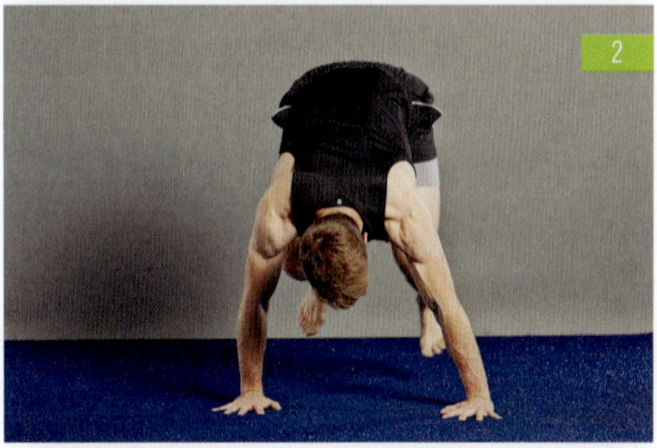


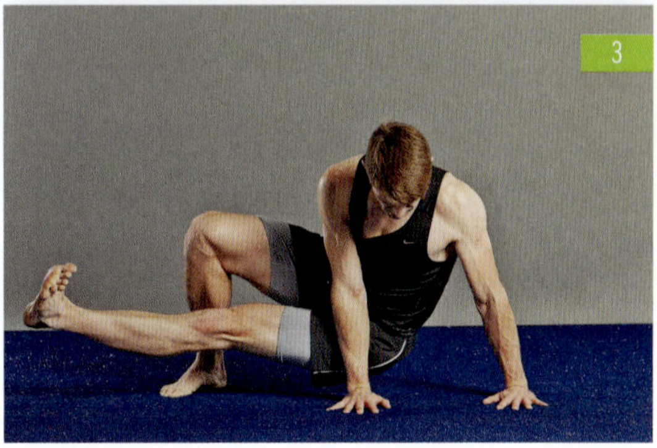

### *Ultra Advanced – mit Bein durchfädeln*

***Bild 1**: Starten Sie wie in der Beginner-Variante.*

***Bild 2:** Tauchen Sie mit Ihrem Bein zwischen Ihren Armen durch.*

***Bild 3:** Strecken Sie das Bein nach vorne aus und setzen Sie das Gesäß ab.*

***Bild 4:** Heben Sie sich mit der Stützkraft Ihrer Arme mit dem Gesäß wieder ab und ziehen Sie Ihr Bein zwischen den Unterarmen zurück – legen sie dabei die komplette Handfläche auf dem Boden ab.*

***Bild 5:** Kehren Sie in die Ausgangsposition zurück.*

**Tipp:** Versuchen Sie, Ihr Becken höher zu ziehen, um mit dem Bein durchzutauchen.

**Empfohlene Wiederholungszahl:**
4–6 Wiederholungen pro Seite

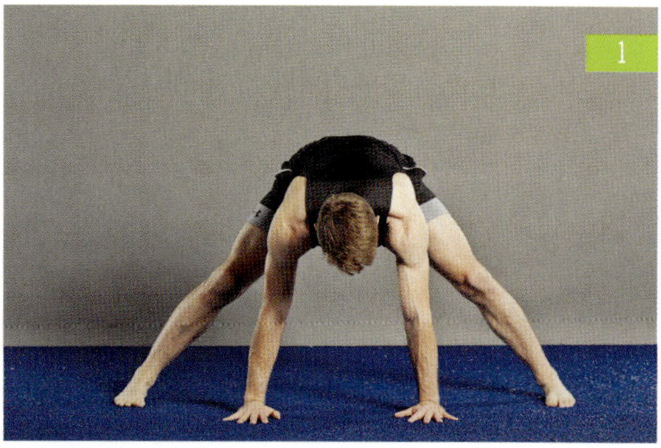


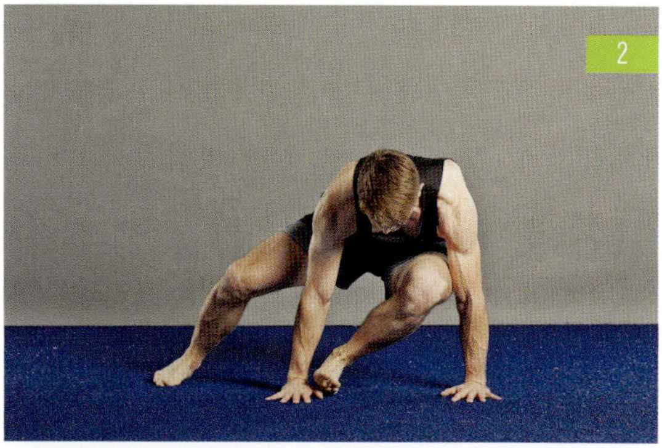


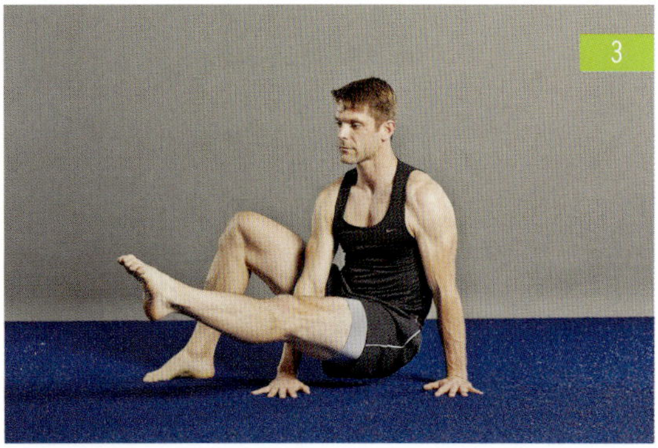


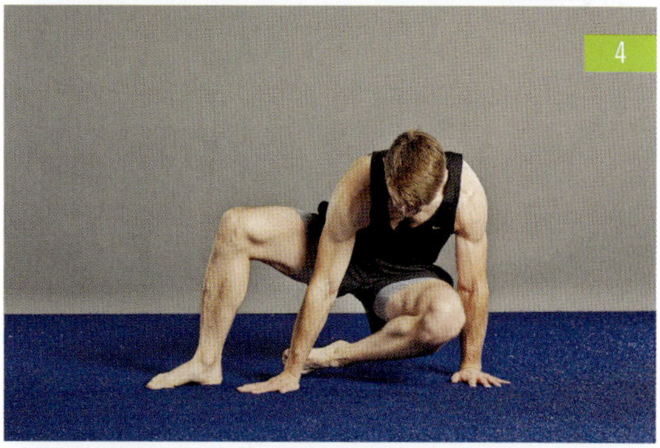


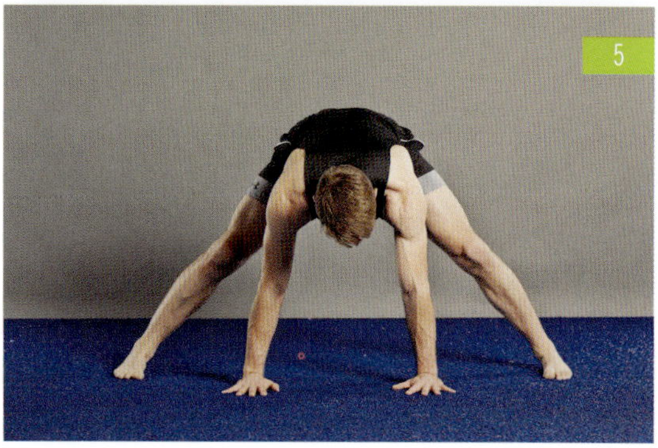


Die ganze Übung auf einen Blick:

## 15. Turkish Scorpion

**Fokus:** Schultergelenkszentrierung und Rumpfkraft

Diese Übung nennen wir Turkish Scorpion, da es den Skorpion mit einer Teilbewegung des Turkish Get-up aus dem Kettlebell-Training verbindet. Insofern ist es eine Art Minisequenz, die einen Vorgeschmack auf den dritten Teil der Übungen bietet: die Circles. Die Übung stellt eine perfekte Vorbereitungsübung für das etwaige spätere Training mit der Kettlebell dar.

### *Beginner*

***Bild 1:*** *Gehen Sie in die Position des herabschauenden Hundes, die Schultern weg von den Ohren, der Rücken lang gestreckt. Halten Sie die Schultern parallel zum Boden. Drehen Sie Ihre Ellbogenbeuge nach vorne.*

***Bild 2+3:*** *Beugen Sie ein Knie und führen Sie die Ferse zum Gesäß. Ihr Oberschenkel befindet sich in Verlängerung Ihrer Wirbelsäule. Ziehen Sie die Ferse des vom Boden abgehobenen, gebeugten Beins weiter in Richtung der Gesäßhälfte des aufgestellten Beins, um die Öffnung einzuleiten. Gleichzeitig lösen Sie die Hand auf der Seite des gebeugten Beins vom Boden. Ihr anderer Arm trägt nun einen Großteil Ihres Körpergewichts. Das am Boden abgestellte Bein bleibt die ganze Zeit gestreckt.*

***Bild 4:*** *Drehen Sie sich um Ihre Körperachse, bis der Fuß des gebeugten Beins und das Gesäß komplett auf den Boden aufgesetzt sind. Beugen Sie dabei Ihren freien Arm.*

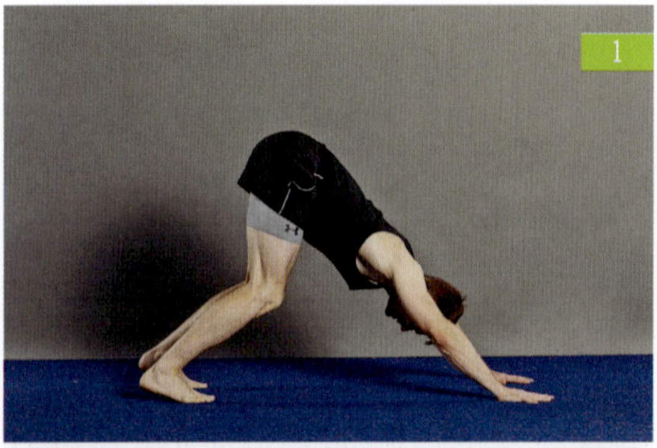


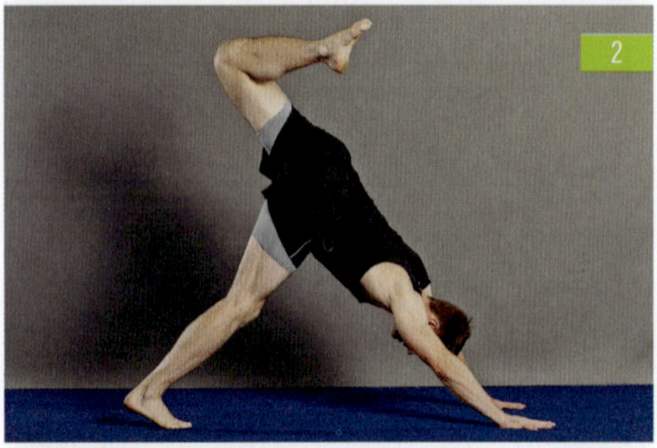


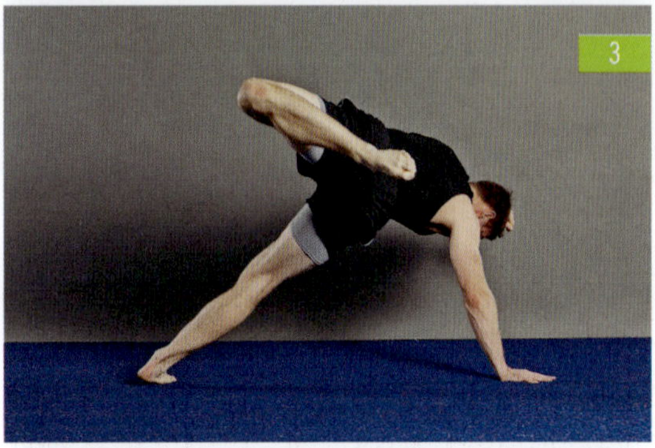


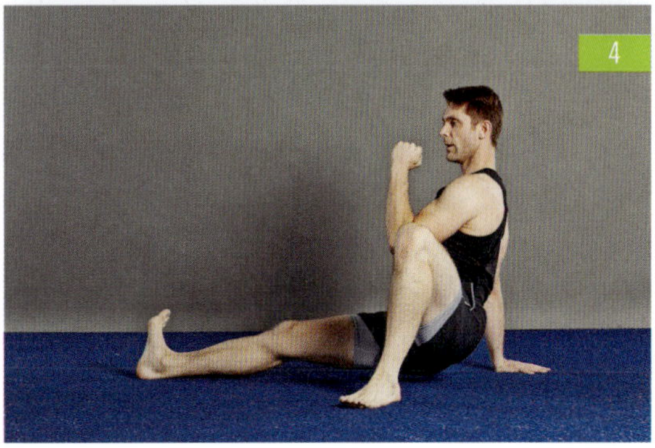

***Bild 5:*** *Stoßen Sie nun Ihre Hüfte explosiv nach oben und strecken Sie gleichzeitig den gebeugten Arm kraftvoll nach oben aus. Achten Sie darauf, dass die obere Schulter in der Verlängerung zur unteren Schulter ausgerichtet ist.*

***Bild 6:*** *Setzen Sie sich dann erneut auf den Boden ab und beugen Sie den nach oben gestreckten Arm wieder.*

***Bild 7+8:*** *Heben Sie nun die Hüfte an und drehen Sie sich um Ihre Körperachse zurück in Ihre Ausgangsposition mit abgehobenem Bein.*

Wiederholen Sie die Bewegungsabfolge auf der anderen Seite.

**Tipp:** Während Sie Ihre Hüfte aus der Sitzposition explosiv nach oben stoßen, bleibt die Fußfläche des gebeugten Beins kraftvoll mit dem Boden verwurzelt. So vermeiden Sie einen extrem spitzen Winkel im Kniegelenk.

**Empfohlene Wiederholungszahl:**
3–4 Wiederholungen pro Seite

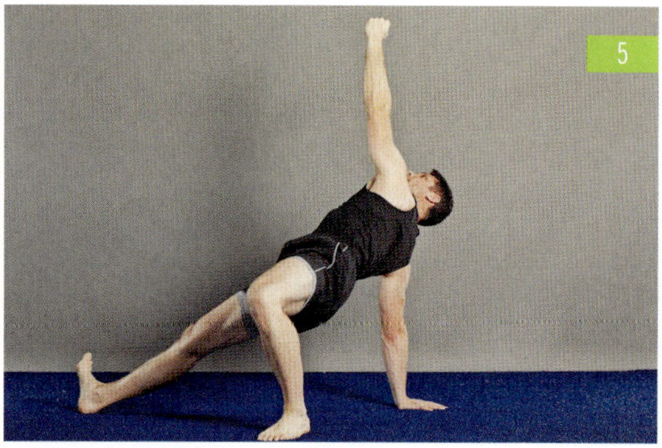


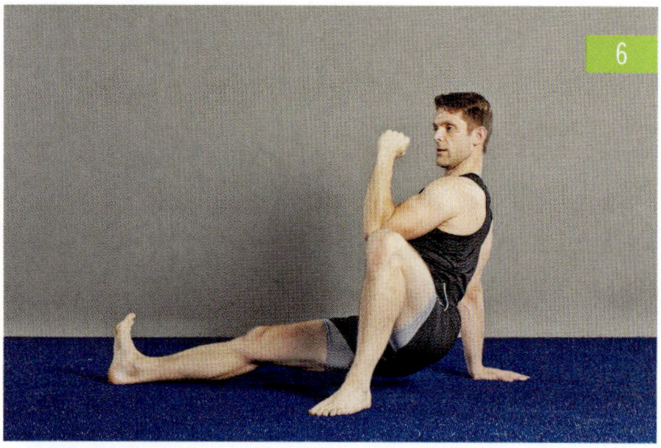


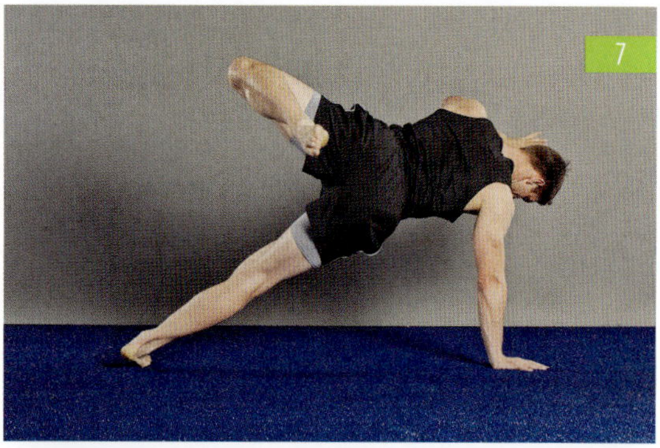


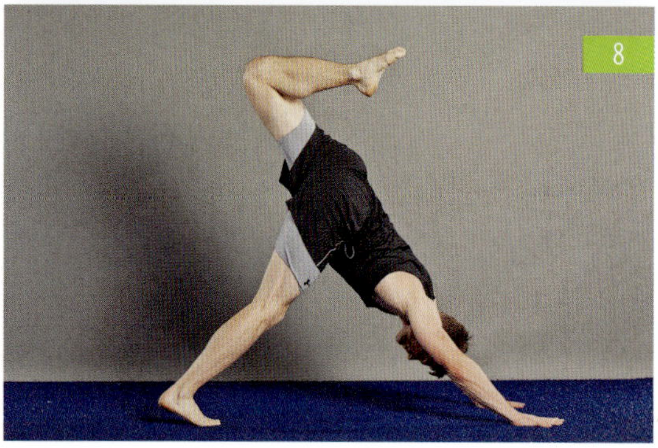

### *Advanced – Durchziehen des Beines unter dem Körper*

***Bild 1:*** *Kommen Sie in die gleiche Ausgangsposition wie beim Turkish Scorpion Beginner und heben Sie wie beschrieben ein Bein gebeugt vom Boden ab.*

***Bild 2:*** *Ziehen Sie Ihr zum Skorpionstachel geformtes Bein an den Körper heran und führen Sie es unterhalb des Körpers durch.*

***Bild 3:*** *Sobald Sie Ihr Knie unter Ihrem Körper durchgeführt haben, schieben Sie sich in Richtung Ihres aufgestellten Beins und beugen dabei das Knie. Während Sie das in der Luft schwebende Bein nach hinten oben ausstrecken, heben Sie die gegengleiche Hand und versuchen den gestreckten Fuß zu fassen.*

Kommen Sie in derselben Weise, wie Sie in die Übung hineingegangen sind, wieder zurück. Wiederholen Sie die Bewegungsabfolge mit Ihrem anderen Bein.

**Tipp:** Nachdem Sie sich erfolgreich aufgedreht haben, maximieren Sie den Schub in der noch am Boden befindlichen Hand und schieben sich aus der Schulter heraus. Dies trägt maßgeblich zu Ihrer Schultergesundheit bei.

**Empfohlene Wiederholungszahl:**
3–4 Wiederholungen pro Seite

Die ganze Übung auf einen Blick:

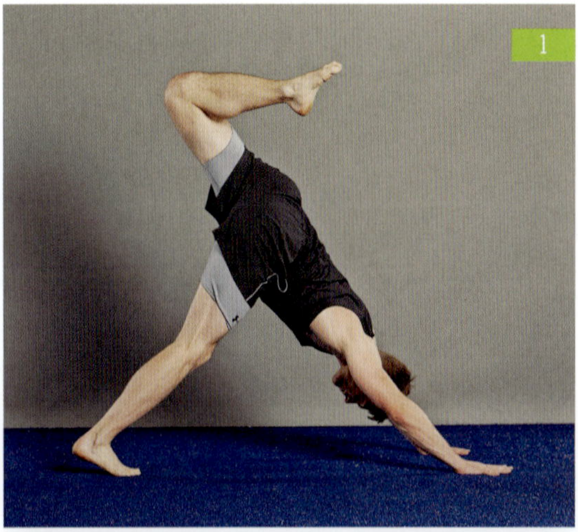


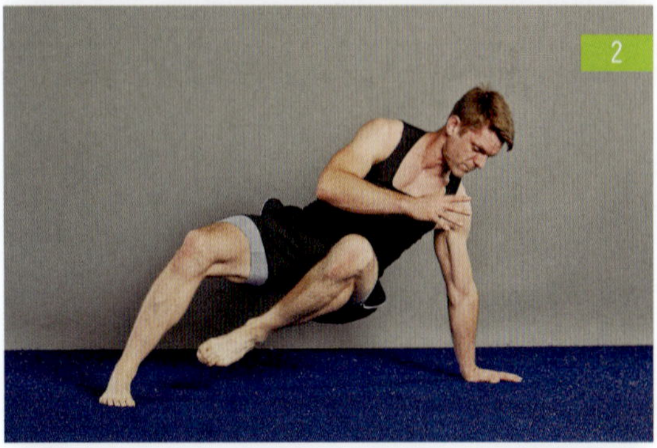


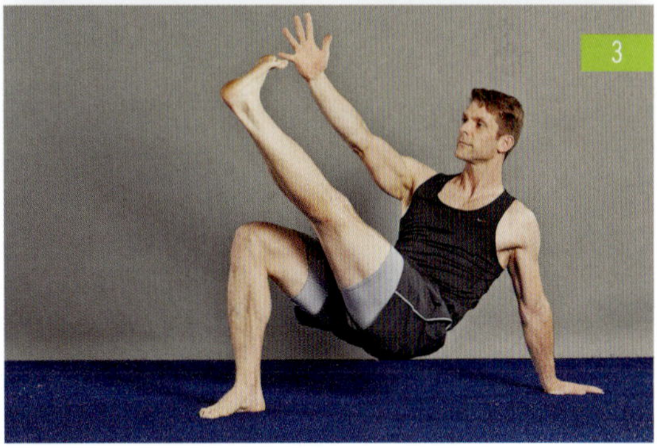

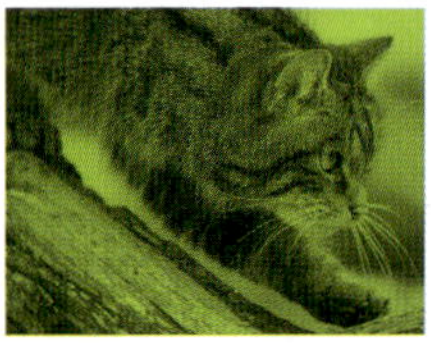

## 16. Wildcat Push-up

**Fokus:** Oberkörper- und Rumpfkraft

Wildkatzen sind hervorragende Jäger und Meister im lautlosen Anpirschen. Der Wildcat Push-up trägt seinen Namen aufgrund der tiefen, knapp über dem Boden lauernden Anpirschposition der Katzen, bei der sie ihren Rücken nahezu neutral gestreckt halten. Das sollten Sie bei der Übungsdurchführung der Advanced-Variante berücksichtigen. Kurz vor dem finalen Zuschlagen der Katze spannt sie ihren Körper noch einmal an (Load), um dann in einem Satz nach vorne zu springen (Expload) und erfolgreich zuzuschlagen. Diese explosive Bewegung findet sich in der Beginner- und Intermediate-Variante wieder.

### *Beginner*

***Bild 1:*** *Nehmen Sie eine Liegestützposition ein. Ihre Schultern befinden sich unmittelbar über den Handgelenken und die Finger sind weit gespreizt. Ihre Füße sind wenige Zentimeter voneinander entfernt. Lassen Sie Ihre Fersen nach innen fallen, so dass sie sich gegenseitig berühren.*

***Bild 2:*** *Schieben Sie sich aus der Liegestützposition kraftvoll nach hinten und führen Sie Ihre Knie bis knapp über den Boden nach unten. Dabei pressen Sie Ihre Fersen gegeneinander, womit Sie Ihren Core zusätzlich aktivieren. Ihr Oberkörper arbeitet in Richtung Oberschenkel (= Load).*

***Bild 3:*** *Drücken Sie sich nun mit einem kraftvollen Schub nach vorne und kommen Sie wieder in den Stütz (= Explode).*

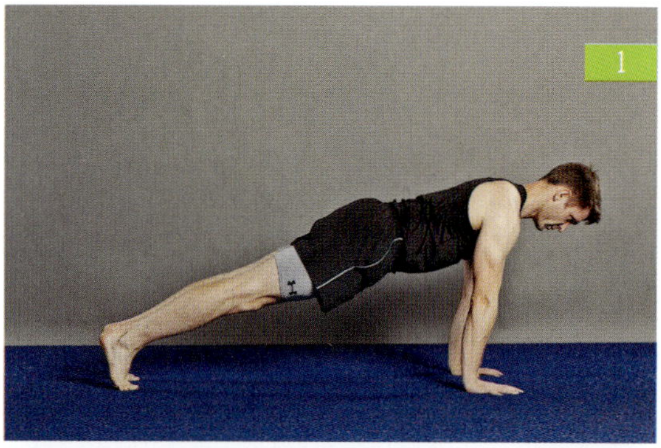


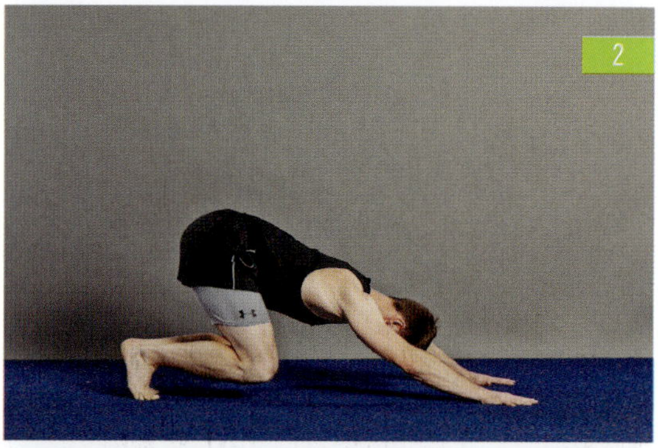


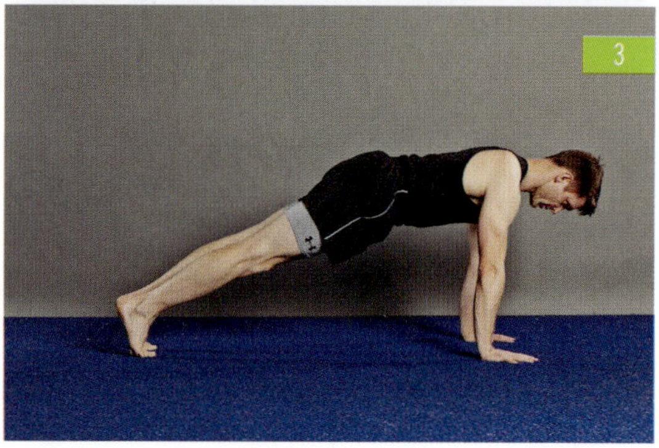

***Bild 4:*** *Führen Sie einen Push-up durch. Die Ellbogen sind dabei eng am Körper, die Schultern weg von den Ohren. Halten Sie die Fersen während der Übungsausführung eng geschlossen.*

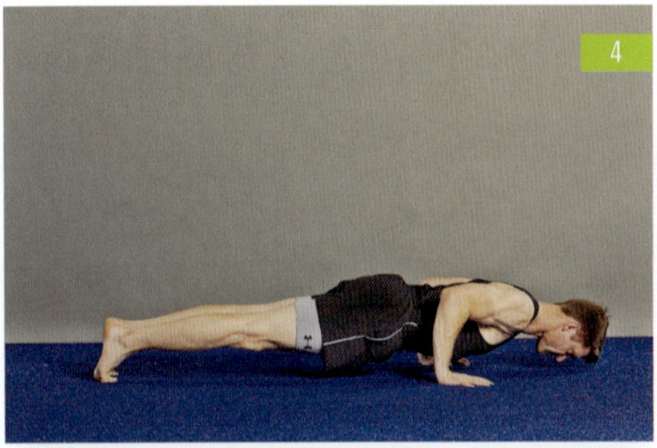


***Bild 5:*** *Sie sind in der Ausgangsposition angekommen.*

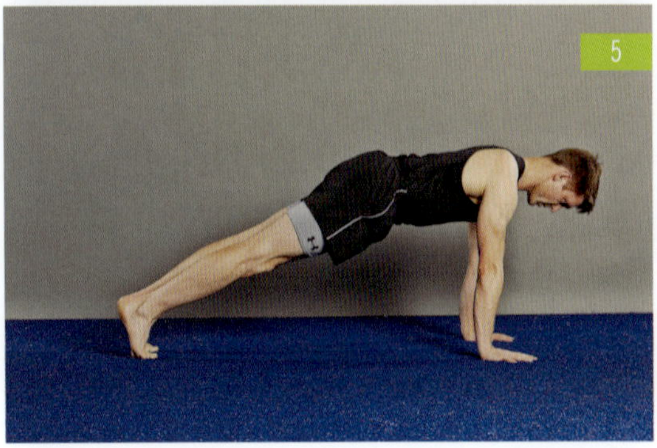


**Tipp:** Führen Sie die Bewegung in einer höheren Bewegungsgeschwindigkeit durch, um Ihre Ausdauerfähigkeit zu steigern.

**Empfohlene Wiederholungszahl:**
6–8 Wiederholungen

### *Intermediate – Beine zur Seite*

*Starten Sie wie in der Beginner-Variante. Während Sie sich nach hinten schieben, lassen Sie beide Fersen auf einer Seite zum Boden sinken und beugen dabei beide Knie. Stellen Sie die Fußsohle des oberen Beins komplett auf dem Boden ab. Kommen Sie nun mit einem kraftvollen Schub nach vorne und schließen Sie einen Push-up an. Wiederholen Sie den Bewegungsablauf auf der anderen Seite.*

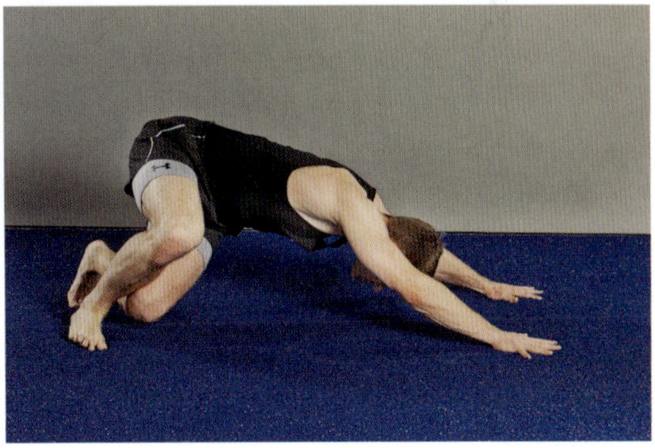

**Tipp:** Atmen Sie trotz der enormen Anstrengung regelmäßig weiter.

**Empfohlene Wiederholungszahl:**
4–6 Wiederholungen pro Seite

***Advanced – mit »Anpirschen«***

Ergänzen Sie die Intermediate-Variante um eine weitere Dimension des Schulterkrafttrainings, indem Sie die Vorwärtsbewegung noch weiter modifizieren.

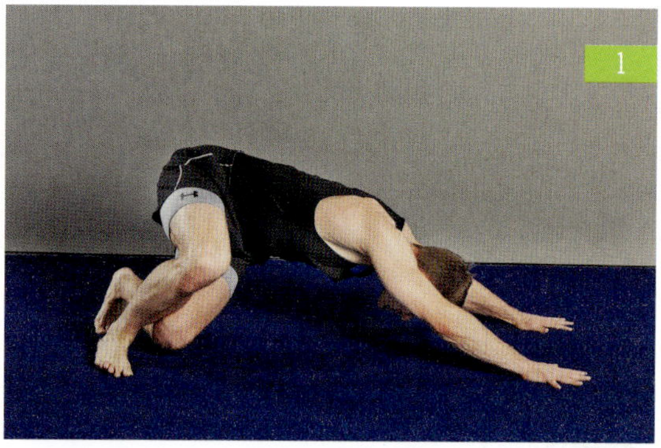


***Bild 1:*** *Führen Sie Ihre Nasenspitze knapp über den Boden.*

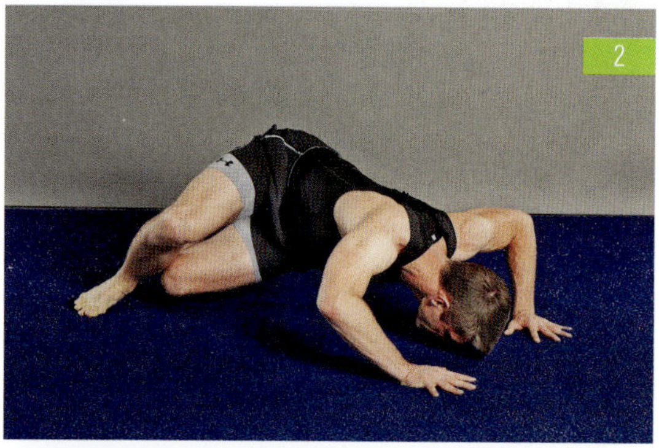


***Bild 2:*** *Kommen Sie mit einer kontrollierten Bewegung bodennah nach vorne und halten Sie den Rücken lang, die Nasenspitze bleibt knapp über dem Boden. Versuchen Sie, dabei Ihre Ellbogen so nah wie möglich am Körper zu halten.*

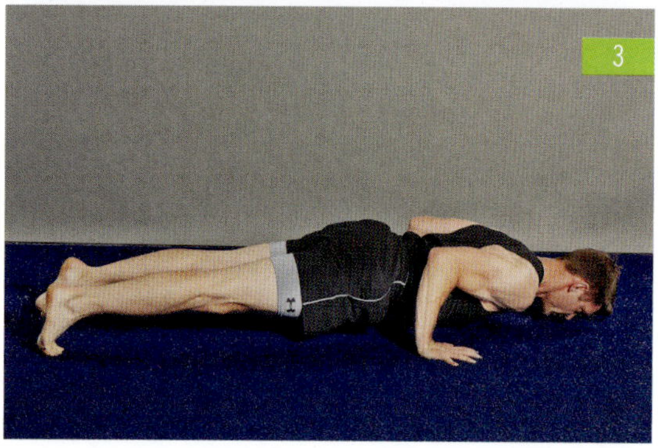


***Bild 3:*** *Führen Sie die Bewegung weiter, bis Sie ca. 15 cm vor Ihren Händen ankommen. Drücken Sie Ihre weit gespreizten Hände kraftvoll in den Boden und strecken Sie Ihre Ellbogen. Ihr ganzer Körper ist von der Schulter bis zum Knöchel lang gestreckt wie ein Brett.*

**Tipp:** Noch intensiver wird es, wenn Sie ganz zum Schluss zwischen 30 und 60 Sekunden mit starkem Core in der Liegestützposition verharren. Suchen Sie noch mehr Herausforderung, dann beugen Sie zudem die Ellbogen.

**Empfohlene Wiederholungszahl:**
2–3 Wiederholungen

Die ganze Übung auf einen Blick:

# Animal Moves mit Ortsveränderung

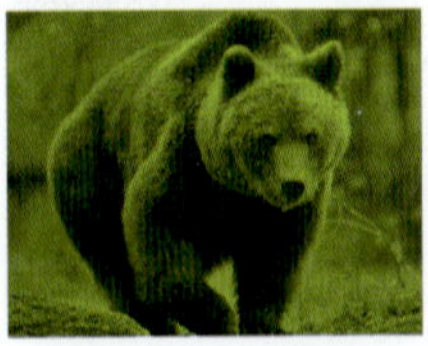

## 1. Bear Walk

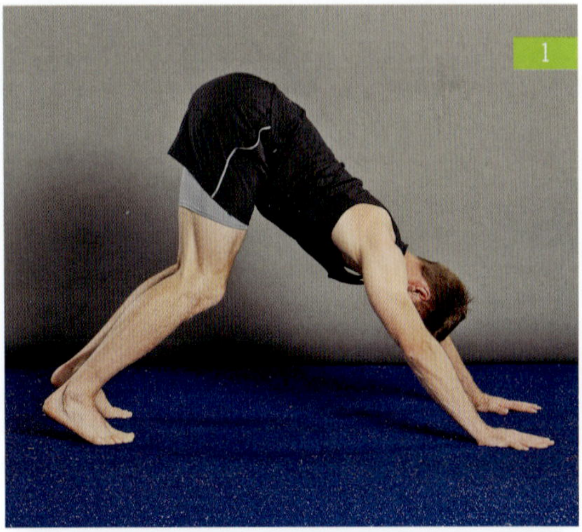


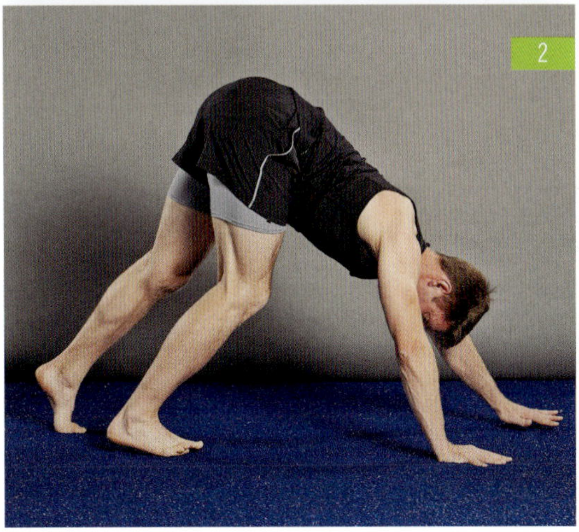


**Fokus:** Training der Oberkörperkraft

Bären gehören zur Familie der Raubtiere. Manche Arten werden bis zu 800 kg schwer und haben eine Kopf-Rumpf-Länge von 2,8 m. Um dieses Körpergewicht zu bewegen, bedarf es außergewöhnlicher Kraft. Die Bären verteilen diese Last zumeist auf allen Vieren. Mit dem Animal Move des Bären lernen wir menschlichen »Zweifüßler«, unser Körpergewicht auch wieder stärker zwischen Händen und Füßen zu verteilen.

### *Beginner*

***Bild 1:*** *Kommen Sie aus dem aufrechten Stand auf alle Viere. Dabei ist Ihr Gesäß höher angeordnet als Ihre Schultern. Ihre Ellbogen und Knie sind leicht gebeugt.*

***Bild 2:*** *Heben Sie eine Hand und das gegenüberliegende Bein und laufen Sie vorwärts. Halten Sie dabei das Bein wie »versteift« und bleiben Sie mit der Hüfte höher als den Schultern. Wiederholen Sie dann die Bewegung mit dem anderen Arm und Bein.*

**Tipp:** Achten Sie darauf, Ihr Körpergewicht gleichmäßig zwischen Oberkörper und Unterkörper zu verteilen.

**Empfohlene Wiederholungszahl:**
14–16 Wiederholungen. Je nach vorhandenem Platz einfach während des Bear Walks die Richtung wechseln.

### *Intermediate – Bear Walk auf Zehenspitzen*

*Durch den Bear Walk auf Zehenspitzen wird das Gewicht noch stärker auf den Oberkörper verlagert.*

**Tipp:** Variieren Sie den Abstand zwischen Füßen und Händen. Je näher sie beieinander sind, umso intensiver das Workout.

**Empfohlene Wiederholungszahl:**
14–16 Wiederholungen

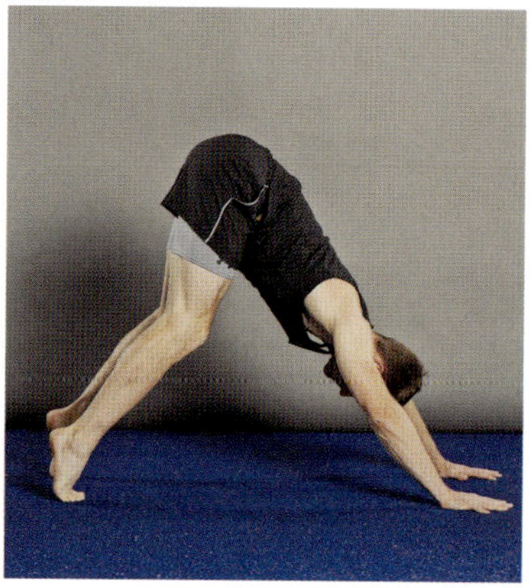

### *Advanced – Bear Walkout*

*Wandern Sie mit nach innen gezogenem Bauchnabel mit den Händen nach vorne, bis Sie in der Liegestützposition sind. Dann denselben Weg zurück. Jetzt kommen Schulter- und Rumpfkraft stärker ins Spiel, zudem werden Ihre Waden und Oberschenkelrückseiten gedehnt. Je gestreckter die Knie, umso mehr wird die Mobilität trainiert.*

**Empfohlene Wiederholungszahl:**
10–12 Wiederholungen

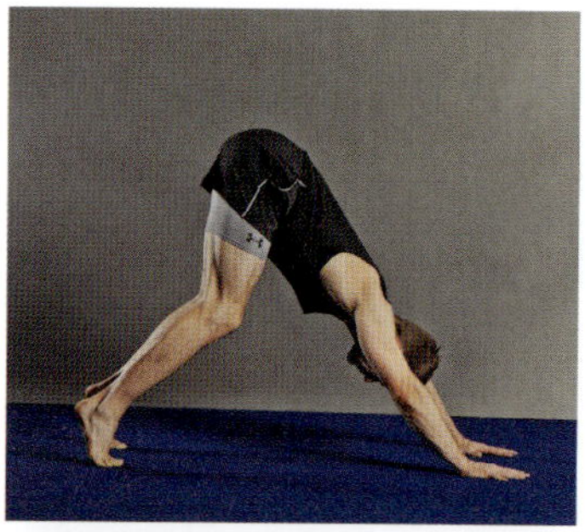

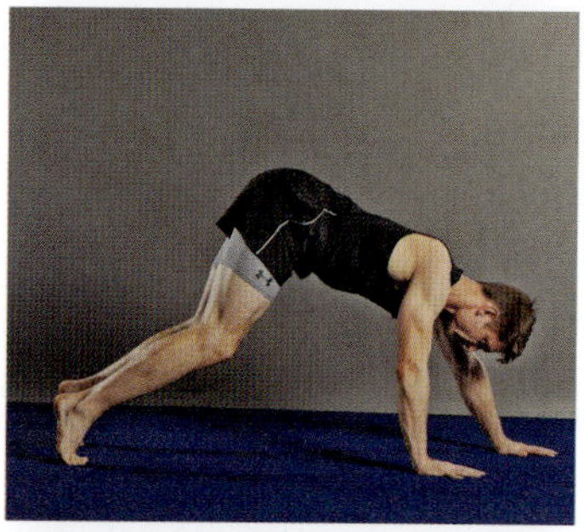

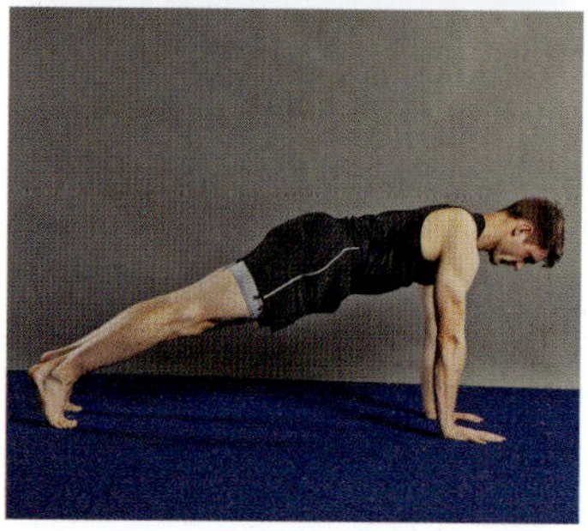

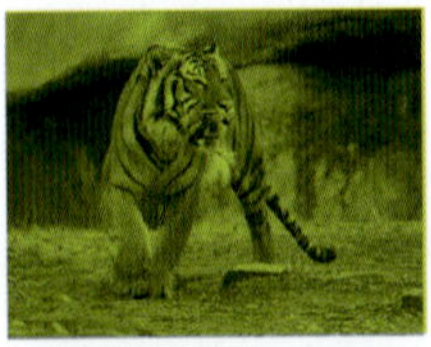

## 2. Beast Walk frontal

**Fokus:** Koordination und Rumpfkraft

Das »Beast« ist kein spezifisches Tier wie die anderen Repräsentanten der Animal Moves. Aber bei einem »Biest« denkt man sofort an ungezähmte Kraft, so dass der Tiger ein würdiger Repräsentant ist. Wiedererkennungsmerkmal des Beast: Vierfüßigkeit in all ihren Variationen.

Beim Beast Walk frontal schulen Sie Ihre Koordination in der Seitwärtsbewegung. Essenziell ist die Brückenspannung im Core, eine aktive Kontrolle Ihres Rumpfes bei gleichzeitiger Bewegung Ihrer Extremitäten der gleichen Seite. Ihre Rotationsstabilität und Ihre reflektorische Stabilisation werden fokussiert trainiert. Der Effekt ist eine kontrollierte und somit bessere Bewegung in den Gelenken Ihrer Extremitäten.

### Beginner (auf Knien)

**Fokus:** Koordination und Rumpfkraft

***Bild 1:*** *Sie befinden sich im Vierfüßlerstand mit den Knien am Boden.*

***Bild 2:*** *Beginnen Sie nun, sich seitwärts zu bewegen. Achten Sie darauf, dass Sie Hand und Bein zeitgleich zur Seite setzen. Zwei Möglichkeiten: Rechte Hand – rechter Fuß, linke Hand – linker Fuß oder Sie wandern im Kreuzgang seitwärts (linker Arm – rechtes Bein bzw. umgekehrt).*

**Was bedeutet »reflektorisch«?**

Reflektorisch heißt soviel wie durch einen Reflex bedingt. Damit ist die unwillkürliche, reflexhafte Kontraktion eines Muskels oder einer Muskelgruppe bei Einwirken eines Reizes gemeint. Ein Beispiel ist, wenn wir uns beim Stürzen abzufangen versuchen.

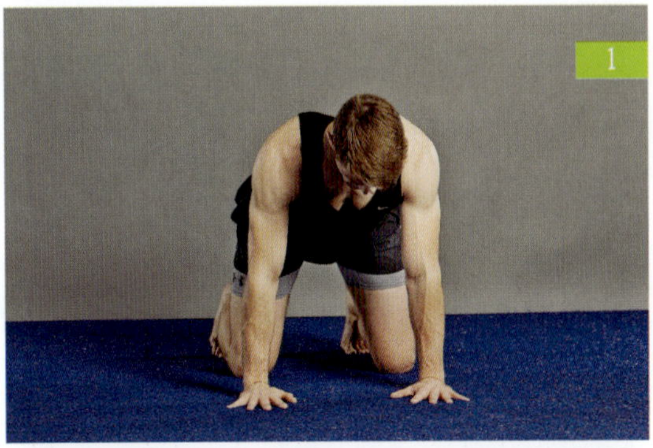


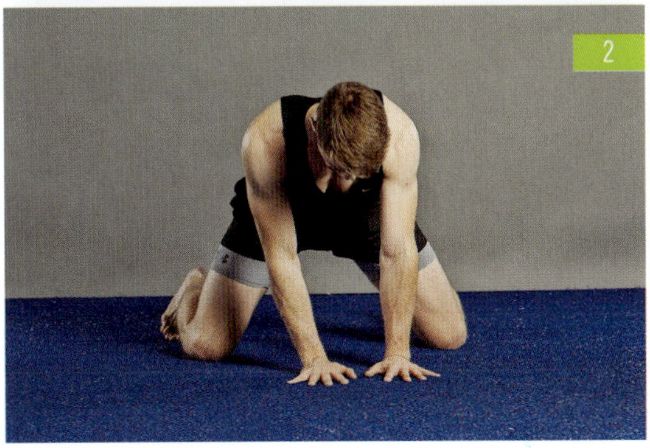

**Bild 3:** *Sie befinden sich wieder im Vierfüßlerstand.*

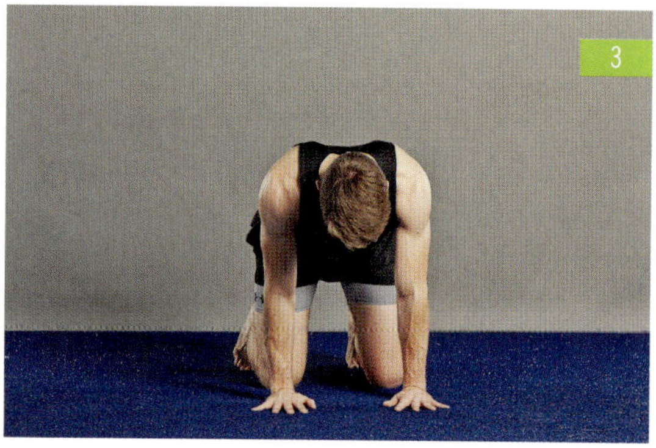


**Tipp:** Überkreuzen Sie in der Seitbewegung den einen Arm vor dem anderen. Damit bekommen Sie einen anderen Gelenkwinkel in der Schulter und eine andere Kraftamplitude. Mehr zum Thema Gelenkwinkel finden Sie in Kapitel 2, Unterkapitel »Zurück auf alle Viere!«.

**Empfohlene Wiederholungszahl:**
6–8 Wiederholungen in eine Richtung

### *Intermediate – Knie in der Luft*

*Heben Sie zusätzlich die Knie 3 cm über dem Boden ab und versuchen Sie, die Knie direkt senkrecht unter Ihrem Becken zu halten. Wandern Sie wie in der Beginner-Variante zeitgleich mit der Hand und dem Bein derselben Seite nach links bzw. nach rechts. Achten Sie darauf, dass der Rumpf parallel zum Boden bleibt. Führen Sie die Bewegung langsam aus. Das erfordert noch mehr Konzentration und fördert die Kraft in Ihrer Körpermitte.*

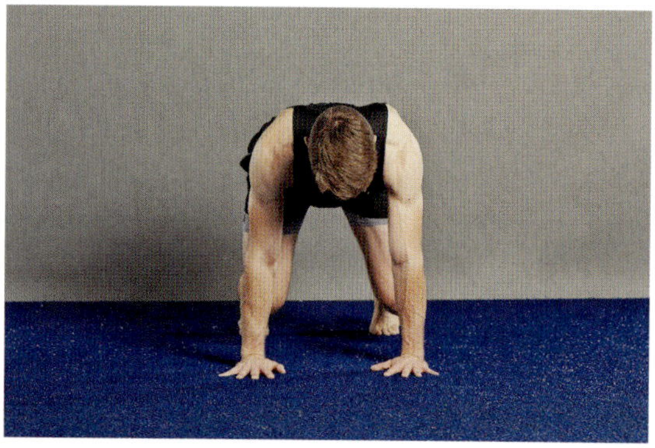

**Empfohlene Wiederholungszahl:**
6–8 Wiederholungen in eine Richtung

### *Advanced – Hand zum Knie*

*Führen Sie diagonal eine Hand und das gegengleiche Knie unter dem Rumpf zusammen. Sie werden sehr schnell merken, dass Ihr Körper sich der Schwerkraft folgend verdrehen möchte. Geben Sie dieser Tendenz nicht nach, sondern versuchen Sie, Ihre Wirbelsäule lang und gestreckt zu halten. Setzen Sie Hand und gegenüberliegendes Bein wieder ab und wandern Sie dann, wie oben beschrieben, mit den Extremitäten derselben Seite nach rechts bzw. links. Wiederholen Sie nun die Bewegung mit Ihrem anderen Arm und dem gegenüberliegenden Bein.*

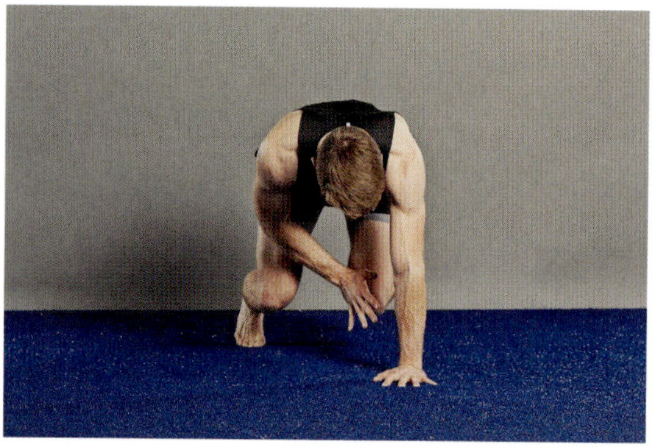

**Empfohlene Wiederholungszahl:**
4–6 Wiederholungen in eine Richtung

# 3. Beast Walk sagittal

**Fokus:** Koordination

Beim sagittalen Beast Walk tun wir das, was Babys ausgiebig tun: Wir krabbeln. Das Krabbeln teilt viele Bewegungsmuster mit unserem aufrechten Gang. Es kommt zum dynamischen Einsatz der Extremitäten bei der Vorwärtsbewegung. Dazu ist Beweglichkeit (Mobility) und Körperkraft (Kontrolle und Stabilisation) notwendig. Eine Muskelkettenreaktion verläuft durch den gesamten Körper. Durch die horizontale Position unseres Körpers wirkt die Gravität (Erdanziehung) maximal und erhöht den Trainingseffekt.

### Beginner

***Bild 1:*** *Begeben Sie sich in den Vierfüßlerstand. Ihre Handgelenke befinden sich unmittelbar unter Ihrer Schulter, die Kniegelenke unter Ihren Hüftgelenken. Ihre Knie sind auf dem Boden abgestellt. Stellen Sie alle fünf Zehen jedes Fußes auf dem Boden ab.*

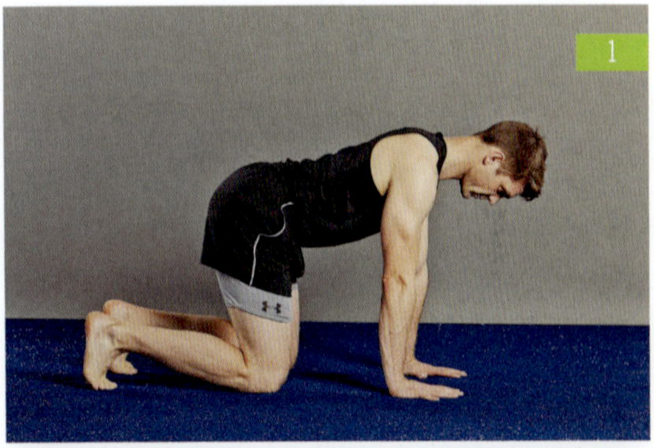


***Bild 2:*** *Heben Sie die linke Hand und das rechte Knie vom Boden ab und setzen Sie die Hand und den Fuß ein Stück nach vorne.*

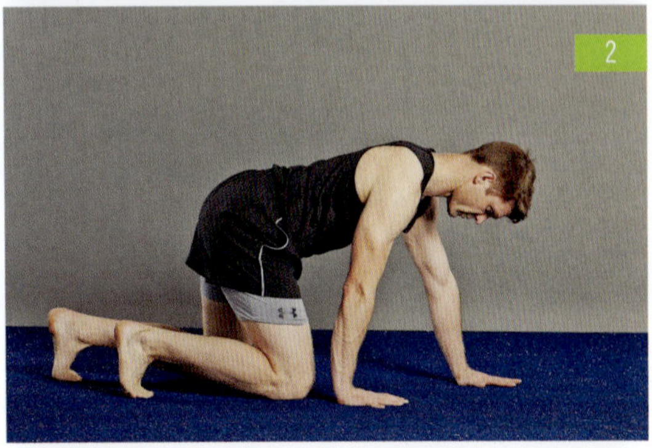


***Bild 3:*** *Wechseln Sie nun die Seite und heben Sie Ihre rechte Hand sowie Ihr linkes Knie vom Boden ab und setzen es ein Stück weiter nach vorne wieder auf dem Boden ab.*

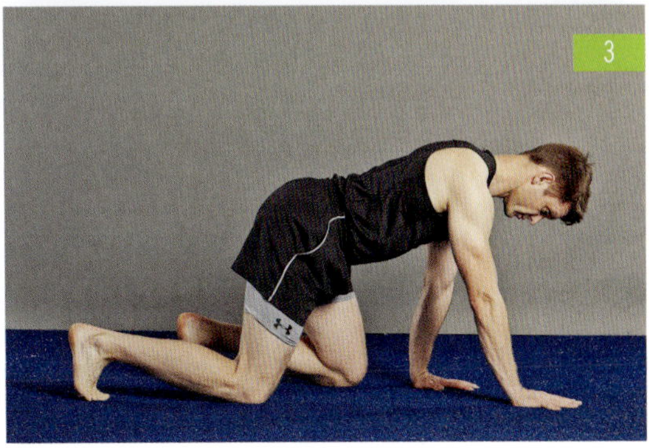


**Tipp:** Versuchen Sie, Ihre Hüfte sowie Ihre Schultern parallel zum Boden zu lassen.

**Empfohlene Wiederholungszahl:**
10–12 Wiederholungen. Je nach vorhandenem Platz einfach einen Richtungswechsel im Raum vornehmen.

### *Intermediate – ohne Absetzen der Knie*

*Power für Rumpf und Schultern entsteht, wenn Sie beim Beast die Knie ganz knapp über dem Boden halten und während der Bewegung nicht absetzen. Achten Sie darauf, dass Hüfte und Schultern möglichst parallel zum Boden bleiben. Lassen Sie Ihre Knie in der Vorwärtsbewegung direkt unter Ihrer Hüfte. Die Bewegung erfolgt in sehr kleinen Schritten. Dadurch wird Ihr Core maximal trainiert.*

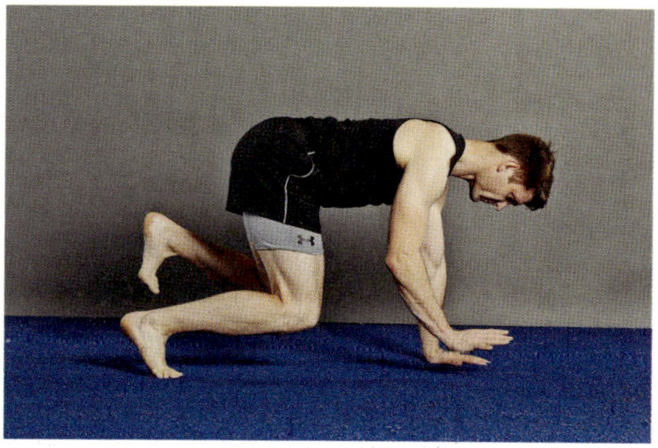

**Empfohlene Wiederholungszahl:**
10–12 Wiederholungen. Je nach vorhandenem Platz einfach einen Richtungswechsel im Raum vornehmen.

### *Advanced 1 – Beast Walk rückwärts*

*Führen Sie dieselbe Bewegung wie bei der Intermediate-Variante aus, aber rückwärts.*

**Tipp:** Kombinieren Sie die Vorwärts- mit der Rückwärtsbewegung.

**Empfohlene Wiederholungszahl:**
10–12 Wiederholungen

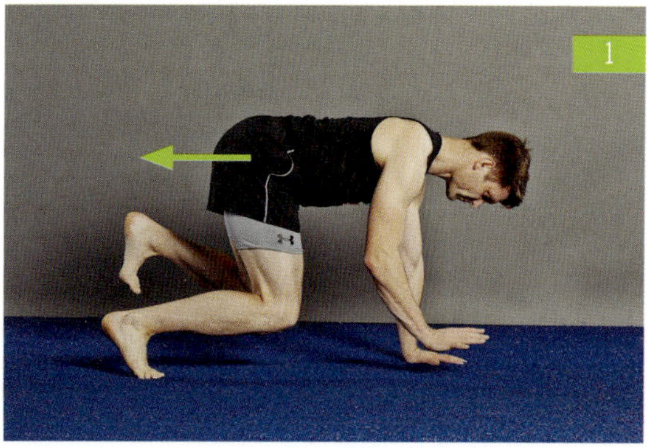


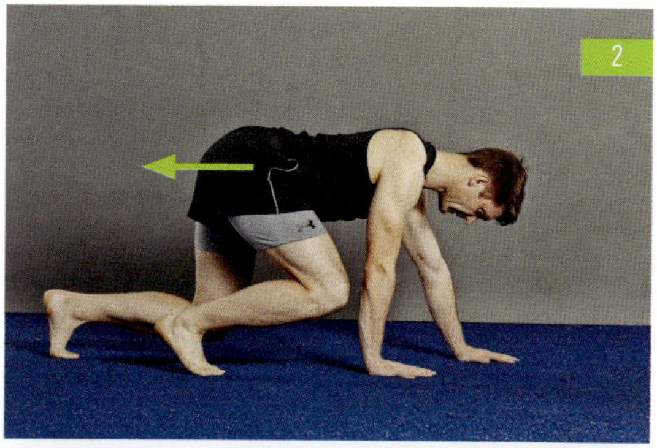


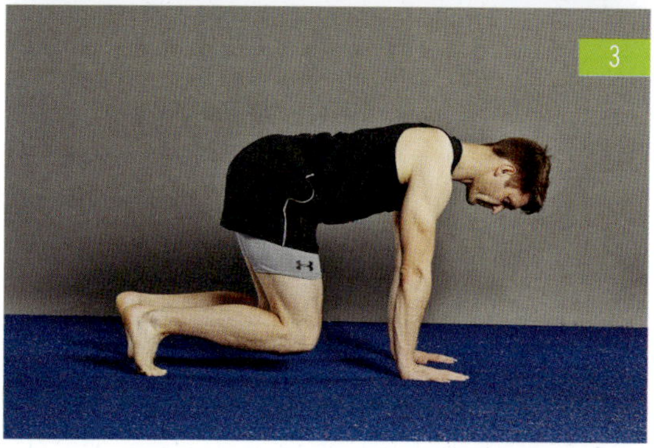

### *Advanced 2 – Beast Walk rechts/rechts bzw. links/links*

*Heben Sie jeweils Arm und Bein derselben Seite an, um sich vorwärts zu bewegen. Dies erfordert noch mehr Kraft aus der Körpermitte. Lassen Sie Ihre Knie und Ihre Hand so nahe am Boden, wie es Ihnen möglich ist. Progression: dasselbe rückwärts.*

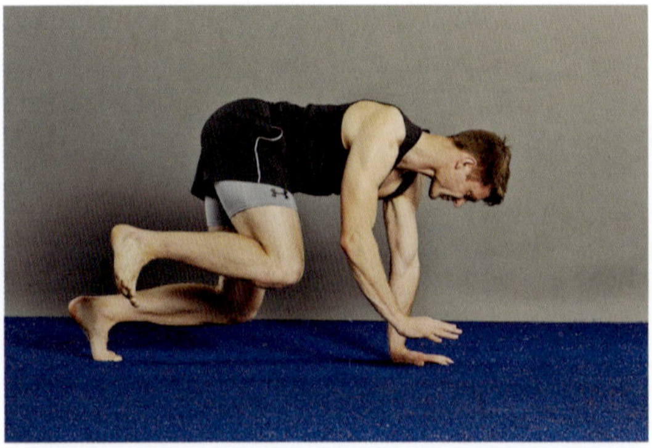

**Empfohlene Wiederholungszahl:**
8–10 Wiederholungen

# 4. Crab Walk

**Fokus:** Oberarmkraft, vor allem Oberarmrückseite (Trizeps), Stabilisierungssysteme des Rumpfes, um der Torsionsbelastung entgegenzuwirken (Ihr Körper tendiert bei der Bewegung dazu, sich zu verdrehen), Stabilisation der Wirbelsäule

Krabben sind Zehenfußkrebse und haben fünf Beinpaare. Sie sind wahre Koordinationskünstler. Beim schnellen Geradeauslaufen würden sich die Beine der Krabben in die Quere kommen. Der seitliche Abstand der Beinpaare ist größer, der Ansatz der jeweils linken und rechten Beine liegt weiter auseinander. Deshalb können sie seitlich bedeutend schneller laufen. Wie beim Beast Walk geht es auch hier um die reflektorische Stabilisation Ihres Körpers.

### *Beginner: Crab vorwärts und rückwärts*

***Bild 1:*** *Ihre Arme und Füße sind auf dem Boden abgestellt. Halten Sie Ihr Gesäß ca. 5 cm vom Boden entfernt. Von der Seite formt Ihr Körper den Buchstaben »M«. Die Finger zeigen nach hinten von den Fersen weg.*

***Bild 2+3:*** *Heben Sie den Arm und das Bein der gegenüberliegenden Seite hoch und setzen Sie beide ein paar Zentimeter weiter in Blickrichtung versetzt wieder ab. Versuchen Sie Ihr Becken dabei so wenig wie möglich zu verdrehen. Spannen Sie während der Übungsausführung den Bauch an, indem Sie Ihren Bauchnabel nach innen oben ziehen.*

***Bild 4+5:*** *Wiederholen Sie die Bewegung mit dem anderen Arm und dem anderen Bein.*

*Nachdem Sie einige Schritte nach vorne gegangen sind, gehen Sie nun wieder rückwärts.*

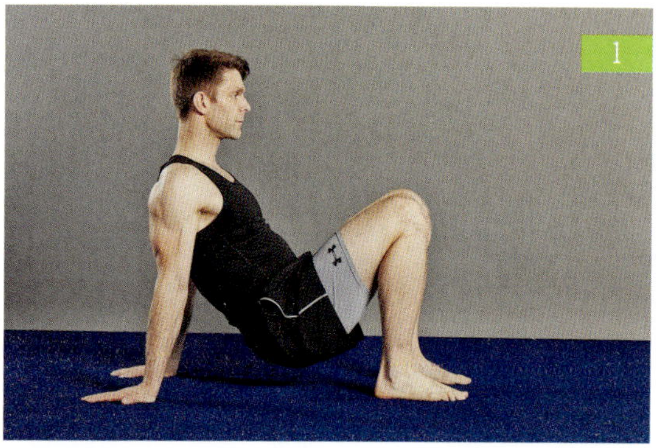


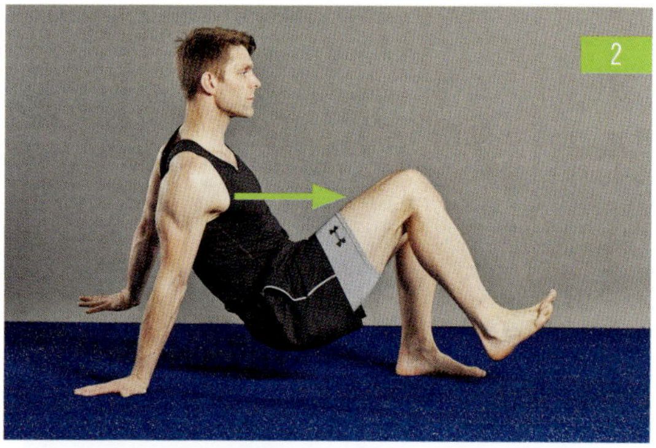


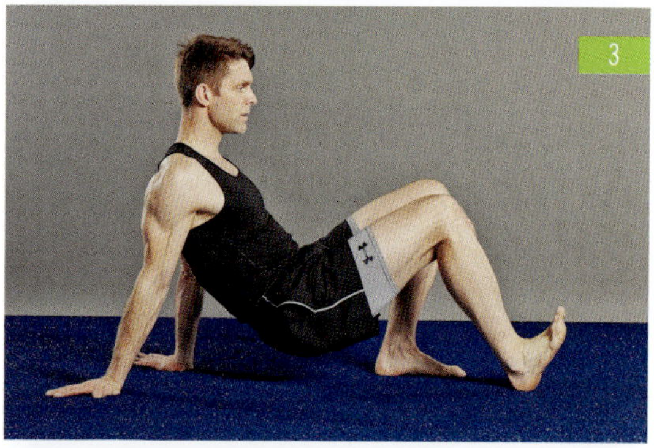


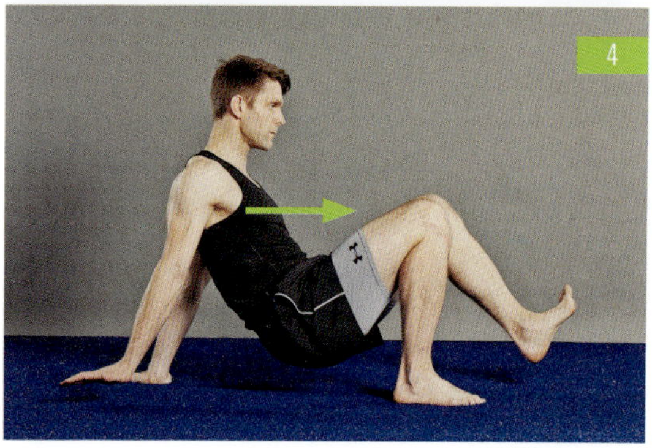

**Tipp:** Drehen Sie Ihre Hände so, dass die Finger Richtung Fersen zeigen, um die Übung zu variieren. Versuchen Sie, den Fuß zuerst über die Ferse abzurollen und die Hände zuerst über die Handwurzel, das ist koordinativ nochmals anspruchsvoller.

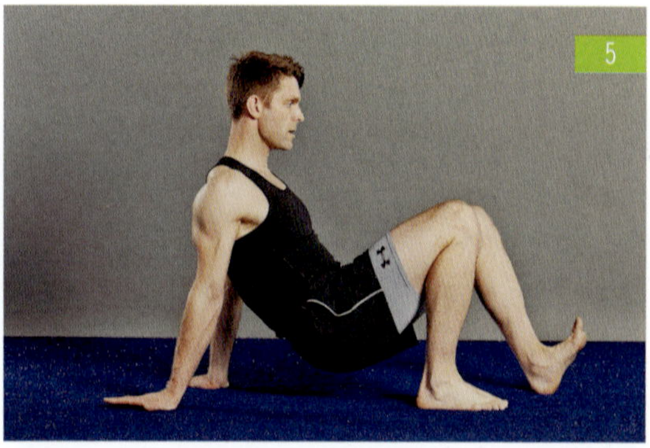


**Empfohlene Wiederholungszahl:**
16–20 Wiederholungen (vor und zurück gesamt). Je nach vorhandenem Platz einfach einen Richtungswechsel im Raum vornehmen.

### Intermediate – Geschwindigkeit rauf

*Die Intermediate-Variante entspricht in der Bewegungsausführung der Beginner-Variante. Erhöhen Sie nun die Bewegungsgeschwindigkeit und bleiben Sie stark in der Körpermitte. Ihr Schultergürtel und Ihre Hüfte neigen sich in der Bewegung wenig zur Seite!*

### Advanced – Hüfte höher

*Heben Sie Ihr Gesäß noch weiter nach oben an. Sie merken sofort die Intensitätssteigerung in Armen und Rumpf.*

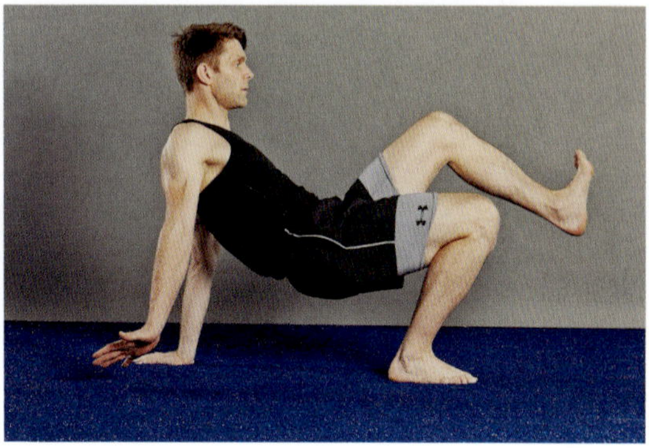

**Tipp:** Heben Sie den Arm und das Bein der gleichen Seite und versuchen Sie, sich jetzt vorwärts zu bewegen. Merken Sie, wie Ihr Core gleich noch mehr arbeitet?

**Empfohlene Wiederholungszahl:**
16–20 Wiederholungen

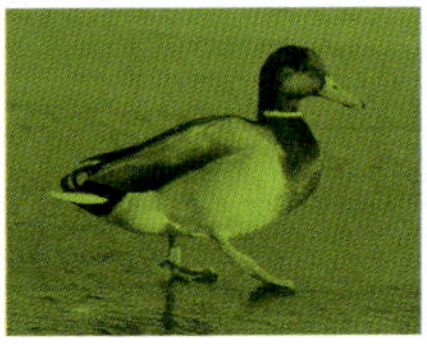

# 5. Duck Walk

**Fokus:** Beinmuskulatur, Hüftbeweglichkeit, Gesäßmuskulatur

Enten sind sehr widerstandsfähige Vögel. Sie trotzen starken Temperaturunterschieden und können weite Strecken fliegend zurücklegen. Dieser Animal Move trainiert Ihre Ausdauer und Ihre Willensstärke, wenn es über längere Distanzen geht.

## Beginner

***Bild 1:*** *Sie befinden sich in der tiefen Hocke. Die gebeugten Arme halten Sie vor der Brust.*

***Bild 2:*** *Setzen Sie den rechten Fuß nach vorne und verlagern Sie dabei Ihr Körpergewicht nach vorne.*

***Bild 3:*** *Folgen Sie nun mit dem linken Fuß.*

***Bild 4:*** *Sie sind wieder in der Ausgangsposition angelangt. Das ist eine Gesamtwiederholung.*

**Tipp:** Variieren Sie Ihre Schrittgröße oder Ihre Ausführungsgeschwindigkeit.

**Empfohlene Wiederholungszahl:**
Zu Beginn 10–12 Wiederholungen

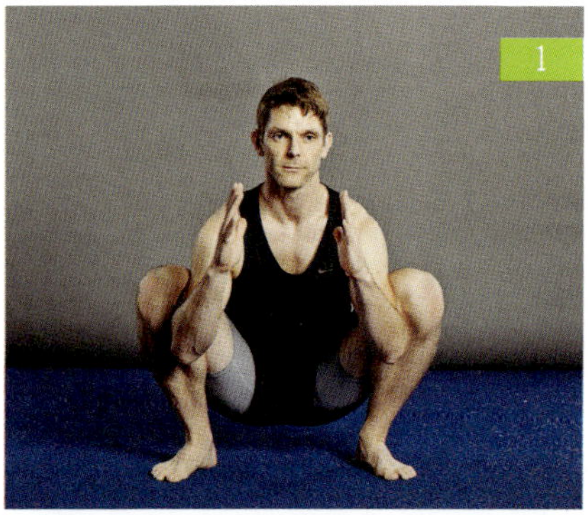


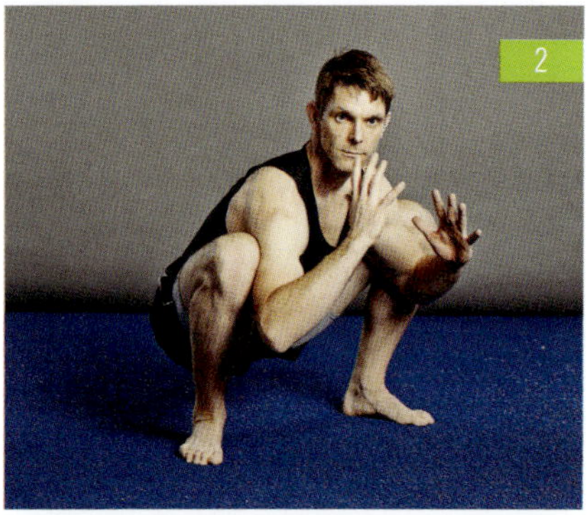


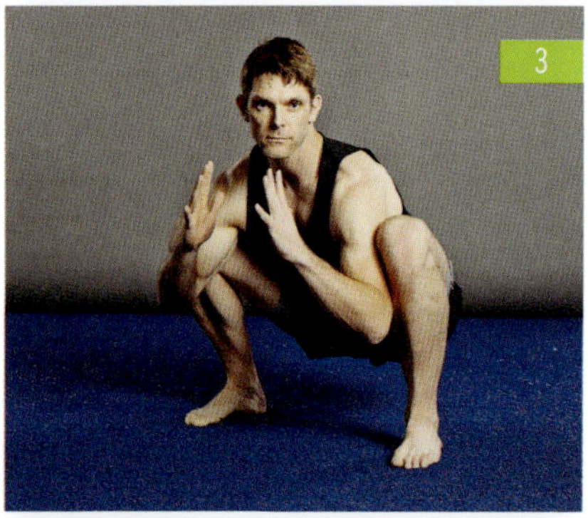


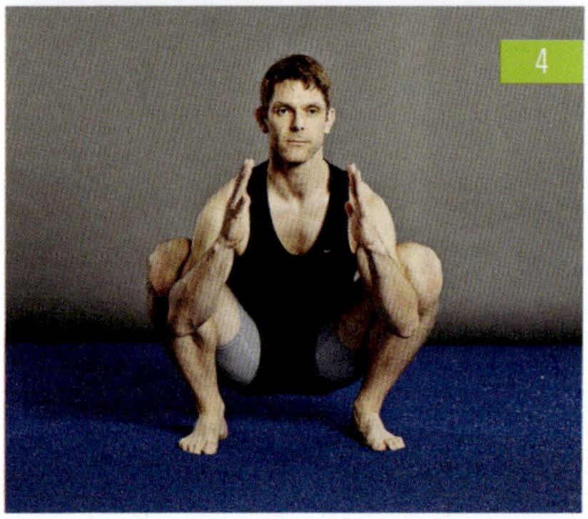

## *Intermediate – mit upright Crunch*

***Bild 1:*** *Gehen Sie in die tiefe Hocke (Squat) und führen Sie einige Entenschritte durch.*

***Bild 2+3:*** *Begeben Sie sich in die aufrecht stehende Position und führen Sie zwei Crunches im Stand durch, indem Sie die Knie abwechselnd explosiv seitlich nach oben ziehen und dabei die Hüfte des Standbeins durchstrecken. Damit trainieren Sie zusätzlich Ihre Körpermitte.*

***Bild 4:*** *Gehen Sie wieder in den Duck Walk.*

**Tipp:** Beginnen Sie bei der nächsten Runde die upright Crunches mit dem anderen Bein.

**Empfohlene Wiederholungszahl:**
6–8 Wiederholungen pro Seite

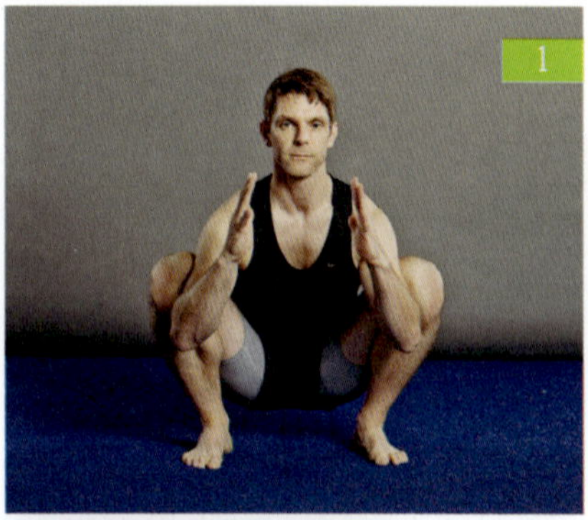


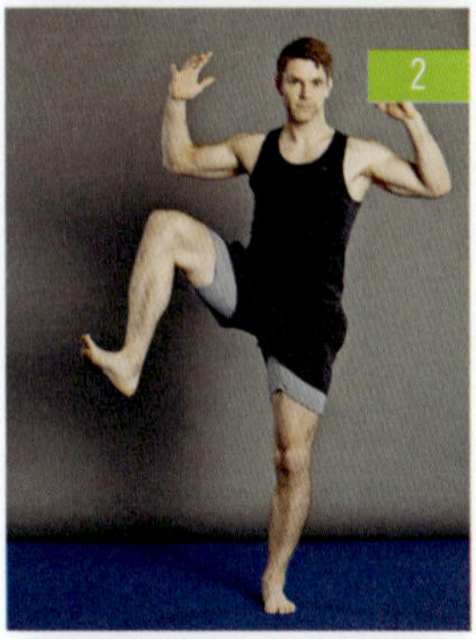


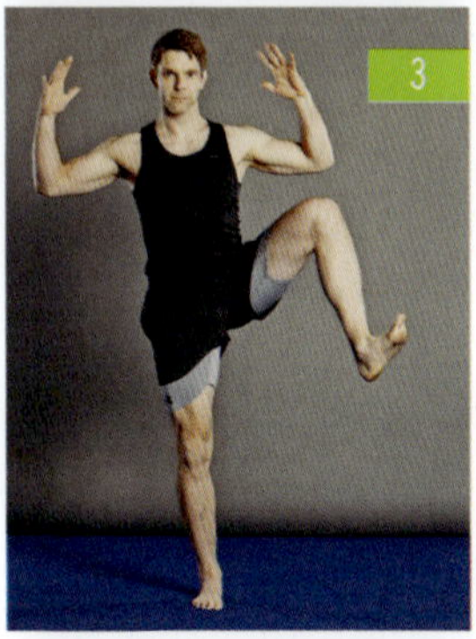


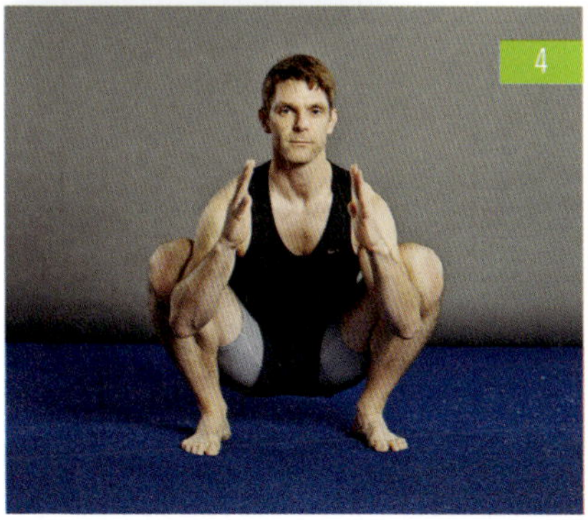

## *Advanced –Sumo Duck*

**Fokus:** Beinkraft, Hüftbeweglichkeit in allen drei Bewegungsebenen, Explosivkraft der Hüfte und Core.

***Bild 1:*** *Kommen Sie aus der Hocke nach oben in den Stand.*

***Bild 2:*** *Ziehen Sie das Knie explosiv nach oben und beschreiben Sie mit angezogenen Zehen eine große Kreisbewegung des Beines nach außen. Erst rechts, dann links.*

***Bild 3****: Sie kommen zurück in den Duck Walk.*

***Bild 4:*** *Kommen Sie zurück in den Stand und vollziehen Sie die Kreisbewegung mit dem anderen Bein.*

***Bild 5:*** *Sie kommen zurück in den Duck Walk.*

**Empfohlene Wiederholungszahl:**

6–8 Wiederholungen pro Seite. Je nach vorhandenem Platz einfach einen Richtungswechsel im Raum vornehmen.

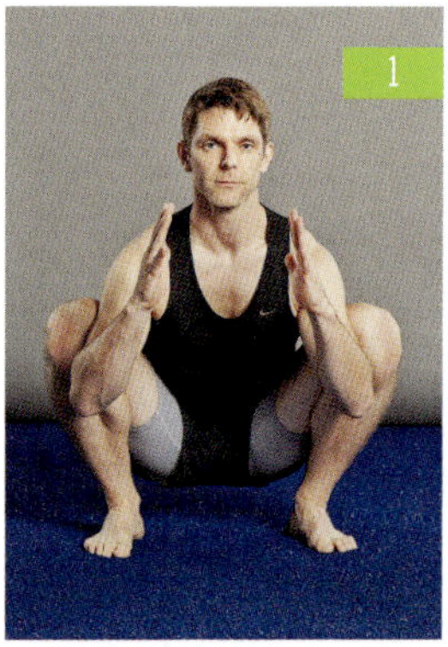


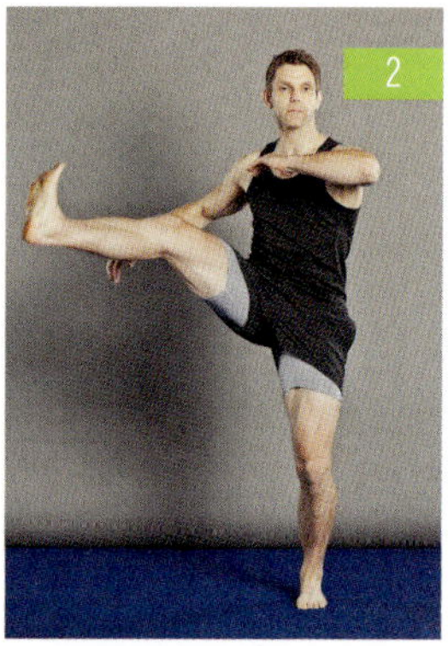


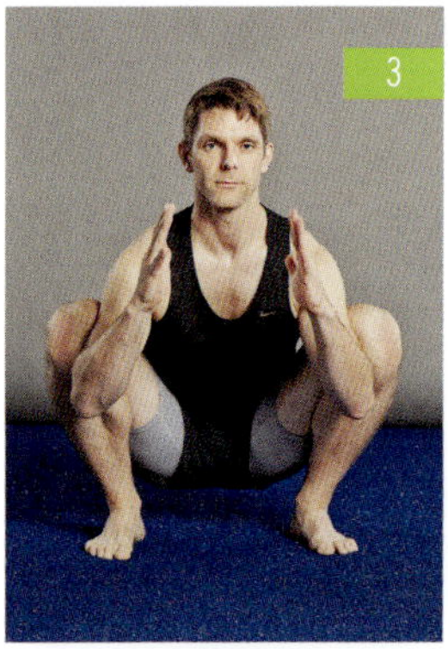


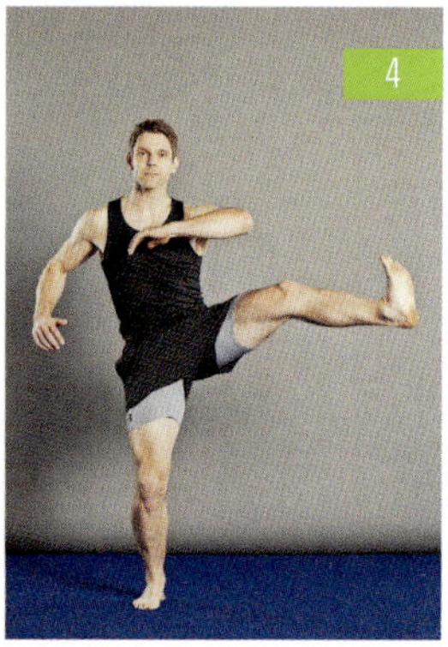


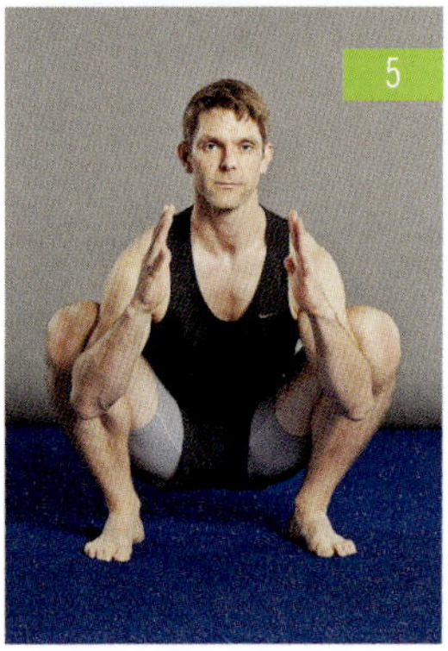

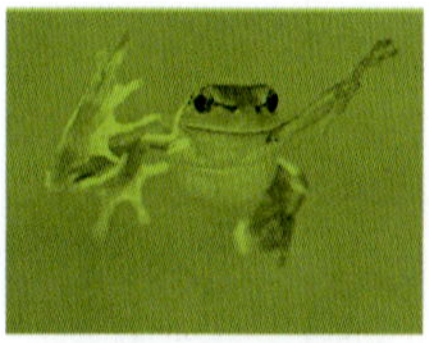

# 6. Frog Jump

**Fokus:** Oberkörperkraft, Hüftbeweglichkeit, Ausdauer und Koordination

Frösche gehören zu den Amphibien. Ihre Hüfte ist besonders stabil gebaut und ihre Gliedmaßenansätze sind weit hinten positioniert. Das ist die Basis für eine enorme Hebel- und Schubwirkung beim Springen. Der australische Raketenfrosch (Litoria nasuta) erreicht eine Sprungweite von 55 x seiner eigenen Körperlänge. Bei einer Durchschnittsgröße von 1,80 m bei einem Mann entspräche dies 99 Metern Sprungweite.

## *Beginner: Frog Jump vor und zurück*

***Bild 1:*** *Kommen Sie aus dem aufrechten Stand auf alle Viere. Setzen Sie lediglich die Fingerkuppen auf. Ihr Gesäß ist höher angeordnet als Ihre Schultern. Versuchen Sie, die Wirbelsäule lang und gestreckt zu halten. Ihre Ellbogen und Knie sind leicht gebeugt.*

***Bild 2:*** *Drücken Sie die Hüfte explosiv nach oben und springen Sie mit beiden Füßen gleichzeitig nach vorne auf die Höhe Ihrer Hände. Wiederholen Sie den Bewegungsablauf noch einmal.*

***Bild 3****: Richten Sie den Oberkörper halb auf und lassen Sie Knie und Ellbogen gebeugt.*

***Bild 4****: Beugen Sie sich mit dem Oberkörper wieder herab und setzen Sie Ihre Finger zwischen Ihren Beinen hindurch versetzt hinter Ihren Füßen auf.*

***Bild 5:*** *Drücken Sie sich über Ihre Hände ab und springen Sie mit Ihren Füßen nach hinten.*

*Wiederholen Sie den Sprung nach hinten noch einmal.*

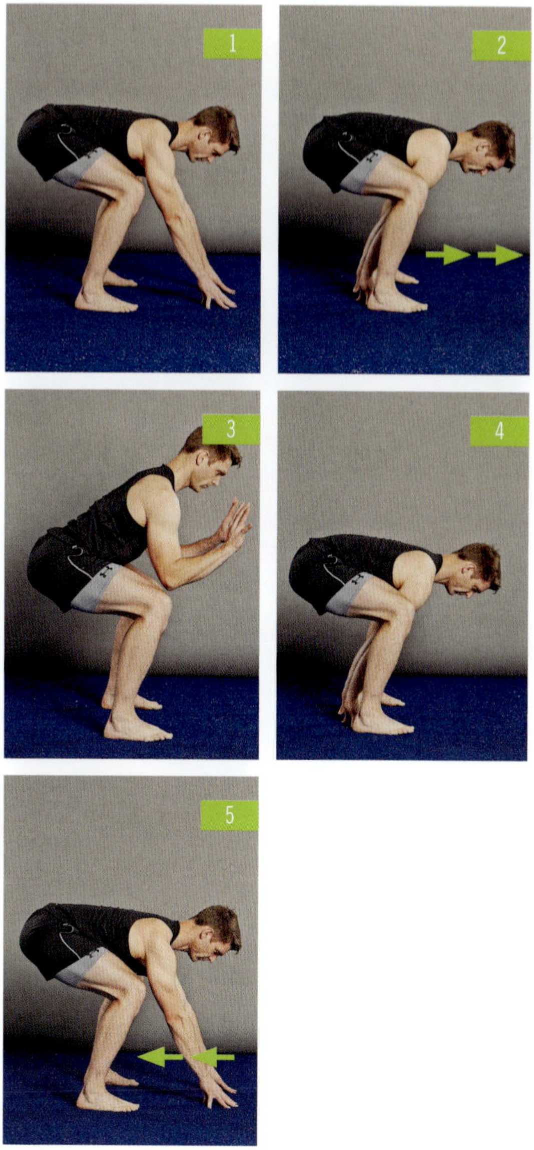

**Tipp:** Wenn Sie die Bewegung technisch korrekt und präzise ausführen können, arbeiten Sie mit komplett aufgesetzten Handflächen. Dies trainiert Ihre Hüftbeweglichkeit noch mehr.

**Empfohlene Wiederholungszahl:**
6–8 Wiederholungen

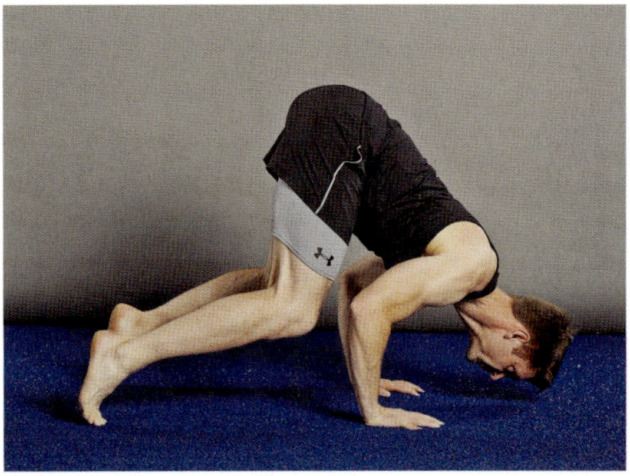

### *Intermediate – mit Push-up vorne*

*Sie intensivieren den Frog Jump, wenn Sie noch einen Push-up einfügen, nachdem Sie zwei Jumps nach vorne gemacht haben. Beugen Sie dazu Ihre Ellbogen und führen Sie die Nasenspitze 15 cm vor den Händen zum Boden. Dieser Push-up baut außergewöhnliche Schulterkraft auf.*

**Empfohlene Wiederholungszahl:**
4–6 Wiederholungen

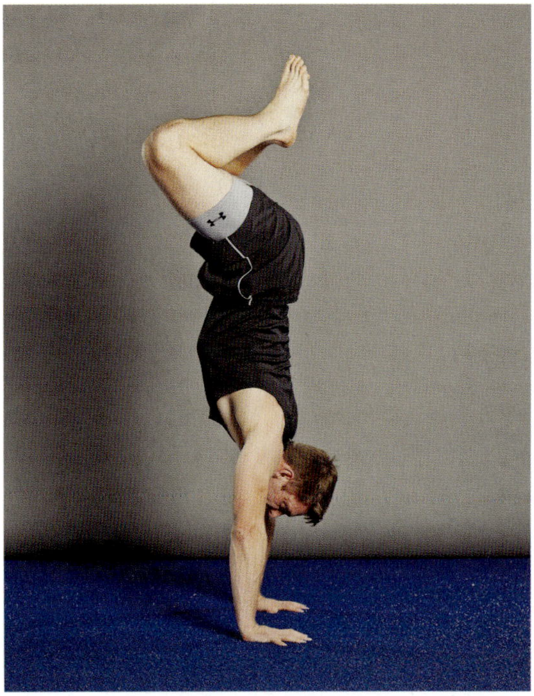

### *Advanced – Froggy Handstand*

*Ergänzen Sie den Frog Jump nach der zweiten Rückwärtsbewegung (wenn Sie wieder an Ihrer Ausgangsposition angekommen sind) um einen Sprung. Drücken Sie Ihr Becken dabei explosiv nach oben und versuchen Sie, mit dem Becken eine Linie über Ihren Schultern zu bilden. Lassen Sie dabei die Oberschenkel und die Unterschenkel eng geschlossen, um noch mehr Kraft im Core zu erzeugen.*

**Tipp:** Kombinieren Sie den Push-up nach den zwei Vorwärtssprüngen mit dem Froggy Handstand hinten. So kombinieren Sie eine Beugebewegung des Arms mit einer Druckbewegung der Hände.

**Empfohlene Wiederholungszahl:**
4–6 Wiederholungen

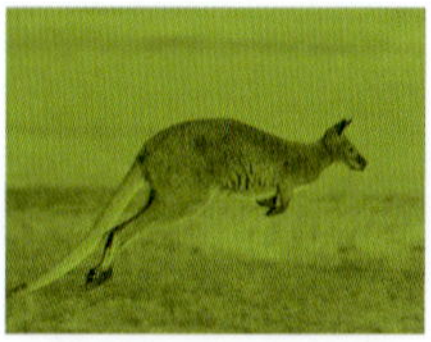

## 7. Kangaroo Jump

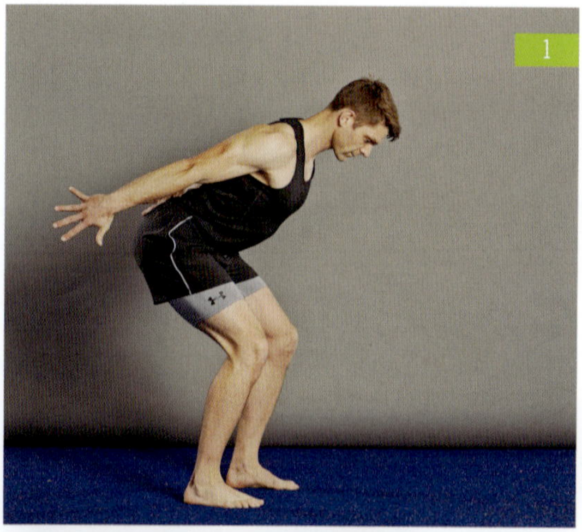

**Fokus:** Kräftigung der Beinmuskulatur, Verbesserung von Balance und Explosivkraft der Beine, Beweglichkeit und Rumpfkraft (Bauchmuskulatur)

Manche Känguruarten erzielen enorme Sprungweiten und Geschwindigkeiten von bis zu 50 km/h. Dabei hüpfen sie bipedal (mit zwei Füßen). Mehr zur Anatomie des Kängurus und seiner Energiespeichertechnik beim Sprung lesen Sie in Kapitel 3, Unterkapitel »Der beste Weitspringer«. Der kraftvolle Absprung und das Ninja-gleiche, leise Abfedern stehen bei diesem Animal Move im Fokus.

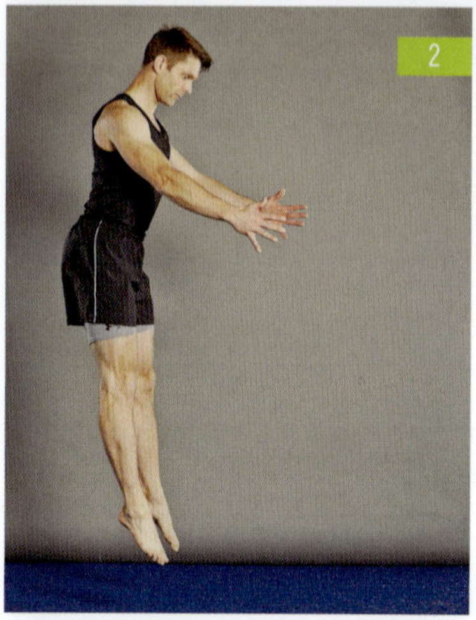

### Beginner

***Bild 1:*** *Nehmen Sie einen hüftweiten Stand ein. Ihre Knie sind ungefähr 45 Grad gebeugt. Ihre Arme sind nach hinten gezogen parallel zum Oberkörper, der leicht nach vorne gebeugt ist.*

***Bild 2:*** *Führen Sie Ihre Arme explosiv nach vorne und machen Sie einen großen Sprung.*

***Bild 3:*** *Versuchen Sie, leise federnd wieder in der Ausgangsposition zu landen.*

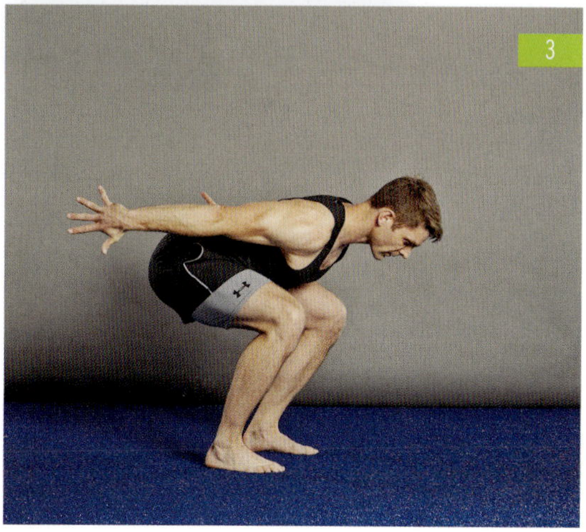

**Tipp:** Spreizen Sie die Finger weit auf und bringen Sie volle Spannung in Ihre Arme. So erlangen Sie noch mehr Bewegungskontrolle.

**Empfohlene Wiederholungszahl:**
14–15 Sprünge. Je nach vorhandenem Platz einfach einen Richtungswechsel im Raum vornehmen.

### *Intermediate – höhere Sprünge*

*Intensivieren Sie Ihr Känguru-Workout durch Steigerung der Sprunghöhe und -weite. Die Landung ist der Schlüssel. Versuchen Sie, so leise wie möglich zu landen. Für das sanfte Abbremsen benötigen Sie Ihre Beinmuskulatur. Reduzieren Sie die Bodenkontaktzeit zwischen den Sprüngen und erhöhen Sie damit die Cardiointensität des Workouts.*

**Tipp:** Springen Sie auch nach hinten. So trainieren Sie die Schwungbewegung der Arme in die entgegengesetzte Richtung.

**Empfohlene Wiederholungszahl:**
8–10 Wiederholungen

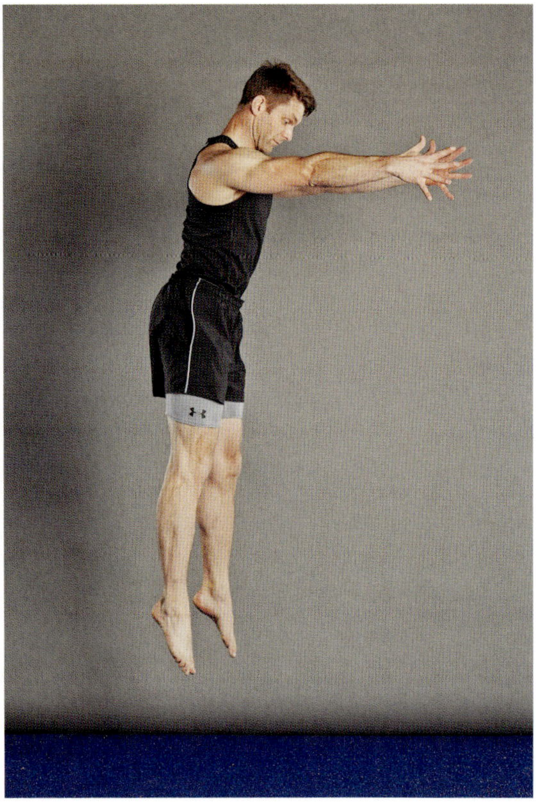

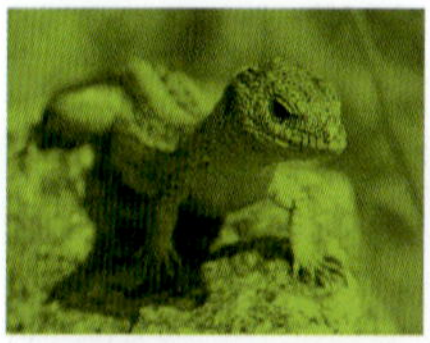

## 8. Lizard Crawl

**Fokus:** Hüftmobilität, Oberkörperkraft, Koordination

Eidechsen gehören zu den Reptilien. Sie sind schlanke, agile, bodenbewohnende Tiere, die sich vierbeinig im Kreuzgang vorwärts bewegen. Am Rumpf schräg gegenüberliegende Extremitäten werden nahezu gleichzeitig vom Boden abgehoben und wieder abgesetzt. Da bei den Eidechsen die Beine eher seitlich vom Körper abstehen, weisen sie die charakteristisch schlängelnde Gangart auf, die wir in dieser Übung nachempfinden.

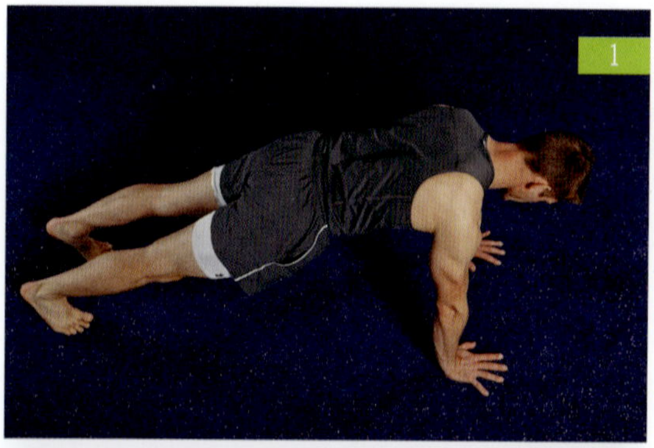


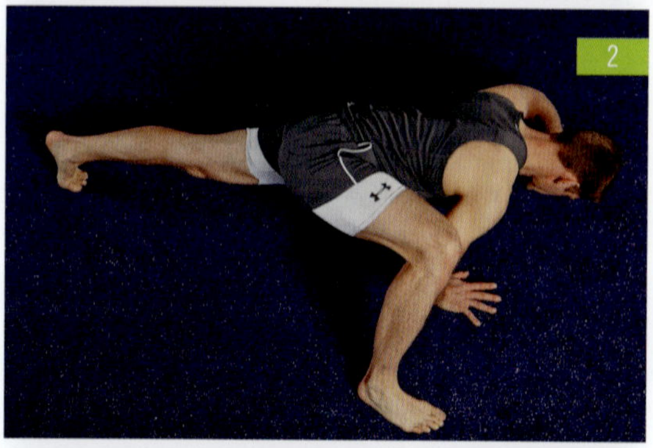


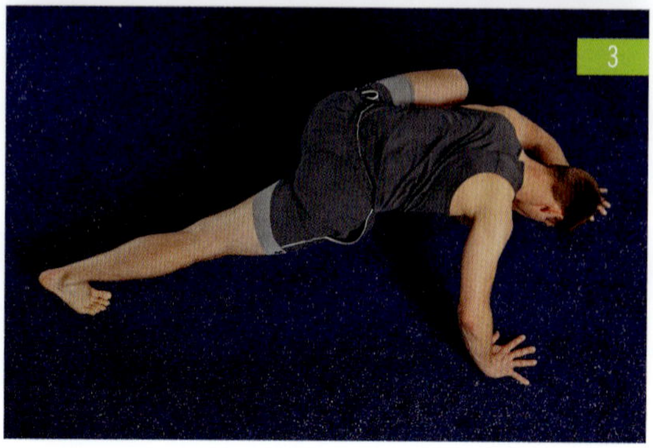


### *Beginner*

***Bild 1**: Nehmen Sie die Liegestütz-Position ein. Die Füße sind mehr als schulterbreit auseinander.*

***Bild 2:** Bewegen Sie nun ein Bein und den gegenüberliegenden Arm nach vorne. Ziehen Sie das Knie des sich vorwärts bewegenden Beines bis zu Ihrem Ellbogen und setzen Sie den Fuß unter Ihrem Gesäß und den vorderen Arm vor dem Köper ab.*

***Bild 3:** Kommen Sie in die Ausgangspostion zurück und wiederholen Sie nun die Bewegung mit dem anderen Arm und dem anderen Bein.*

**Tipp:** Bleiben Sie mit Ihrer Hüfte parallel zum Boden und prüfen Sie, wie weit Sie die Hand vor dem Körper abstellen können. Je weiter, desto intensiver.

**Empfohlene Wiederholungszahl:**
6–8 Wiederholungen pro Seite

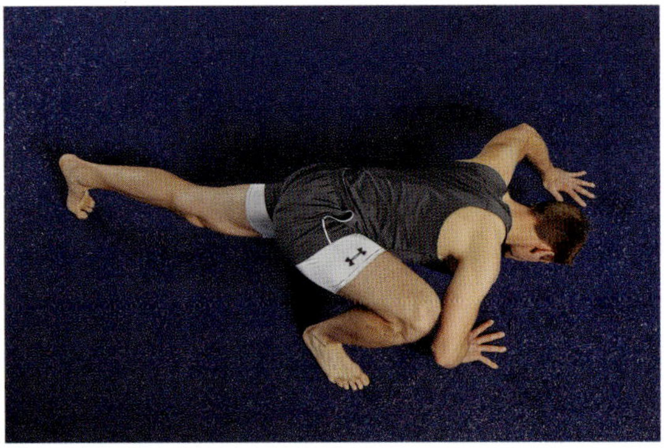

## *Intermediate – Deep Crawling*

*Im Vergleich zur Basisübung senken Sie Ihre Hüfte fast bis zum Boden ab und lassen diese während der Bewegungsform nur wenige Zentimeter über dem Boden. Sie werden merken, dass Sie nun über einen Flip (Drehen) Ihrer Hüfte den Beinwechsel vollziehen. Versuchen Sie auch einmal, die Übung rückwärts auszuführen. Das fordert Ihre Koordination!*

**Empfohlene Wiederholungszahl:**
4–6 Wiederholungen pro Seite

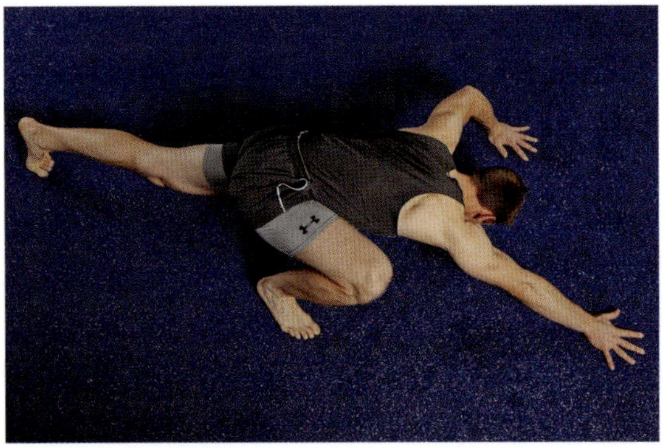

## *Advanced – Wiping Arm*

*Sie führen die Bewegung wie in der Intermediate-Variante beschrieben durch (mit abgesenkter Hüfte). Ziehen Sie diesmal den hinteren Arm gestreckt mit einer seitlich ausholenden Wischbewegung nach vorne. Dadurch bekommen Sie eine weitere Intensitätssteigerung in Ihrem Oberkörper.*

**Empfohlene Wiederholung:**
3–4 Wiederholungen pro Seite

Die ganze Übung auf einen Blick:

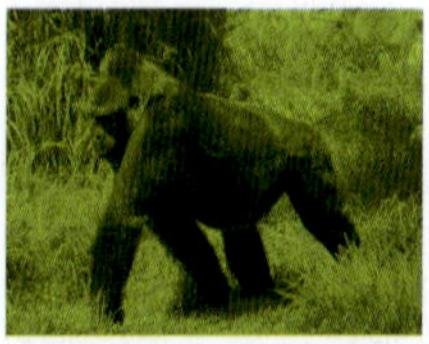

# 9. Monkey Move frontal

**Fokus:** Rumpf- und Schulterkraft

Affen gehören zu den höheren Primaten. Neben der hangelnden Fortbewegung von Baum zu Baum und Ast zu Ast bewegen sie sich am Boden auf allen Vieren vorwärts. Wegen des kurzen Rumpfes und der unterschiedlich langen Vorder- und Hintergliedmaßen wirkt das Gangmuster vieler Arten asymmetrisch bzw. »unrund«. Die absolute Stärke der oberen Extremitäten (Arme) im Verhältnis zur Körpergröße ist beeindruckend. Mehr dazu lesen Sie in Kapitel 3, Unterkapitel »Ein imposanter Kraftprotz«.

### *Beginner*

***Bild 1:*** *Kommen Sie in eine tiefe Squat-Position (Kniebeuge) mit hüftbreit geöffneten Füßen und setzen Sie beide Hände mit gestreckten Armen seitlich versetzt vor Ihren Füßen auf dem Boden auf.*

***Bild 2:*** *Beugen Sie Ihre Knie noch ein Stück weiter und drücken Sie Ihre Hüfte explosiv nach oben. Dabei heben beide Beine zeitgleich vom Boden ab. Ihre Hände tragen das komplette Körpergewicht und halten Sie in Balance.*

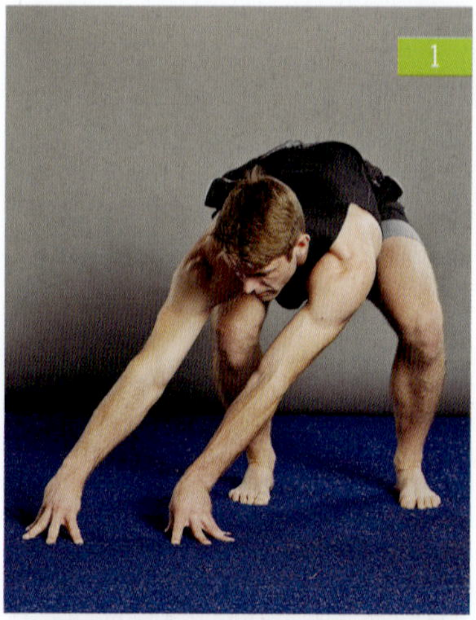


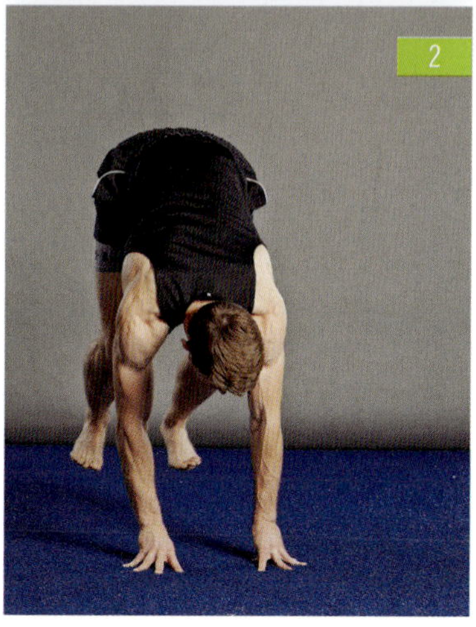

***Bild 3:*** *Landen Sie auf der anderen Seite Ihrer Hände kontrolliert auf dem Boden.*

***Bild 4+5:*** *Halten Sie den Blick auf Ihre Handrücken gerichtet und wiederholen Sie die Bewegung zur anderen Seite. Sie kehren zum Ausgangspunkt zurück.*

**Tipp:** Sie können auch mehrere Monkey Moves hintereinander in dieselbe Richtung machen, bevor Sie zum Ausgangspunkt zurückkehren und dasselbe auf der anderen Seite wiederholen – je nach vorhandenem Platz!

**Empfohlene Wiederholungszahl:**
12–14 Wiederholungen pro Seite

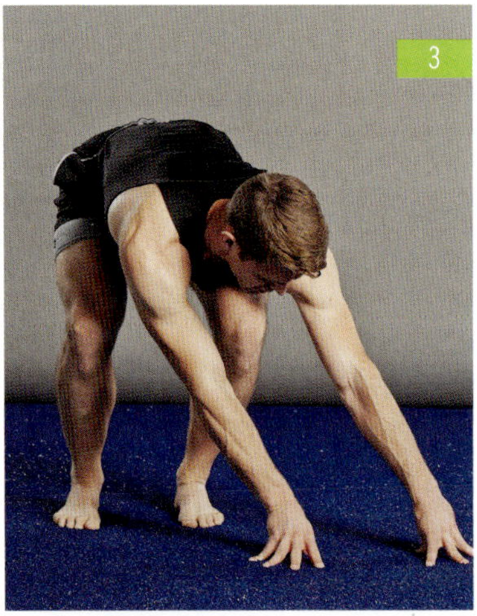


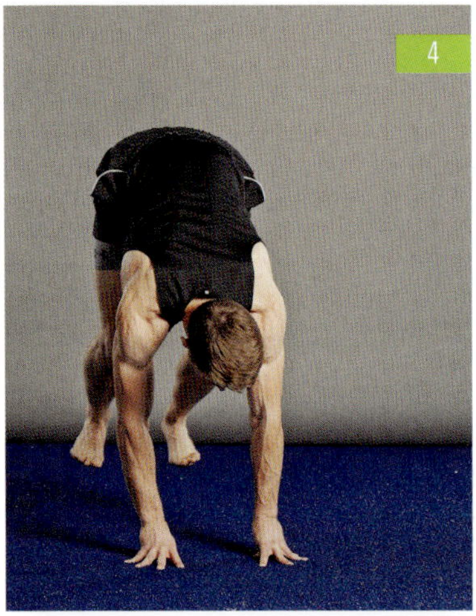


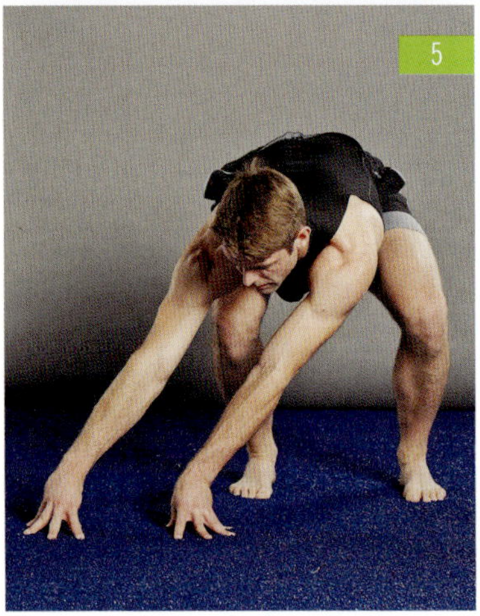

### *Intermediate – höherer Sprung mit veränderter Handstellung*

*Setzen Sie Ihre Hände noch weiter seitlich. Dadurch steigern Sie die Intensität der Übung und belasten Ihren Schultergürtel in einem zusätzlichen Gelenkwinkel. Dieses Mal drücken Sie sich kraftvoll vom Boden ab und heben die Beine etwas höher vom Boden ab. Bremsen Sie die Bewegung aus Ihrer Rumpfkraft wieder ab und landen Sie auch hier wieder auf der anderen Seite Ihrer Hände.*

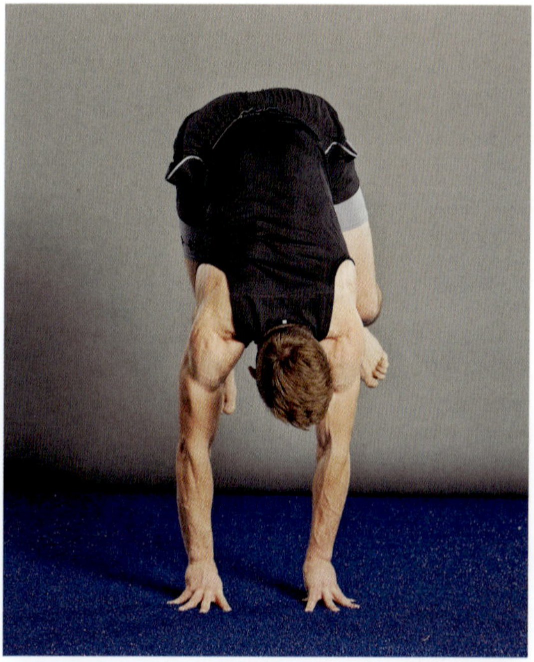

**Tipp:** Setzen Sie anstelle der ganzen Handfläche nur die Fingerkuppen auf, um die Intensität zu steigern. So trainieren Sie die kurze Handmuskulatur. Halten Sie den Blick dabei auf Ihre Handrücken gerichtet.

**Empfohlene Wiederholungszahl:**
10–12 Wiederholungen pro Seite

### *Advanced – Monkey Handstand*

*Führen Sie die Übungsvariante Intermediate aus und springen Sie noch höher. Versuchen Sie, im Sprung das Gesäß fast über die Schultern zu bringen und nach Möglichkeit Ihre Knie in der Luft am höchsten Punkt zu schließen (Monkey Handstand). Das trainiert neben Schulter und Rumpf auch die Balance.*

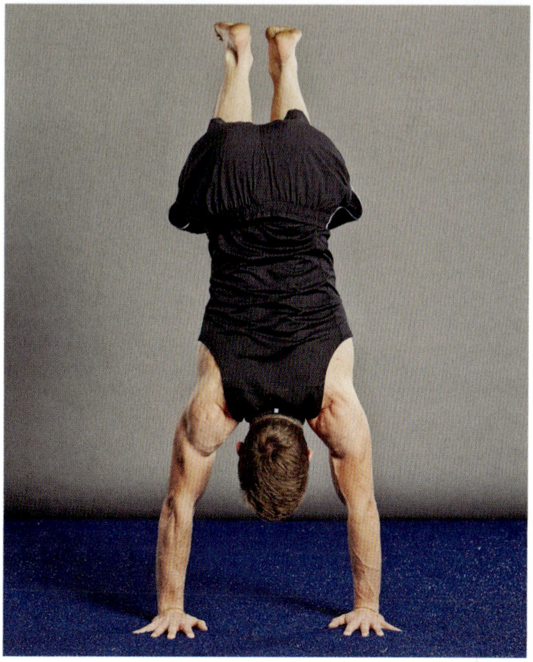

**Empfohlene Wiederholungszahl:**
6–8 Wiederholungen pro Seite

Die ganze Übung auf einen Blick:

# 10. Monkey Move sagittal

**Fokus:** Rumpf- und Schulterkraft

Der sagittale Monkey Move stellt Ihr propriozeptives System (= Selbstwahrnehmungssystem) in wahrsten Sinne des Wortes auf den Kopf. Sie lernen Schritt für Schritt, sich mit den immer höheren Sprüngen an Kopf-über-Positionen zu gewöhnen. Dabei trainieren Sie Ihre Gleichgewichtsfähigkeit (Balance auf Ihren Händen), Ihre Schulterkraft und Ihre Koordination. Ziel ist es dabei, während der dynamischen Bewegung des Körpers und der Extremitäten die neutrale Haltung der Wirbelsäule aufrechtzuerhalten. Im Grundmuster bereiten Sie Ihren Körper für den Handstand vor.

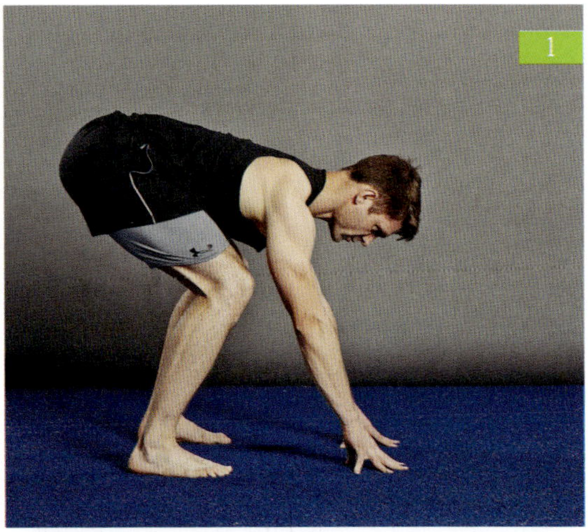


### *Beginner*

***Bild 1:*** *Beide Hände sind schulterweit auf dem Boden abgestützt. Die Füße sind komplett geschlossen und mit der kompletten Fußsohle aufgestellt.*

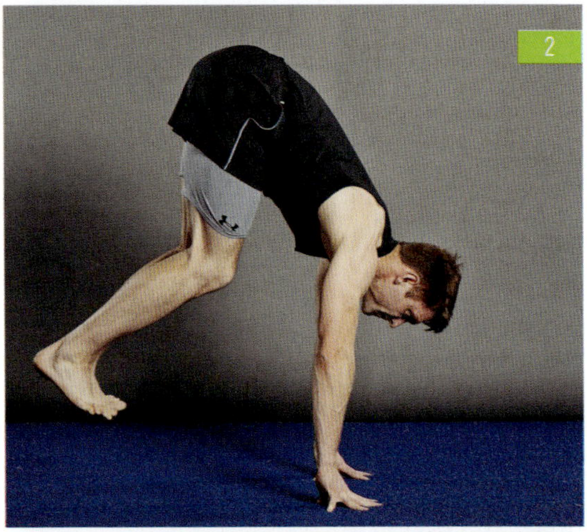


***Bild 2:*** *Verlagern Sie das Gewicht leicht nach vorne und drücken Sie dabei die Hüfte mit einem explosiven Impuls nach oben. Sie heben Ihre Füße vom Boden ab und führen sie geschlossen in einem kleinen Hüpfer nach vorne.*

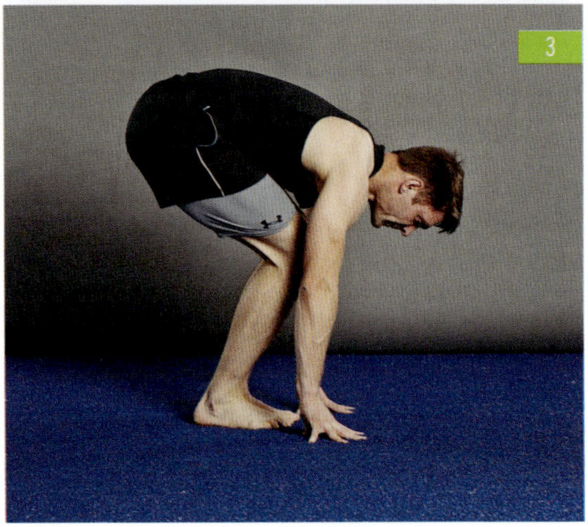


***Bild 3:*** *Versuchen Sie, mit den Füßen leise und so nahe wie möglich an Ihren Händen zu landen, jedoch nicht davor. Ihr Rücken ist leicht gerundet, der Hals in Verlängerung der Wirbelsäule.*

**Tipp:** Pressen Sie die Fußinnenkanten und die Oberschenkelinnenseite fest zusammen. Dadurch wird Ihre Bauchmuskulatur noch stärker aktiviert.

**Empfohlene Wiederholungszahl:**
8–10 Wiederholungen

### *Intermediate – Monkey Handstand*

*Bringen Sie Ihr Gesäß nahezu senkrecht über die Schultern, die Beine bleiben geschlossen und gebeugt. Ihre Hände tragen das ganze Gewicht. Versuchen Sie, die Füße zwischen zwei und drei Sekunden in der Luft zu halten, bevor Sie sie wieder auf den Boden absetzen. Experimentieren Sie, wie lange Sie Ihre Beine in der Luft halten können. Dieser »Monkey Handstand« ist eine exzellente Vorübung für den Handstand.*

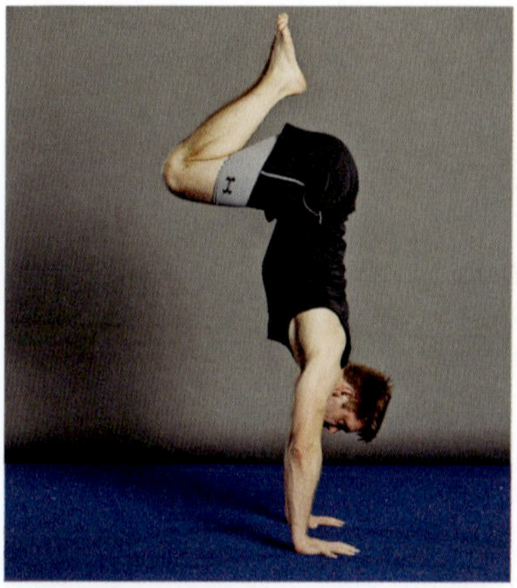

**Empfohlene Wiederholungszahl:**
6–8 Wiederholungen

### *Advanced – einarmiger Monkey*

***Bild 1:*** *Ein Arm ist mittig vor dem Körper auf dem Boden abgestützt.*

***Bild 2:*** *Drücken Sie sich mit den Füßen vom Boden ab. Die Füße bleiben im Sprung geschlossen. Halten Sie die Sprunghöhe zu Beginn eher moderat, um die Kontrolle zu behalten. Das ganze Körpergewicht lastet nun auf einer Hand.*

***Bild 3:*** *Landen Sie leise neben den Händen.*

**Tipp:** Halten Sie den Blick auf den Handrücken der Stützhand gerichtet und spreizen Sie die Finger der Hand so weit wie möglich auf.

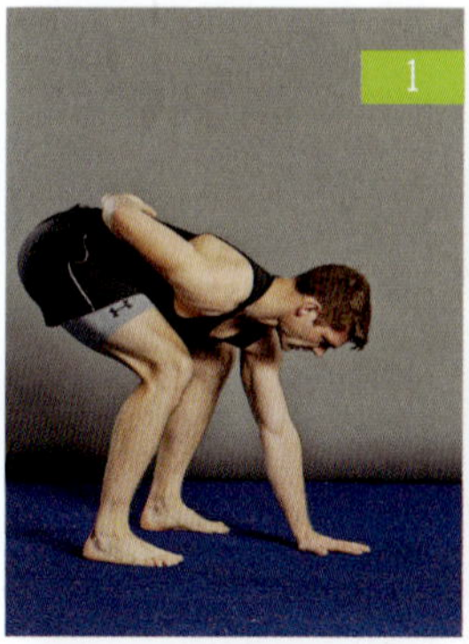


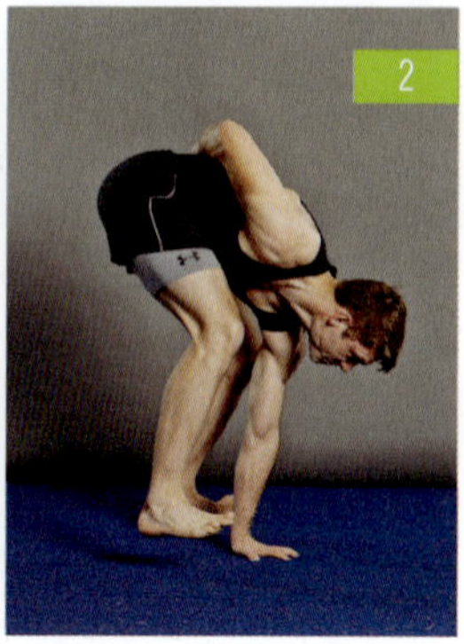


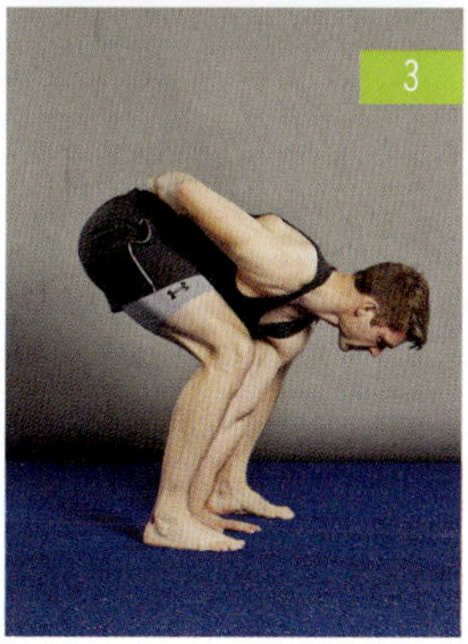


**Empfohlene Wiederholungszahl:**
4–6 Wiederholungen pro Arm

# Trainingspläne

## Warm-up-Programme

Die folgenden Warm-up-Programme kombinieren Übungen aus den drei Gruppen Mobilisation, Stabilisation und Aktivierung in exemplarischer Form. Sie können unter Berücksichtigung dieser Gruppen jederzeit Ihr eigenes Warm-up zusammenstellen!

## 5-Minuten-Quickstart bei Zeitmangel

Dieses Warm-up ist perfekt, wenn es schnell gehen muss. Variieren Sie den Plan nach 4–6 Wochen, damit Ihr Körper andere Bewegungsreize bekommt. Veränderte Reize stimulieren eine Statusverbesserung.

Wiederholen Sie jede Übung entsprechend der angegebenen Wiederholungszahl. Dann wenden Sie sich der nächsten Übung zu. Achten Sie auf kontrollierte Ausführung. Pro Übung sollten Sie ca. 50 Sekunden Zeit einplanen. Zu Beginn werden Sie weniger Wiederholungen in diesem Zeitfenster schaffen. Das macht nichts, denn saubere Technik ist wichtiger. Mit wachsender Sicherheit werden es mehr Wiederholungen pro Übung.

### *Quickstart A*

| **Übungen** | **Bemerkung** | **Wiederholungen** |
|---|---|---|
| Point & Flex & Circle | | 14–16 pro Seite |
| Air Walk | | 8–12 pro Seite |
| Horse & Cat | | 8–10 |
| Mermaid | Alle 2 Level | 6–8 pro Seite |
| Rolling Pattern, Hip extended | Oberkörper & Unterkörper | 6–8 pro Variante |

### *Quickstart B*

| **Übungen** | **Bemerkung** | **Wiederholungen** |
|---|---|---|
| Rolling Pattern, Hip flexed | Alle 4 Level | 6–7 pro Seite pro Level |
| Rocking | | 4–6 |
| Übersetzen | Alle 4 Level | 4–5 pro Level |
| Schwertzieher | Sitzend, liegend oder stehend | 6–8 |

## Langes Warm-up: 10 Minuten

Wenn Sie etwas mehr Zeit zur Verfügung haben, können Sie bei den einzelnen Warm-up-Übungen jeweils mit der Beginner-Variante starten. Wiederholen Sie die Grundbewegung 4–6 Mal und lassen Sie im Anschluss sofort die nächste Progressionsstufe (Intermediate, Advanced) mit 4–6 Wiederholungen folgen. Das Grundmuster der Bewegung bleibt erhalten, und Sie arbeiten sich nach dem Prinzip vom Leichten zum Schwereren vor. Dabei werden Sie Ihre Feinmotorik von Wiederholung zu Wiederholung verbessern.

### *10-Minuten-Warm-up A*

| **Übungen** | **Bemerkung** | **Wiederholungen** |
|---|---|---|
| Point & Flex & Circle | | 8–10 pro Seite |
| Air Walk | | 8–12 pro Seite |
| Rolling Pattern, Hip flexed | Alle 4 Level | 6–8 pro Level |
| Rocking | | 6–8 |
| Übersetzen | Alle 4 Level | 6–8 pro Level |
| Schwertzieher | Sitzend, liegend oder stehend | 6–8 |

### *10-Minuten-Warm-up B*

| Übungen | Bemerkung | Wiederholungen |
|---|---|---|
| Point & Flex & Circle | | 8–10 pro Seite |
| Air Walk | | 8–12 pro Seite |
| Mermaid | Level 2 | 6–8 pro Seite |
| Rocking | | 4–6 |
| Rolling Pattern, Hip extended | Oberkörper & Unterkörper | 6–8 pro Variante |
| Rolling Pattern, Hip flexed | Level: Advanced & Ultra Advanced | 6–8 pro Level |
| Schwertzieher | Sitzend, liegend oder stehend | 6–8 |

## Animal-Moves-Trainingsprogramme

Die Animal-Moves-Trainingsprogramme setzen unterschiedliche Schwerpunkte, von Kraftaufbau über Konditionsaufbau (Metabolic Training) bis zum Aufbau von Bewegungsfähigkeiten (Skill-based Workout).

In der Regel benötigen Sie für ein Workout zwischen 25 und 45 Minuten, wenn Sie sich an den Trainingsplänen orientieren. Natürlich können Sie nach Belieben weitere Übungen zu Ihrem Training hinzufügen. Achten Sie dabei auf den jeweiligen Fokus der Übung.

Sie können jeden Plan auf folgende Arten trainieren:

- Wiederholungszahl mit einer vorgegebenen Anzahl von Sätzen

- nach Zeitvorgabe (z. B. 2 Minuten) mit einer vorgegebenen Anzahl an Sätzen

Machen Sie nach jedem Satz eine Pause von 30 Sekunden bis zu einer Minute, bevor Sie den nächsten Satz trainieren.

Gönnen Sie sich immer einen Tag Ruhe nach einem Trainingstag. An den Ruhetagen empfiehlt es sich, zur Regeneration Übungen aus dem Warm-up durchzuführen.

# 1. Trainingsprogramme Kraftaufbau

| **Workout-Typ** | **Ganzkörper** | | |
|---|---|---|---|
| Warm-up | Quickstart A (5 Minuten) oder 10-Minuten-Warm-up A | | |
| **Main Session** | | | |
| Animal Move | Wiederholungen/ Sätze | Dauer/Sätze | Anmerkungen |
| Scorpion Stretch | 8 Wdh. x 2 S | 90 sec x 2 S | |
| Crab to Beast | 10 Wdh. x 2 S | 90 sec x 2 S | Variieren Sie die Transitions |
| Duck Walk | 12 Wdh. x 2 S | 120 sec x 2 S | |
| Awakening Dog | 8 Wdh. x 2 S | 90 sec x 2 S | |
| Dog Crunch | 6 Wdh. x 2 S | 60 sec x 2 S | |
| Bunny Hop | 12 Wdh. x 2 S | 60 sec x 2 S | |
| Monkey Move frontal | 10 Wdh. x 3 S | 60 sec x 3 S | |

*Wdh. = Wiederholung; 1 Wdh. entspricht einem Durchlauf rechts & links; S = Sätze*

| **Workout-Typ** | **Unterkörper** | | |
|---|---|---|---|
| Warm-up | Quickstart B (5 Minuten) oder 10-Minuten-Warm-up A | | |
| **Main Session** | | | |
| Animal Move | Wiederholungen/ Sätze | Dauer/Sätze | Anmerkung |
| Monkey's Salute | 14 Wdh. x 2 S | 90 sec x 2 S | |
| Eagle Wings | 8 Wdh. x 2 S | 90 sec x 2 S | |
| Lemur Dance | 14 Wdh. x 2 S | 120 sec x 2 S | |
| Duck Walk | 12 Wdh. x 2 S | 120 sec x 2 S | |
| Kangaroo Jump | 14 Wdh. x 3 S | 120 sec x 3 S | |
| Frog Jump | 10 Wdh. x 3 S | 120 sec x 3 S | |

| **Workout-Typ** | **Oberkörper** | | |
|---|---|---|---|
| Warm-up | Quickstart A (5 Minuten) oder 10-Minuten-Warm-up B | | |
| **Main Session** | | | |
| Animal Move | Wiederholungen/ Sätze | Dauer/Sätze | Anmerkung |
| Dolphin Push-up | 8 Wdh. x 2 S | 90 sec x 2 S | |
| Monkey's Salute | 12 Wdh. x 2 S | 90 sec x 2 S | |
| Wildcat Push-up | 8 Wdh. x 2 S | 120 sec x 2 S | |
| Beast Walk frontal | 16 Wdh. x 3 S | 120 sec x 3 S | |
| Lizard Crawl | 6 Wdh. x 2 S | 120 sec x 3 S | |
| Crab Reach | 12 Wdh. x 3 S | 120 sec x 3 S | |

| **Workout-Typ** | **Core-Workout** | | |
|---|---|---|---|
| Warm-up | Quickstart B (5 Minuten) oder 10-Minuten-Warm-up A | | |
| **Main Session** | | | |
| Animal Move | Wiederholungen/ Sätze | Dauer/Sätze | Anmerkung |
| Dog Crunch (+ Kick) | 8 Wdh. x 2 S | 90 sec x 2 S | |
| Dog Frontstep/ Frontkick | 8 Wdh. x 2 S | 90 sec x 2 S | Intermediate und Advanced Level |
| Turkish Scorpion | 6 Wdh. x 2 S | 120 sec x 2 S | |
| Beast Walk sagittal | 12 Wdh. x 2 S | 120 sec x 2 S | |
| Monkey Move sagittal | 14 Wdh. x 3 S | 120 sec x 3 S | |
| Cassowary Kick | 8 Wdh. x 2 S | 90 sec x 2 S | |
| Crab Walk | 10 Wdh. x 3 S | 120 sec x 3 S | |

*Wdh. = Wiederholung; 1 Wdh. entspricht einem Durchlauf rechts & links; S = Sätze*

# 2. Trainingsprogramme Kondition – Metabolic

| **Workout-Typ** | **Ganzkörper A** | |
| --- | --- | --- |
| Warm-up | 10-Minuten-Warm-up A oder 10-Minuten-Warm-up B | |
| **Main Session** | | |
| Animal Move | Dauer/Sätze | Anmerkungen |
| Bug Roll | 60 sec x 2 S | |
| Frog Jump | 60 sec x 2 S | |
| Dolphin Push-up | 60 sec x 2 S | |
| Monkey Move frontal | 60 sec x 2 S | |
| Kangaroo Jump | 60 sec x 2 S | |

| **Workout-Typ** | **Ganzkörper B** | |
| --- | --- | --- |
| Warm-up | 10-Minuten-Warm-up A oder 10-Minuten-Warm-up B | |
| **Main Session** | | |
| Animal Move | Dauer/Sätze | Anmerkungen |
| Bunny Hop | 60 sec x 2 S | |
| Duck Walk | 60 sec x 2 S | |
| Wildcat Push-up | 60 sec x 2 S | |
| Bear Walk | 60 sec x 2 S | |
| Crab Flip | 60 sec x 2 S | |

| **Workout-Typ** | **Core-Workout** | |
|---|---|---|
| Warm-up | 10-Minuten-Warm-up A oder 10-Minuten-Warm-up B | |
| **Main Session** | | |
| Animal Move | Dauer/Sätze | Anmerkungen |
| Dog Crunch (+ Kick) | 60 sec x 2 S | |
| Lizard Crawl | 60 sec x 2 S | |
| Cassowary Kick | 60 sec x 2 S | |
| Bug Roll | 60 sec x 2 S | |
| Turkish Scorpion | 60 sec x 2 S | |

*S = Sätze*

# 3. Trainingsprogramm Skill-Based

| Workout-Typ | Plyometrie-Workout | | |
|---|---|---|---|
| Warm-up | 10-Minuten-Warm-up A oder oder 10-Minuten-Warm-up B | | |
| **Main Session** | | | |
| Animal Move | Wiederholungen/ Sätze | Dauer Sätze | Anmerkung |
| Frog Jump | 16 Wdh. x 3 S | 90 sec x 3 S | |
| Duck Walk | 16 Wdh. x 3 S | 90 sec x 3 S | Intermediate & Advanced |
| Kangaroo Jump | 16 Wdh. x 3 S | 90 sec x 3 S | |
| Cassowary Kick | 8 Wdh. x 3 S | 60 sec x 3 S | Advanced |

*Wdh. = Wiederholung; 1 Wdh. entspricht einem Durchlauf rechts & links; S = Sätze*

# »Freestyle« Animal Moves

Wenn Sie Lust haben, selbst kreativ zu werden und eigene Animal-Moves-Kombinationen zu entwickeln, hier noch ein paar Anregungen!

## a) Spielen Sie mit den »Transitions«

Wir hatten es schon in den einleitenden Kapiteln erwähnt: In den Transitions (Übergängen zwischen den Tierübungen) liegt viel Potenzial! Hier sind Ihrer Kreativität keine Grenzen gesetzt. Es ist ein ständiger, fließender und geschmeidiger Übergang zwischen den einzelnen Positionen und Übungen möglich.

Wir geben hier nur ein paar Ideen mit auf den Weg, beispielhaft für den Wechsel vom Beast Walk zur Crab oder auch umgekehrt:

- Transition 1: Sie sind im Beast. Auf der gleichen Seite Arm und Bein vom Boden heben. Über das auf dem Boden aufgestellte Bein und die abgestellte Hand in die Crab drehen.

- Transition 2: Senken Sie im Beast auf der gleichen Seite Ihre Schulter und das Bein auf dem Boden ab. Rollen Sie sich über die Seite auf den Rücken. Kommen Sie nun in die Crab.

- Transition 3: Sie sind im Beast. Die Knie sind ein paar Zentimeter vom Boden abgehoben. Jetzt heben Sie zusätzlich eine Hand und den gegenüberliegenden Fuß vom Boden ab. Drehen Sie sich in Richtung der am Boden aufgestellten Hand und führen Sie Ihr abgehobenes Bein unter dem Körper durch.

- Transition 4: Aus der Beast-Position senken Sie sich in Bauchlage ab und strecken beide Beine aus. Drehen Sie sich auf den Rücken und kommen Sie wieder in den Vierfüßlerstand (Crab).

- Transition 5: Aus der Beast-Position machen Sie eine Vorwärtsrolle und bleiben auf dem Gesäß sitzen. Kommen Sie nun in den Vierfüßlerstand (Crab).

- Transition 6: Aus der Crab-Position setzen Sie sich auf Ihrem Gesäß ab und kommen über eine schräge Rückwärtsrolle (wie beim Judo) oder gerade Rückwärtsrolle in den Vierfüßlerstand. Heben Sie die Knie vom Boden ab, und Sie befinden sich im Beast.

Eine weitere Veränderung kann die Höhenausrichtung Ihrer Schultern und Hüfte sein, die ebenfalls die Tierübung verändert. Damit können Sie Übergänge von einer in die nächste Position schaffen.

**Ein Beispiel:**

Beginnen sie im Bear (Hüfte höher als Schulter) und bringen Sie Ihre Hüfte etwas mehr nach unten, indem Sie Ihre Knie leicht beugen. Sie befinden sich nun in der Monkey-Position. Senken Sie Ihre Hüfte noch weiter nach unten ab, sind Sie in der Beast-Position – Ihre Schultern und Ihre Hüfte befinden sich auf der gleichen Höhe. Senken Sie nun mit versetzten Händen und Füßen sowohl Ihre Schulter wie auch Ihre Hüfte ganz nahe zum Boden ab, befinden Sie sich im Lizard. Und wenn Sie wollen, dann dasselbe gleich wieder rückwärts!

## b) Hüpfen, Krabbeln, Kriechen: Stellen Sie Ihr Workout unter eine Bewegungsidee!

Sie kennen nun Übungen verschiedener Tierspezies, die alle charakteristische Fortbewegungsformen haben. Denken Sie nur an die hüpfende Fortbewegungsform von Frosch und Känguru, den charakteristischen Gang der Primaten (Monkey Walks) oder Krabbel- und Kriechbewegungen auf allen Vieren (Beast Walk, Lizard Crawl). Sie können Übungen einer Bewegungsform kombinieren oder bewusst unterschiedlichste Spezies in Ihren persönlichen Workouts zusammenbringen.

## c) Ihr Lieblingstier ist nicht dabei? Erfinden Sie es!

Bei den vorgestellten Animal Moves handelt es sich keinesfalls um eine abgeschlossene Liste! In freier Natur können Sie so viele unterschiedliche Bewegungsformen beobachten. Denken Sie nur einmal an den Sprung eines Pferdes über ein Hindernis, einen nach hinten austretenden Esel, das charakteristische Wippen bei der Fortbewegung eines Chamäleons und an den Prankenhieb einer Raubkatze.

Sofort haben Sie ein Bild vor Ihrem inneren Auge. Folgen Sie diesem Bild und Ihrer inneren Bewegungsintelligenz, wenn Sie diese Animal Moves nachahmen.

## d) Das »Tier des Tages«

Wir haben eine Idee für Ihr spielerisches Good-Morning-Workout: Nehmen Sie sich einen kleinen Stapel Karteikarten und beschreiben Sie jede Karte mit einer Tierübung (Lizard Crawl, Bear Walk usw.). Ziehen Sie blind zwei bis vier Karten und verbinden Sie die darauf stehenden Übungen zu Ihrem Tier-Workout des Tages!

# Animal Circles

Sie sind nun mit dem Repertoire vertraut genug, um die Königsdisziplin der Animal Athletics kennenzulernen: die Animal Circles.

In den Animal Circles werden die Animal Moves auf einzigartige Weise zu komplexen, festen Übungsfolgen verkettet. Jeder Circle setzt dabei Schwerpunkte (Kraft, Plyometrie, Fortbewegungsarten etc.) und besteht aus verschiedenen Modulen, die Sie zunächst einzeln, dann in Kombination durchführen sollten. Es sieht am Anfang komplizierter aus, als es ist. Wenn Sie erst einmal ein Gefühl für die Übungsabfolge eines Circle entwickelt haben, macht es einfach nur noch Spaß. Geben Sie sich ein wenig Zeit – es lohnt sich!

## Wie arbeiten Sie mit den Animal Circles?

- Alle Zirkel sind mit unterschiedlichen Schwierigkeitsgraden gekennzeichnet (Beginner, Intermediate, Advanced) und bestehen aus mehreren Modulen. Tasten Sie sich heran, indem Sie zuerst nur ein Modul trainieren. Legen Sie dabei den Fokus auf die Technik der Übungsausführung. Kombinieren Sie dann nur zwei Module, bevor Sie die Zirkel Schritt für Schritt, Modul für Modul weiter komplettieren.

- In den Circles werden die einzelnen Animal Moves nicht mehr näher beschrieben. Sollten Sie unsicher sein, wie ein Animal Move auszuführen ist, blättern Sie zurück zu Kapitel 4. mit den genauen Erklärungen. Sollten Sie zu oft zu den Einzelübungen zurückblättern müssen, könnte es ein Indiz dafür sein, dass Sie lieber noch eine Weile bei den einzelnen Moves verharren sollten, bevor Sie sich mit den Circles beschäftigen. Sie wissen ja: Korrektheit in der Ausführung steht immer an erster Stelle und erst wenn diese gesichert ist, macht das nächste Level auch Sinn und Spaß!

- Wenn Sie einen Zirkel zum ersten Mal trainieren, wählen Sie von den Einzelübungen zuerst immer die Beginner-Variante (Beispiel: Beast Beginner – Knie am Boden). So lernen Sie beim ersten Durchgang die Übungsabfolge kennen. Steigern Sie dann schrittweise die Level der Einzelübungen. Das ist quasi Ihr neuromuskuläres Warm-up. Es ist ein tolles Gefühl zu erleben, wie Ihr Körper Schritt für Schritt stärker und geschmeidiger wird.

**Wir haben »Tierfilme« für Sie vorbereitet!**

Nutzen Sie das Filmmaterial, um sich mit den Circles vertraut zu machen! Für jeden Circle haben wir ein Video vorbereitet, das Ihnen Step by Step die Abfolge der Übungen zeigt. Das ist der leichteste und unterhaltsamste Weg, sich die komplexen Abfolgen der Animal Moves zu merken.

## Modulieren Sie die Belastungsintensität Ihres Circle!

Sie steuern die Belastungsintensität der Circle über folgende Faktoren:

- Anzahl der Wiederholungen jeder Einzelübung eines Moduls (Zeitkomponente und Belastungskomponente)
- Anzahl der Wiederholungen jedes Moduls, bevor Sie zum nächsten Modul weiter gehen
- Anzahl der Wiederholungen jedes einzelnen Circle
- Geschwindigkeit bei der Durchführung der Circle
- Wahl der Progressionsstufe (Beginner – Intermediate – Advanced) bei den Einzelübungen eines Circle
- Raumrichtung, in die Sie sich bewegen (geradeaus, schräg, kreisförmig, zickzack)

# 1. Happy Feet

Dieser Zirkel steht ganz im Zeichen des Vierfüßlers und der quadrupeden Fortbewegung. Er kombiniert verschiedene Übungen mit Ortsveränderung. So können Sie eine freie Fläche kreativ erkunden. Ihr Nervensystem muss hier schnell zwischen den verschiedenen Animal Moves umschalten. Verletzungen passieren im normalen Leben und bei Sporttreibenden immer dann, wenn sich Bewegungsrichtungen und Belastungsformen verändern – sprich, bei Veränderung der Grundbewegung. Um dieses schnelle Umschalten zu trainieren, ist dieser Zirkel sehr gut geeignet. Durch Reduktion der Pausen zwischen und in den einzelnen Übungen fordern Sie Ihr System noch mehr heraus.

**Schwierigkeitslevel:** Beginner-Intermediate

**Platzbedarf:** Für diesen Zirkel benötigen Sie eine Bahn von 6–8 Metern Länge. Falls Sie nicht so viel Platz haben, können Sie sich nach jedem Modul umdrehen und das nächste Modul in die andere Richtung des Raumes machen. So benötigen Sie bedeutend weniger Platz.

**Fokus:** Dieser Zirkel verbindet Mobilitätsübungen mit der Kraft Ihrer Körpermitte und schult Ihre Koordination.

Der Happy Feet besteht aus 4 Modulen:

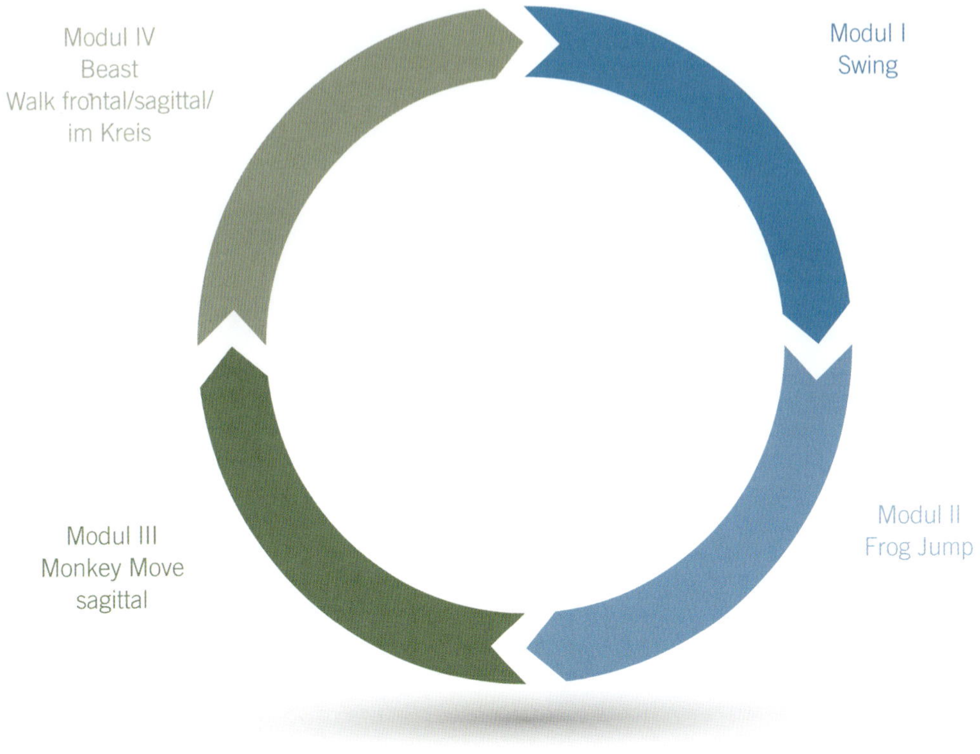

## Modul I: Swing

*Sie starten in einer hüftweiten Kniebeuge. Ihre Hände halten Sie gefaltet vor der Brust und Ihre Ellbogen sind gebeugt. Schwingen Sie nun mit geschlossenen Händen Ihre Arme zwischen den Beinen nach hinten durch und wieder nach vorne. Ihr Oberkörper und Ihr Becken folgen der Bewegung. Die Übung bereitet Sie auf die nächste Bewegung vor. Wiederholen Sie die wippende Bewegung 4–6 Mal.*

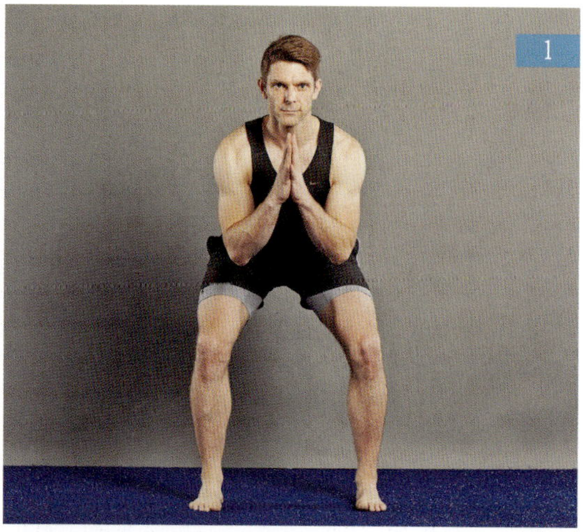


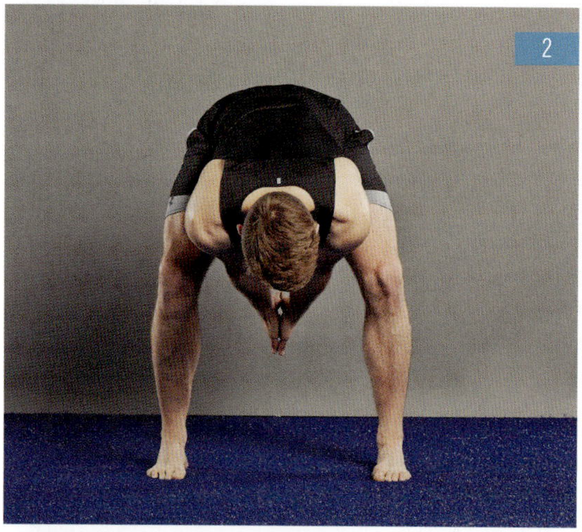


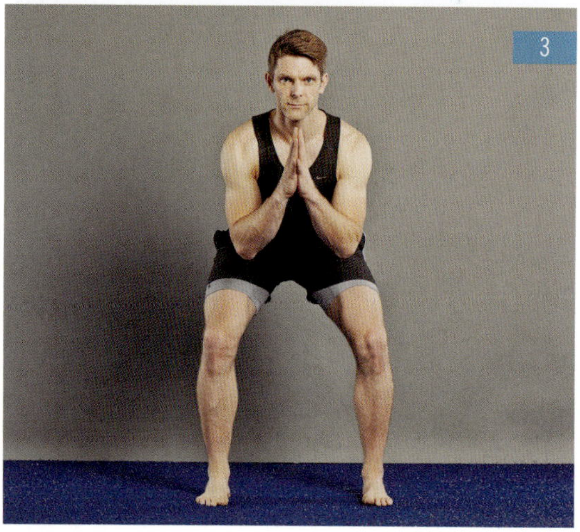

## Modul II: Frog Jump

*Setzen Sie nun Ihre Hände auf dem Boden ab und führen Sie zwei bis drei Frog Jumps nach vorne aus. Wenn Sie wollen, springen Sie im Frog Jump dieselbe Strecke wieder zurück. Sie können die Bewegung auch mit einem Push-up vorne und/oder einem Sprung am Ende kombinieren (siehe Intermediate- und Advanced-Ausführung des Frog Jump). Sie entscheiden selber, wie oft Sie nach vorne und zurückgehen. Ihr Herz-Kreislauf-System wird in dieser Kombination außergewöhnlich gefordert.*

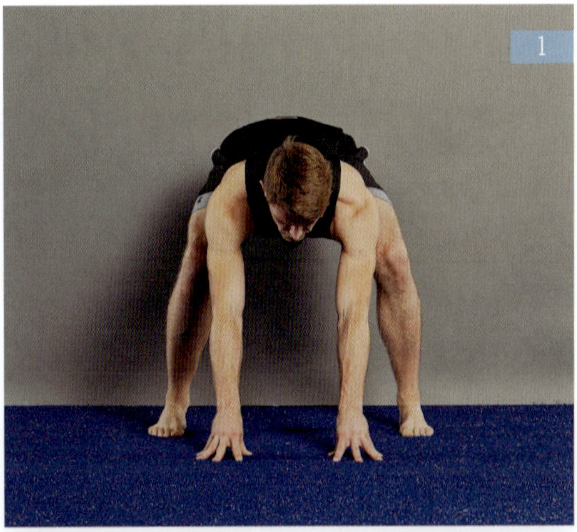


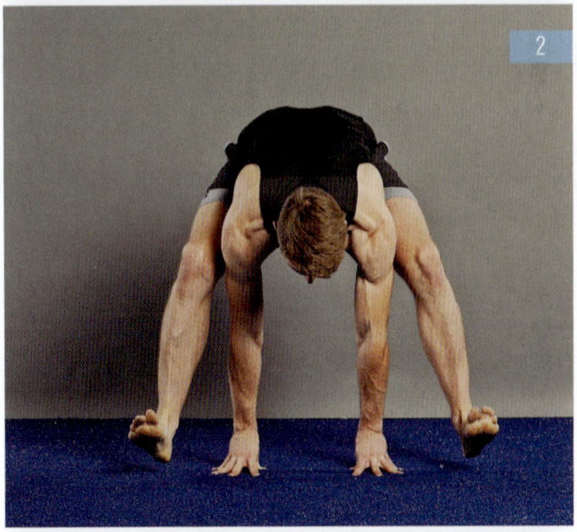


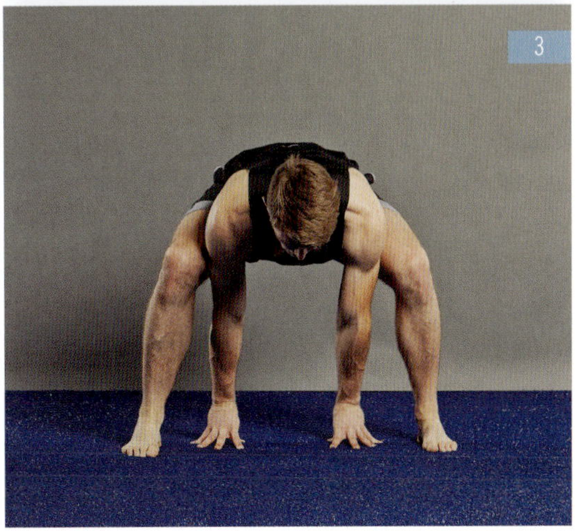

## *Modul III: Monkey Move sagittal*

*Schließen Sie die Froschbeine zum Monkey. Beschreiben Sie nun einige Monkey Moves nach vorne. Spielen Sie mit den Levels, indem Sie sukzessive höher springen. Die Königsdisziplin ist es, im Advanced-Level 5 Sekunden die Beine oben zu halten und aus Ihrer Körpermitte kontrolliert wieder abzusenken.*

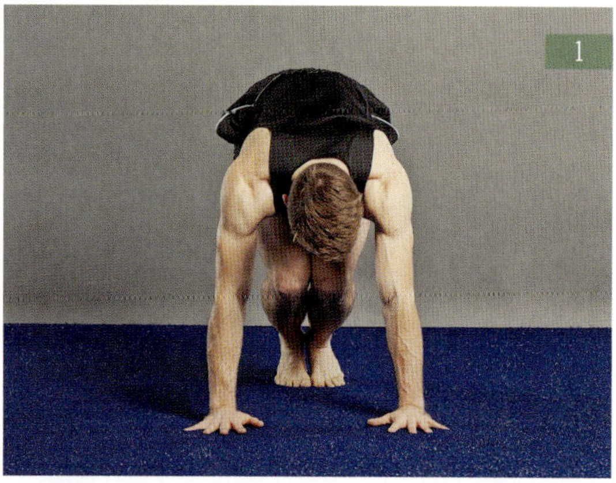
1

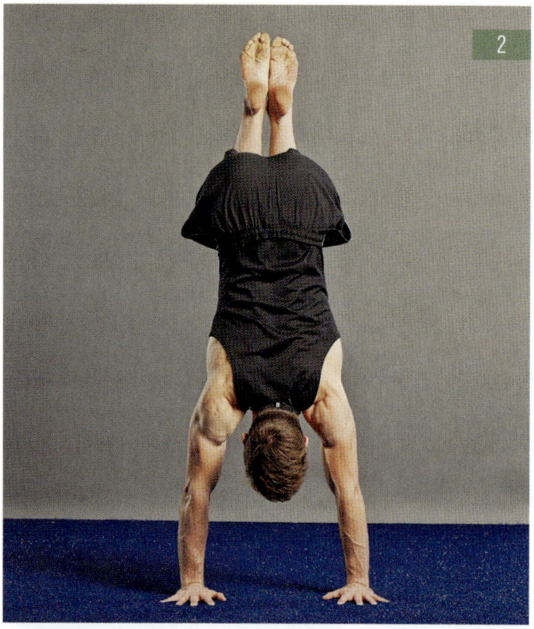
2

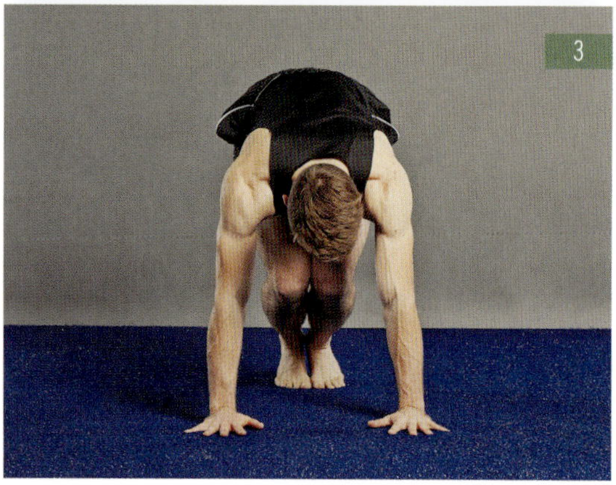
3

### Vorübung für die Planche

Diejenigen von Ihnen, die die Planche-Position aus den Calisthenics bewundern (Planche = Liegestütz ohne Bodenkontakt mit den Füßen), finden im sagittalen Monkey Move eine hervorragende Vorübung. Die neuromuskuläre Kontrolle des Schultergürtels wird hier trainiert.

## Modul IV: Beast Walk frontal/ sagittal/im Kreis

*Öffnen Sie die Monkey-Beine zum Beast. Der Beast Walk schließt diesen Circle ab. Spielen Sie hier kreativ mit unterschiedlichen Geschwindigkeiten und verschiedenen Arm-Bein-Kombinationen, z. B. über Kreuz die Arme und Beine heben und vorwärts laufen oder auf derselben Seite Hand und Fuß anheben und zur Seite gehen. Sie können auch im Beast Walk in einem großen Kreis zum Ausgangspunkt zurückgehen. Sie werden schnell merken, dass eine Kreisbewegung eine andere Belastung für Ihren Körper darstellt – umso mehr, wenn Sie sich mit höherer Geschwindigkeit fortbewegen. Gehen Sie einmal rechts herum und einmal links herum zurück.*

Der ganze Circle auf einen Blick:

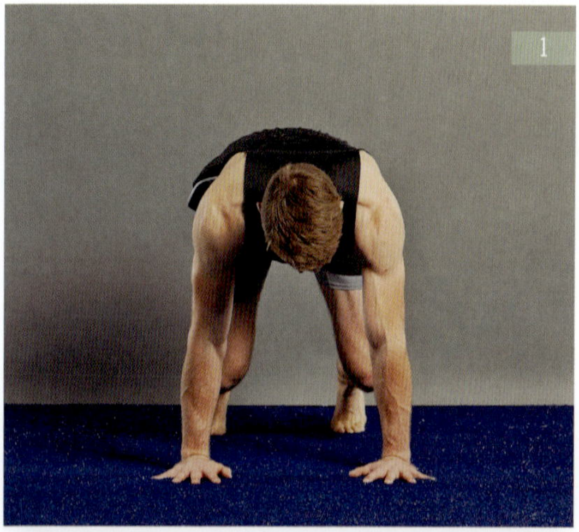


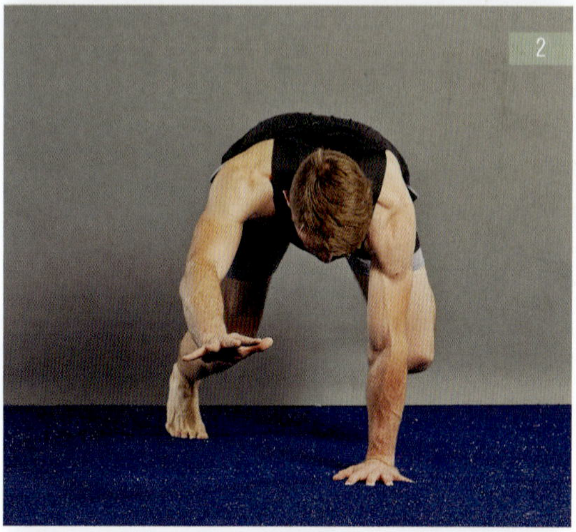


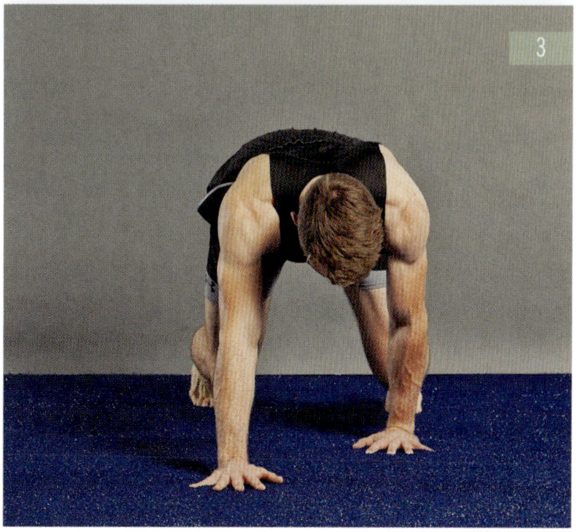

# 2. Jungle Path

Der Pfad des Dschungels ist ein Circle, der viele Raumwege miteinander vereint. Seitliche und gerade Fortbewegung, aber auch Sprünge »um die Ecke« werden in diesem Workout miteinander vereint. Ein wunderbarer Zirkel nach einem langen Arbeitstag, um den eigenen Körper zu aktivieren.

**Schwierigkeitslevel:** Beginner-Intermediate

**Platzbedarf:** Für diesen Zirkel benötigen Sie in einem Radius von 4–5 Metern Platz.

**Fokus:** Oberkörperkraft

Der Jungle Path besteht aus 6 Modulen:

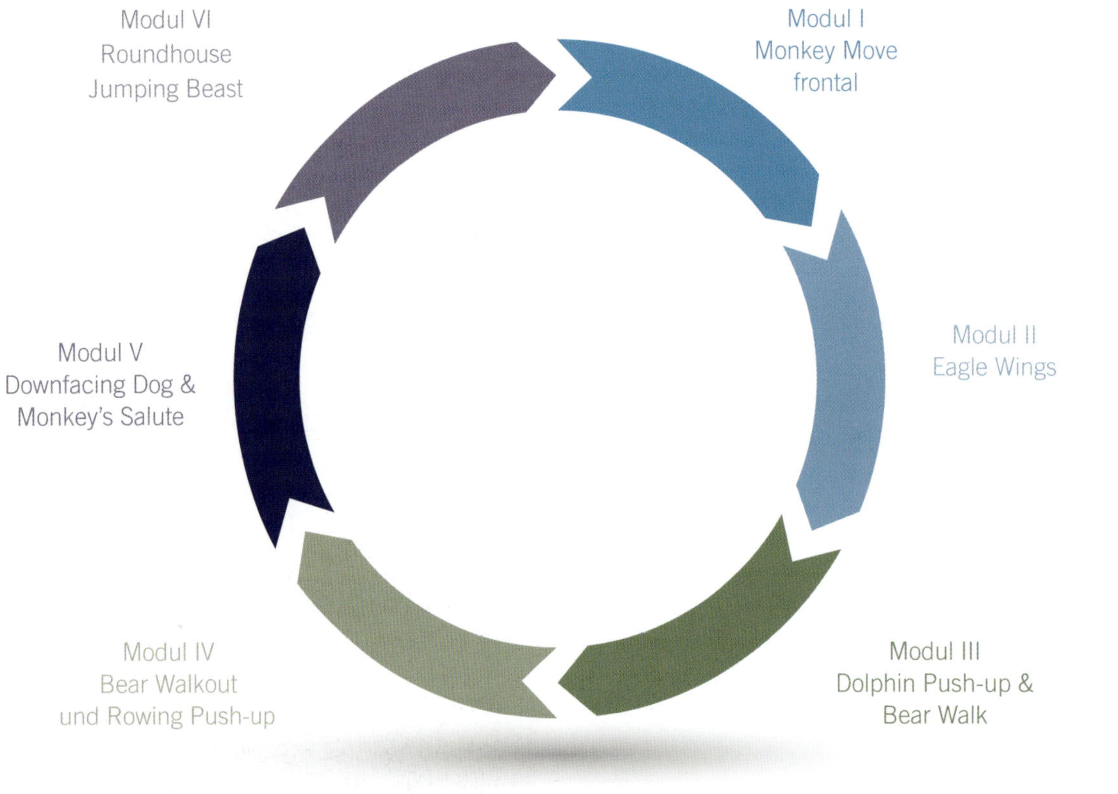

## Modul I: Monkey Move frontal

*Bewegen Sie sich im Monkey Move frontal 4–6 Mal von rechts nach links und wieder zurück. Spielen Sie dabei mit den Handstellungen (näher am Körper / weiter weg) und der Sprunghöhe. Landen Sie sanft und öffnen Sie Ihre Beine dabei weit.*

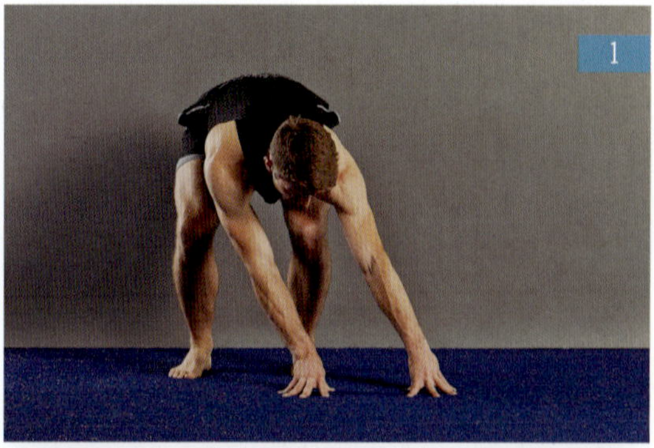


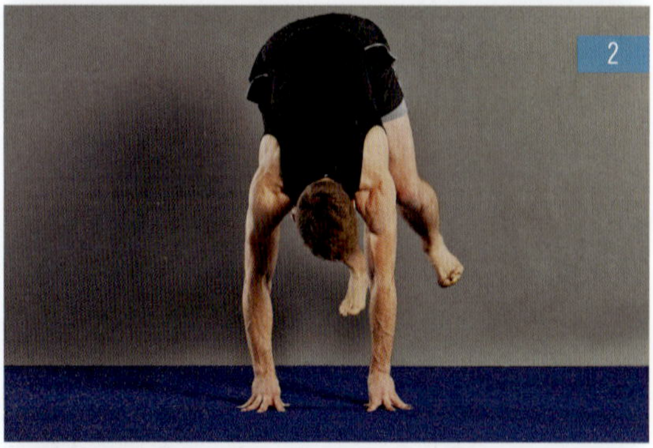


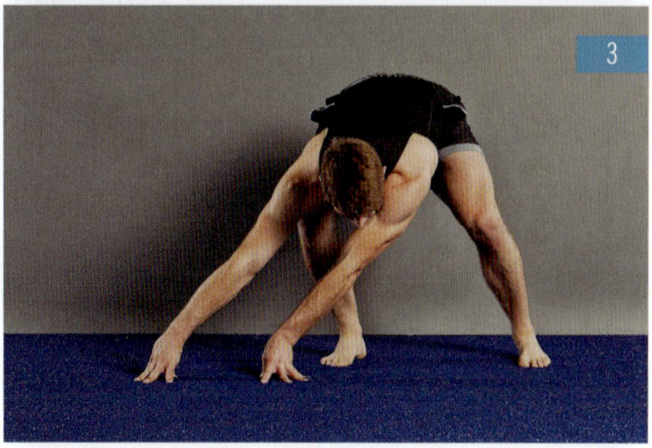


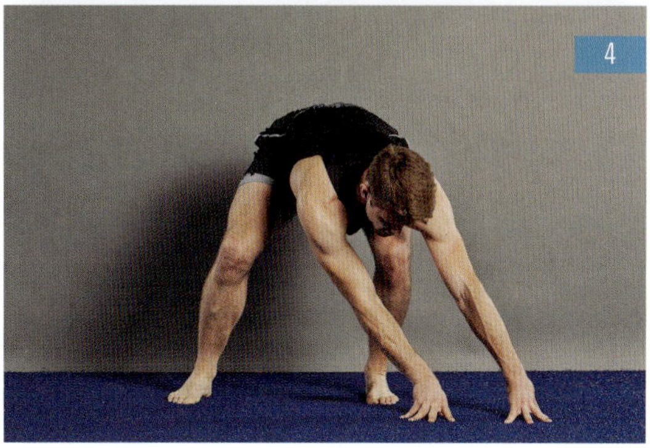

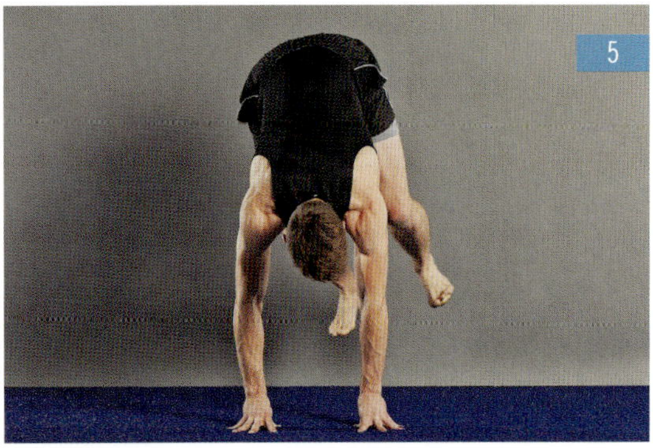
5

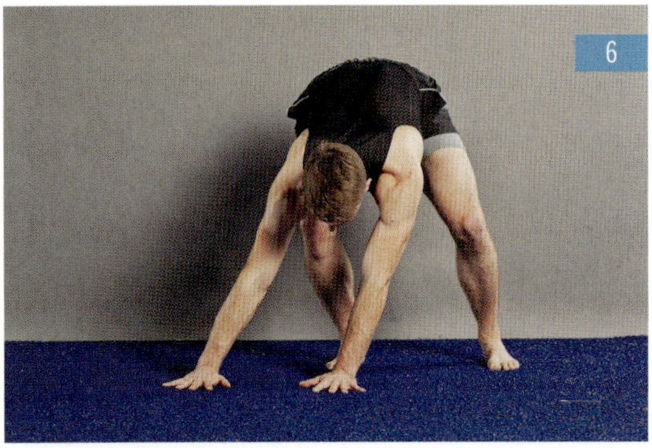
6

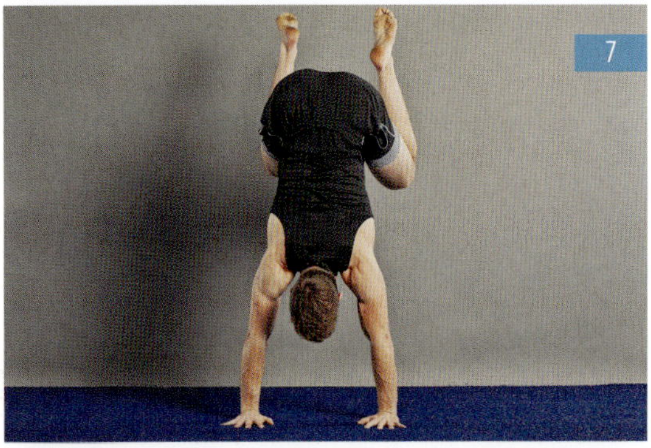
7

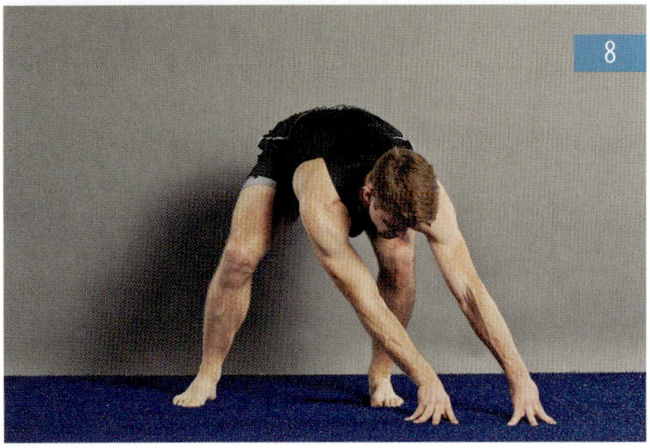
8

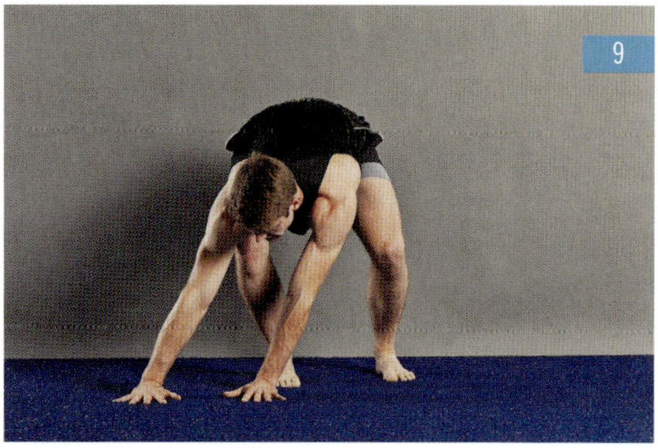
9

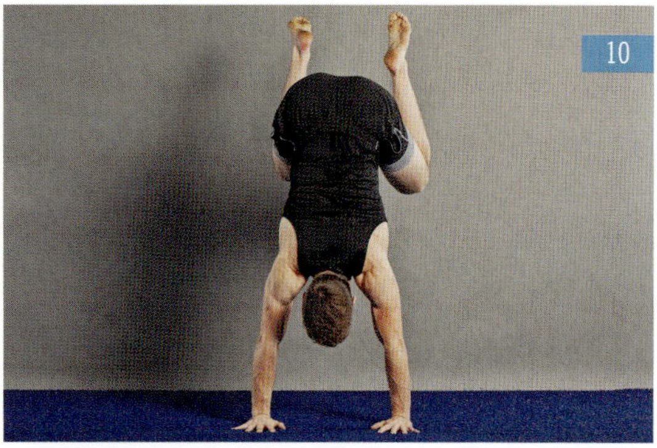
10

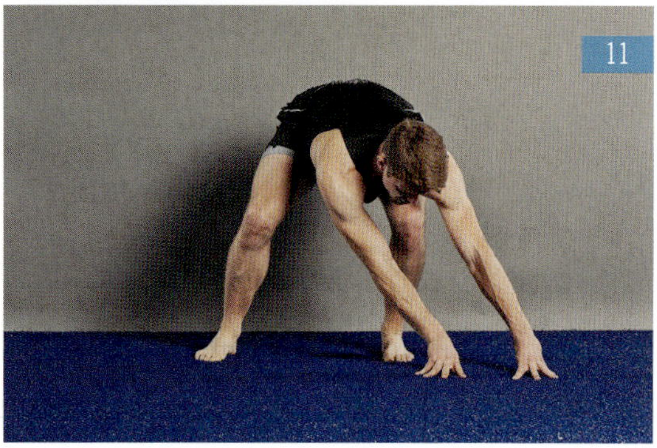
11

## *Modul II: Eagle Wings*

*Kommen Sie in den Eagle und entfalten Sie die Schwingen dynamisch 4–6 Mal von Seite zu Seite. Setzen Sie dann beide Hände auf dem Boden auf und springen Sie um 45 Grad »um die Ecke«.*

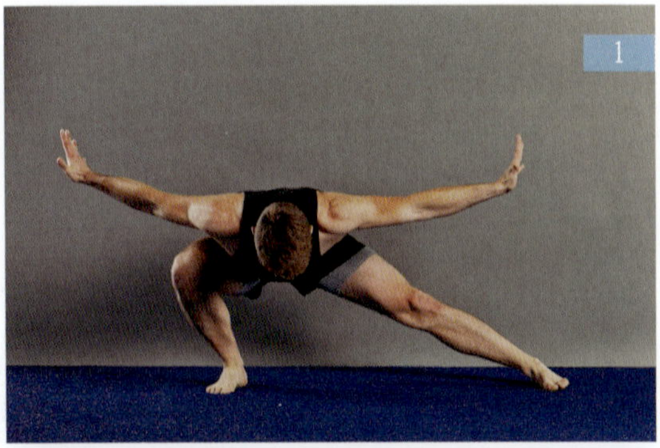


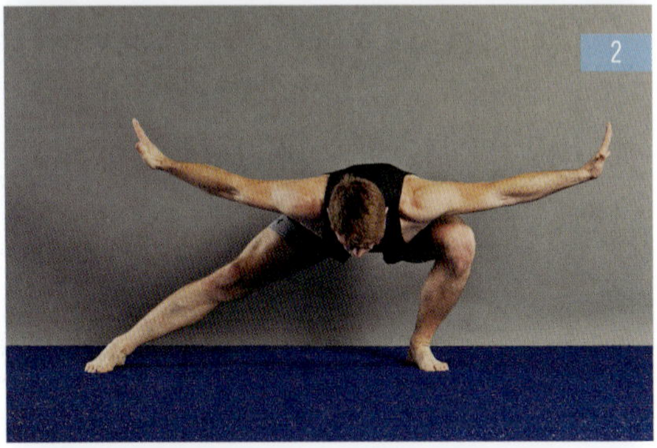


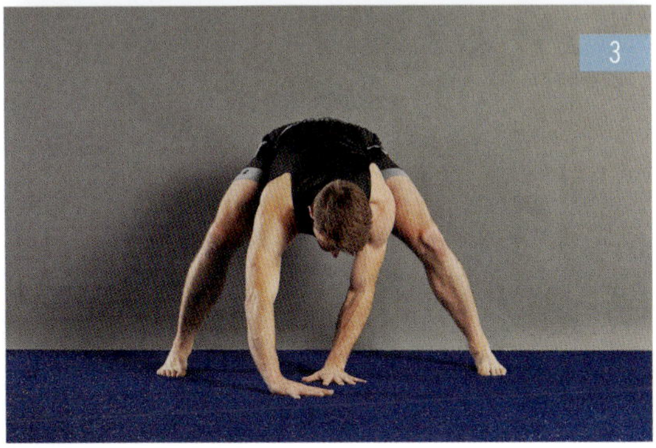


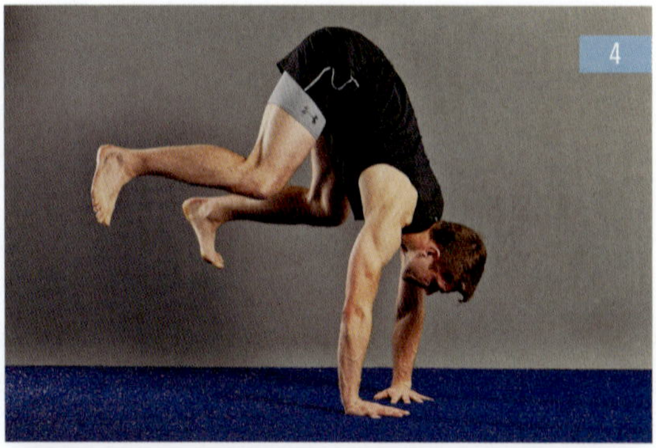


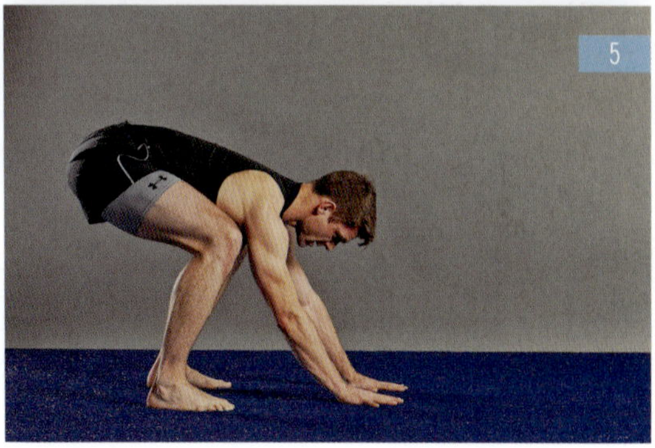

## Modul III: Dolphin Push-up & Bear Walk

*Kommen Sie in den herabschauenden Hund, heben Sie ein Bein im Knie gebeugt nach oben und führen Sie einen oder mehrere Dolphin Push-ups aus. Ihre Nase berührt dabei vor Ihren Händen den Boden. Stellen Sie dann Ihr Bein ab und wechseln Sie das Bein. Versuchen Sie in jedem Fall, auf der rechten wie auch auf der linken Seite symmetrisch zu arbeiten. Kommen Sie zurück in den herabschauenden Hund. Von dort laufen Sie im Bear Walk (Hüfte höher als Schultern) ein paar Meter vorwärts.*

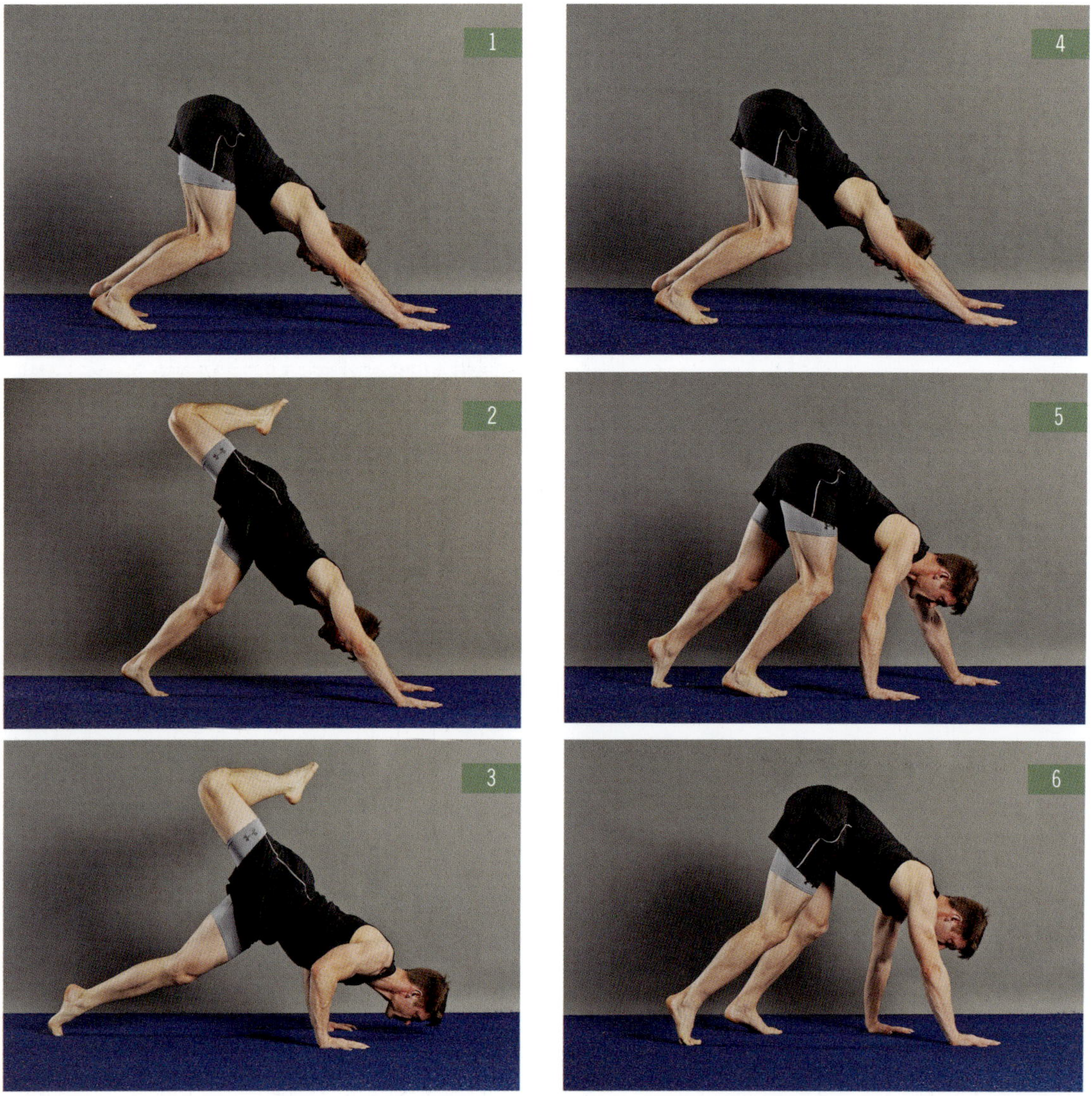

## *Modul IV: Bear Walkout & Rowing Push-up*

*Bleiben Sie in der Bear-Position und wandern Sie mit den Händen nach vorne in die Liegestützposition (Bear Walkout).*

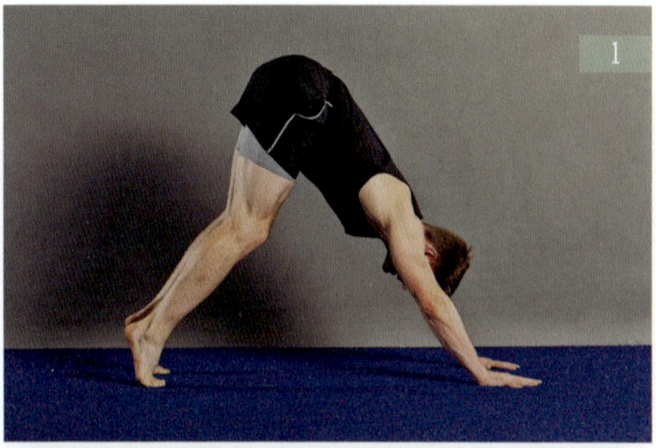


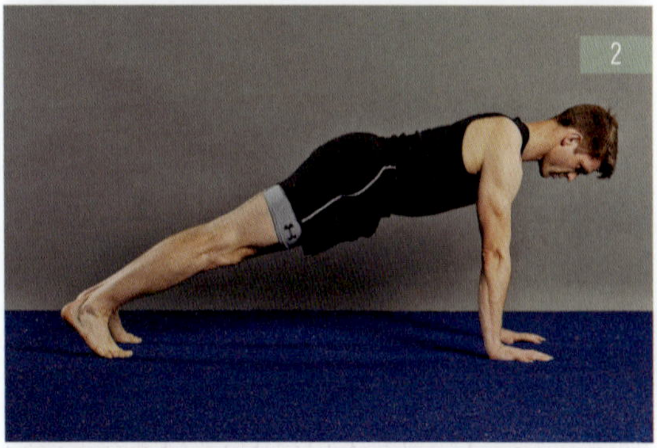


*Führen Sie einen Liegestütz durch. Wenn Sie sich aus dem Liegestütz nach oben gedrückt haben lösen Sie eine Hand vom Boden und ziehen Sie den Ellbogen nach oben. Senken Sie sich dann wieder zum Boden ab und heben Sie bei der nächsten Wiederholung den anderen Ellbogen. Führen Sie zuletzt einen klassischen Liegestütz durch.*

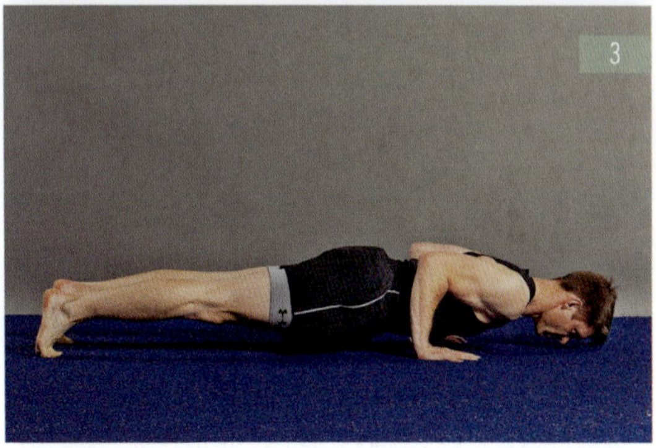

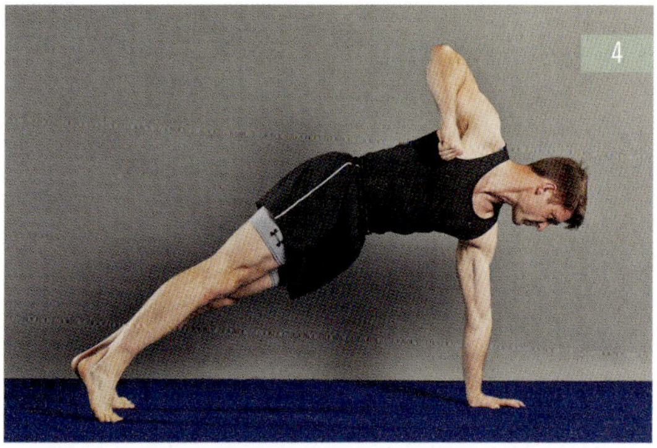
4

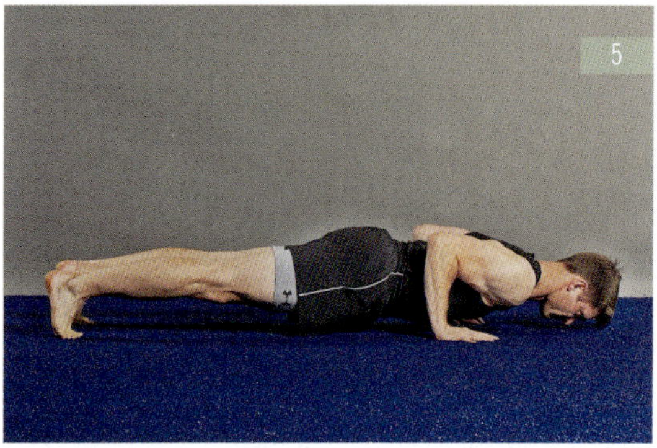
5

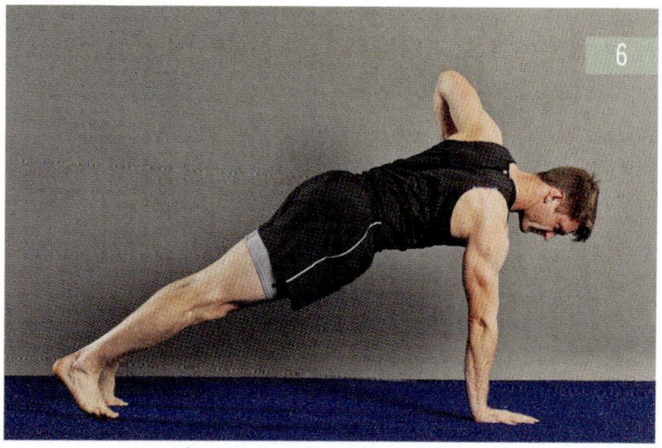
6

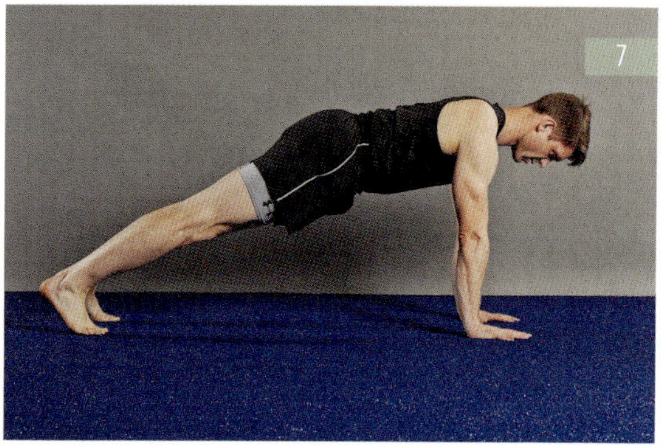
7

### *Modul V: Downfacing Dog & Monkey's Salute*

*Schieben Sie sich dann zurück in den herabschauenden Hund mit gebeugten Knien. Von dort springen Sie mit beiden Füßen einen Satz nach vorne zu Ihren Händen. Sie sind jetzt in der Hocke. Heben Sie abwechselnd Ihre Arme zum Monkey's Salute auf der rechten sowie auf der linken Seite.*

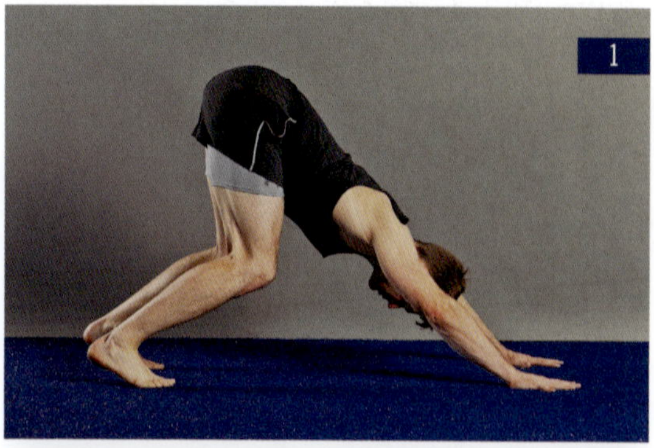


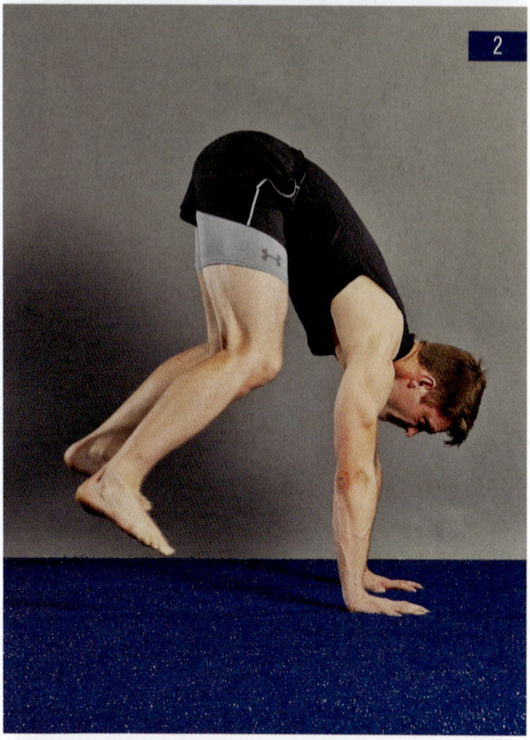


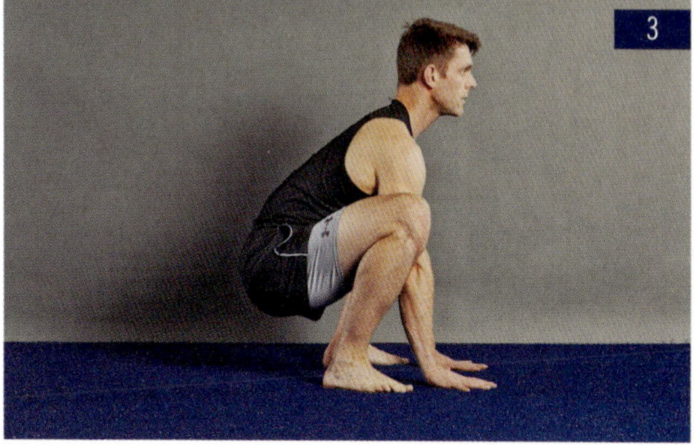

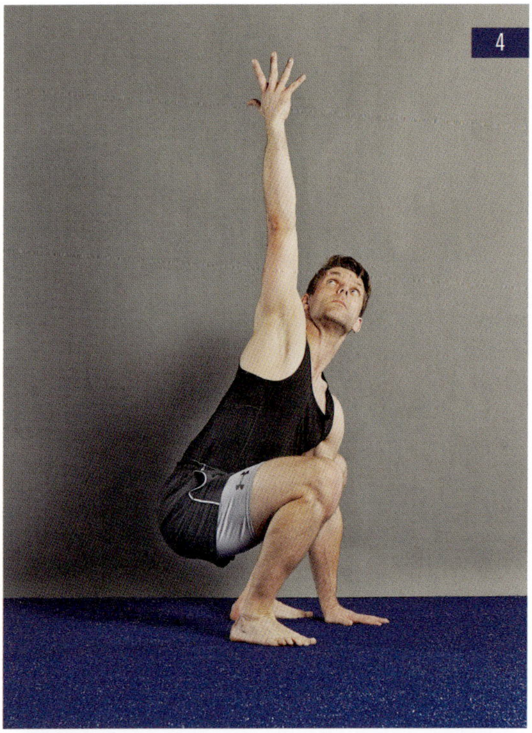
4

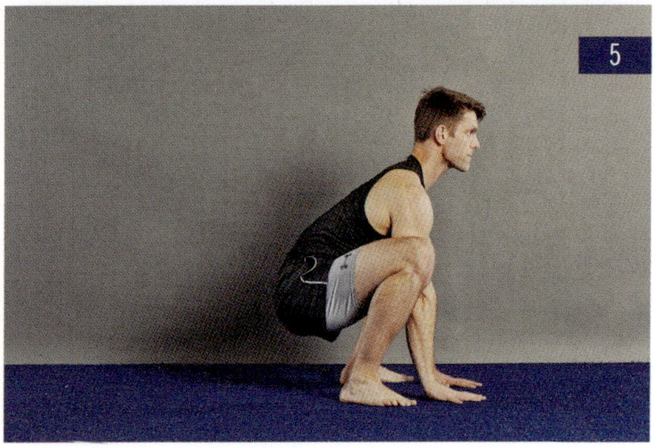
5

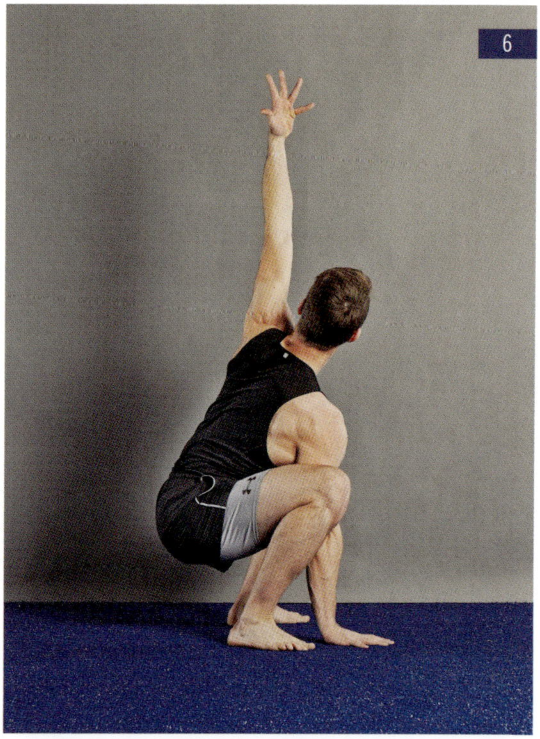
6

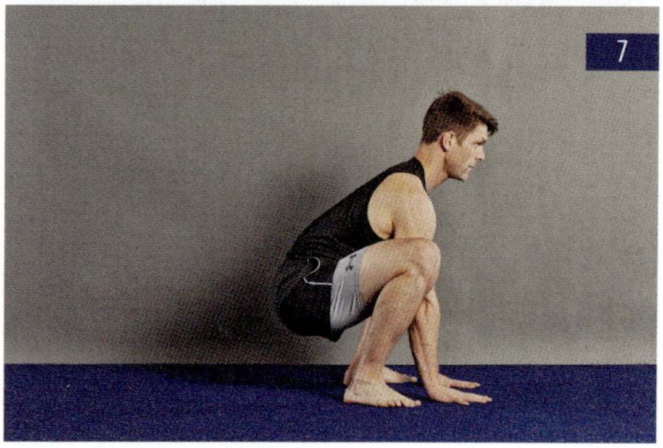
7

### *Modul VI: Roundhouse Jumping Beast*

*Heben Sie dann ihr Becken wieder etwas an. Setzen Sie beide Hände schräg rechts versetzt auf dem Boden vor sich auf. Springen Sie nun 45 Grad »um die Ecke«. Platzieren Sie Ihre Hände erneut und springen Sie wieder zurück. Lösen Sie beide Hände vom Boden ab.*

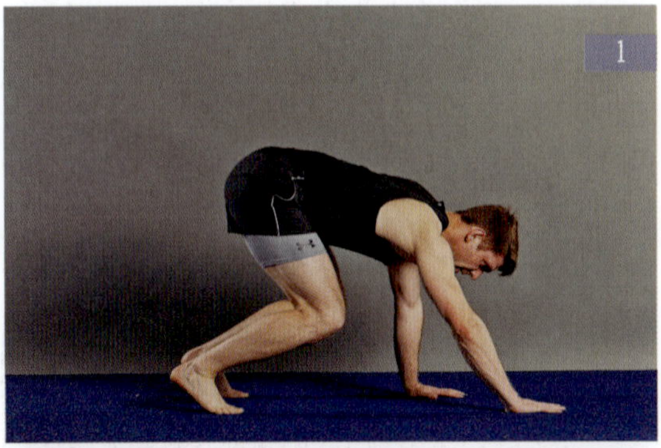


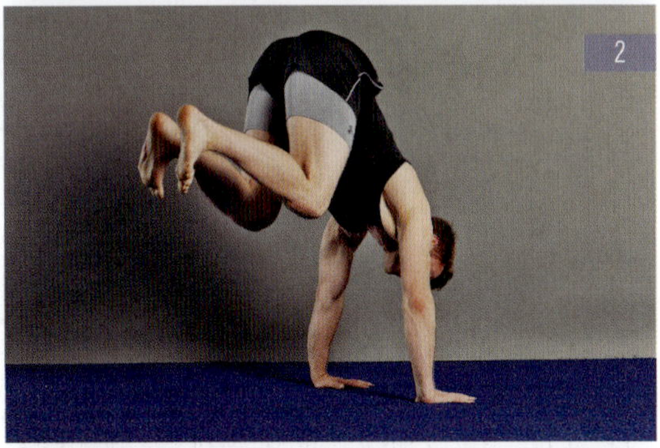


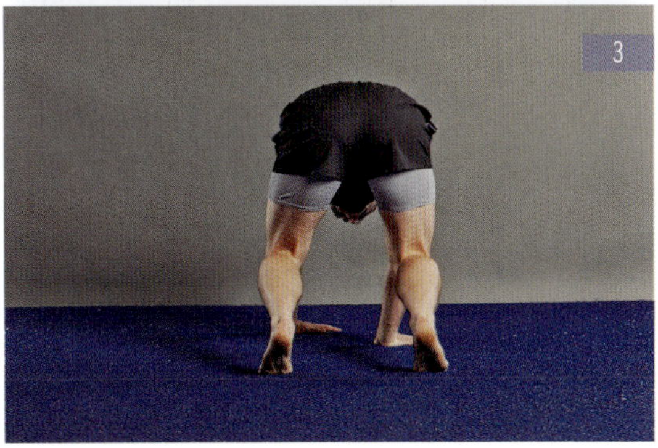


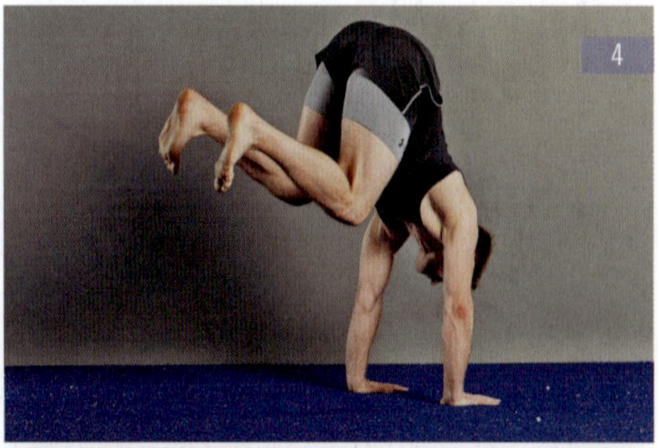


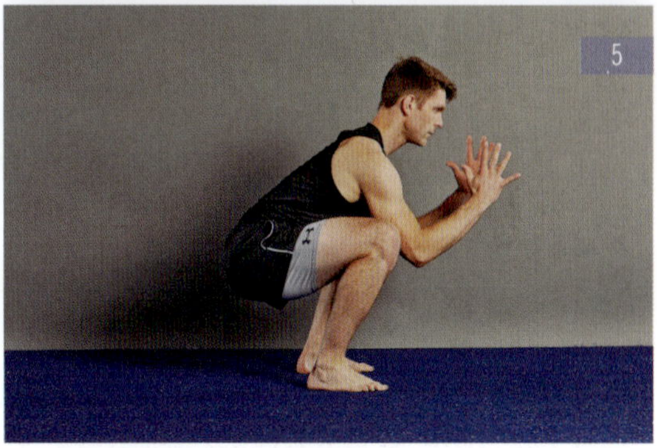


Der ganze Circle auf einen Blick:

# 3. Sonnengruß der Tiere

Im Sonnengruß der Tiere finden Sie die zwei Progressionsstufen des Turkish Scorpions kombiniert mit dem Awakening Dog, der seinerseits eine Kombination aus herabschauendem und heraufschauendem Hund ist. Ein in sich geschlossener, harmonischer Circle, der Ihnen bald leicht von der Hand gehen sollte. Perfekt, um in einen energiereichen Tag zu starten.

**Platzbedarf:** Dieser Zirkel kann ohne Ortsveränderung durchgeführt werden. Sie können ihn gut auch in einem geschlossenen Raum oder auf Reisen im Hotelzimmer durchführen.

**Schwierigkeitslevel:** Intermediate

**Fokus:** Der Sonnengruß der Tiere trainiert Ihre Antirotation, Schulterkraft und Hüftbeweglichkeit.

Der Sonnengruß der Tiere besteht aus 3 Modulen:

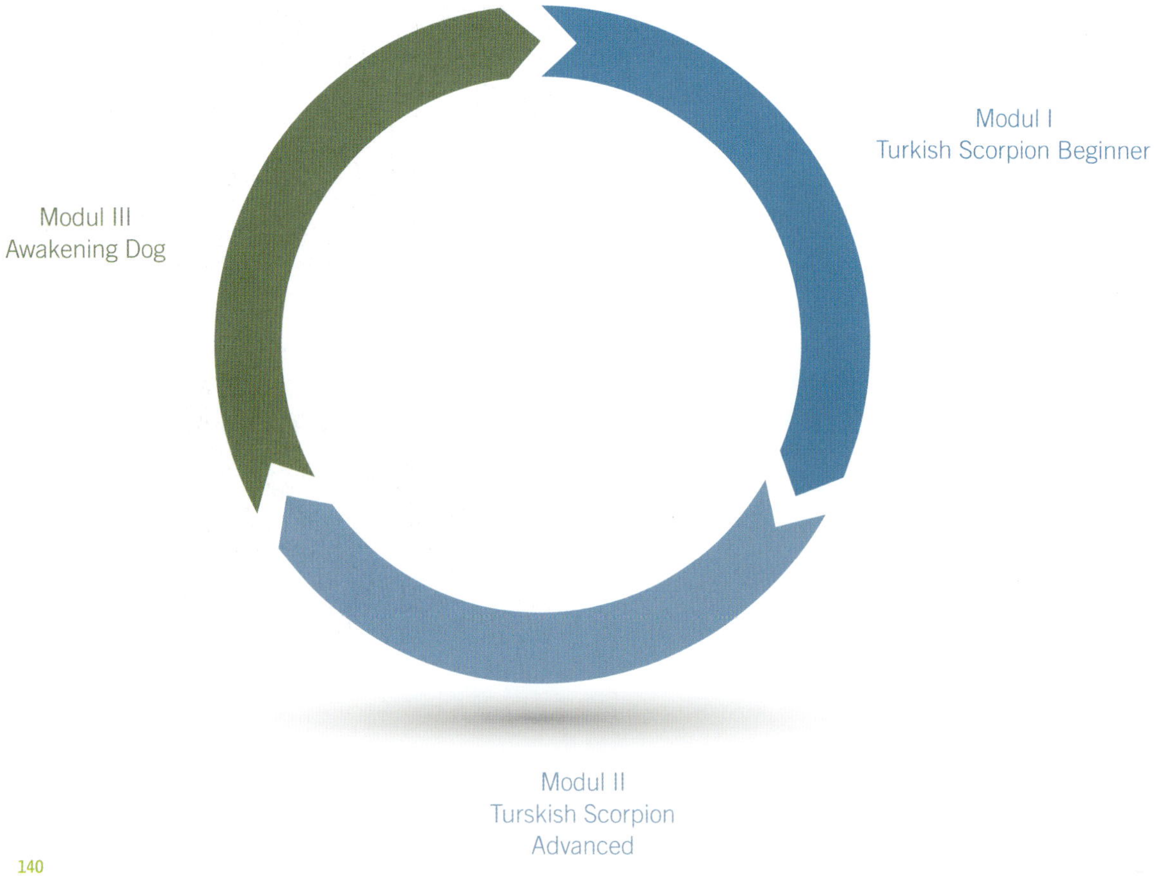

## Modul I: Turkish Scorpion Beginner

*Sie starten im herabschauenden Hund, heben ein Bein und gehen in den Scorpion. Drehen Sie sich vom »Stachel geführt« und mit starker Körpermitte nun ganz auf. Sie vollführen im Anschluss die Ausstoßbewegung aus dem Turkish Get-up und kommen dann wieder zurück in den herabschauenden Hund.*

*Wiederholen Sie den Turkish Scorpion nun mit dem anderen Bein.*

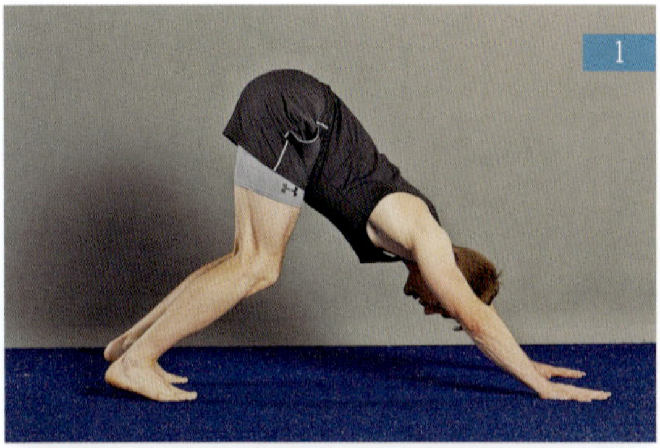


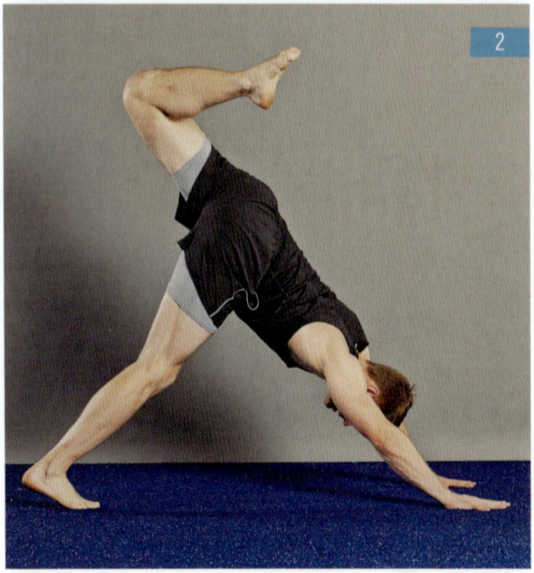


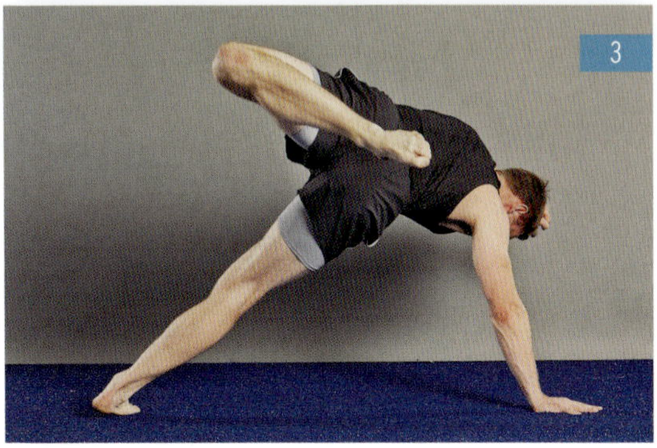

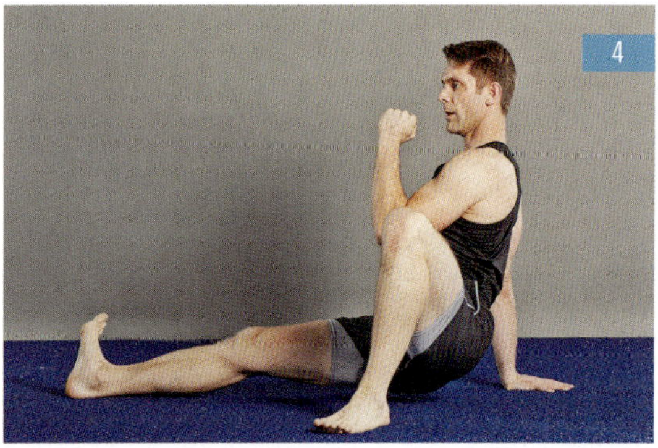
4

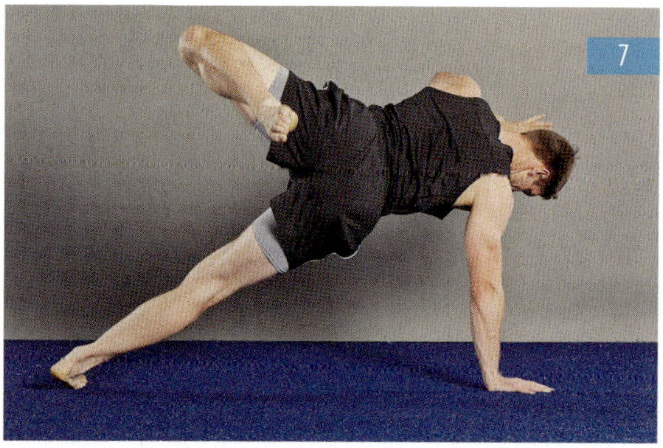
7

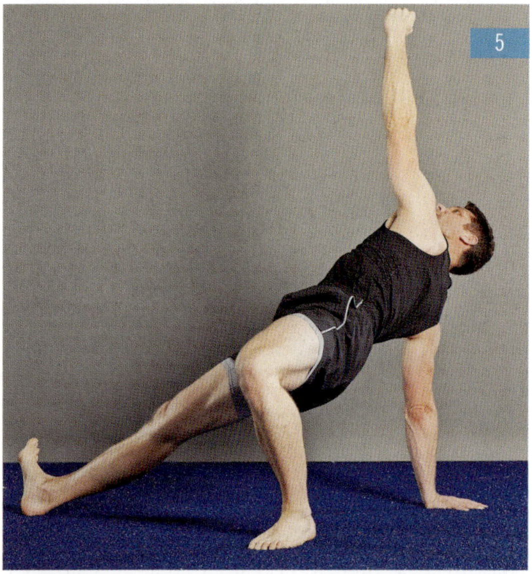
5

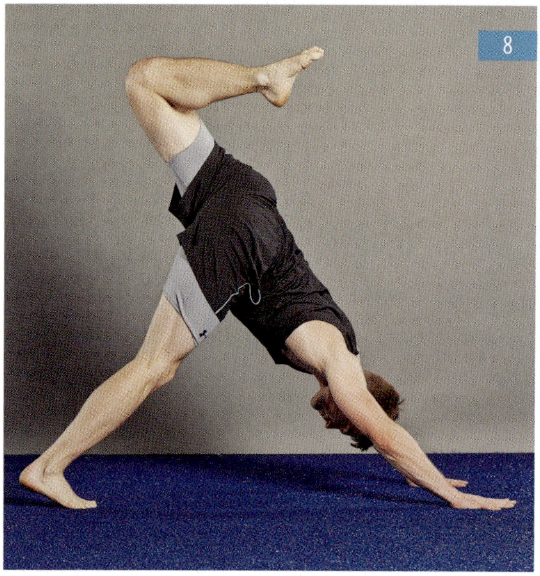
8

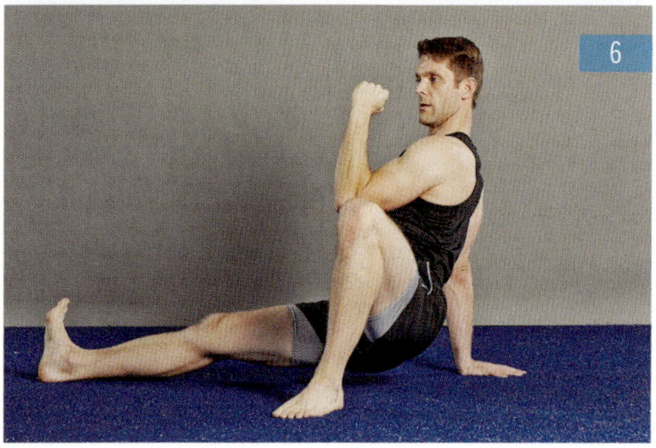
6

### *Modul II: Turkish Scorpion Advanced*

*Nun kommt die Advanced-Variante. Starten Sie im herabschauenden Hund und gehen Sie in den Scorpion. Ziehen Sie jetzt Ihr zum Skorpionstachel geformtes Bein an den Körper heran, führen Sie es unterhalb des Körpers durch, strecken Sie es aus. Schieben Sie sich mit der Kraft des aufgestellten Arms nach vorne und greifen Sie mit der anderen Hand in Richtung Fuß. Kommen Sie denselben Weg zurück, bis Sie wieder im herabschauenden Hund ankommen. Führen Sie denselben Bewegungsablauf auf der anderen Seite durch.*

**Tipp:** Kombinieren Sie erst einmal Modul 1 und 2 ca. 2–3 Mal, bevor Sie den Zirkel fortsetzen!

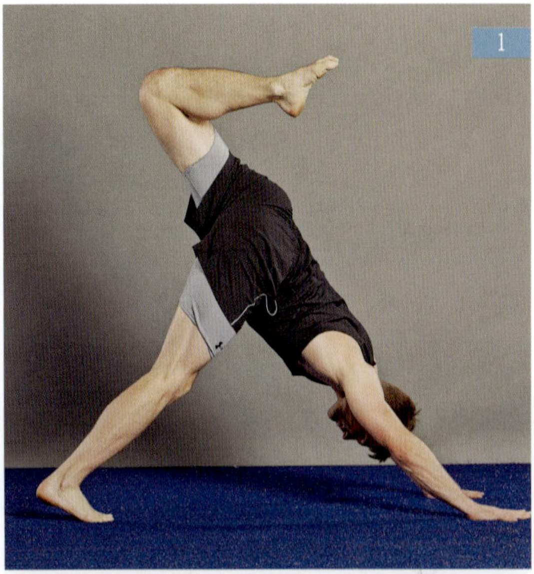


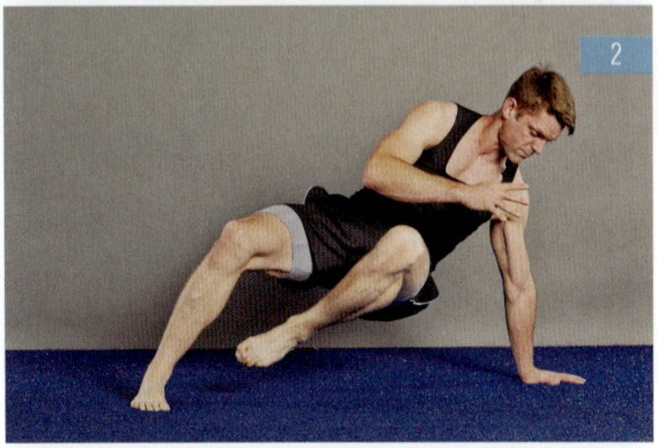


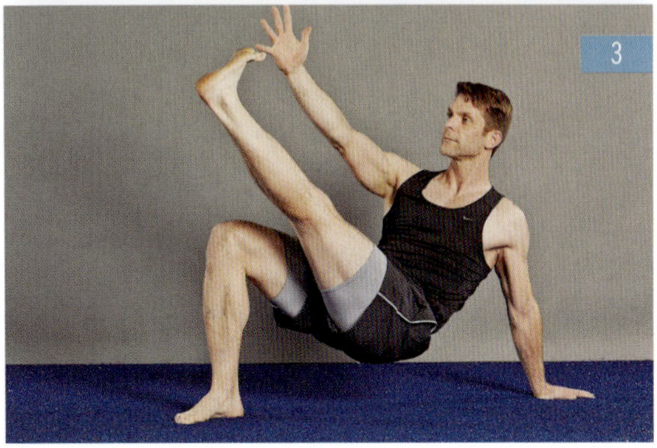

## Modul III: Awakening Dog

*Der Circle schließt mit dem Awakening Dog, einem Wechsel zwischen herabschauendem und heraufschauendem Hund. Beginnen Sie im herabschauenden Hund, kommen Sie auf die Zehenspitzen, schieben Sie sich mit einer Wellenbewegung nach vorne in den heraufschauenden Hund und wieder zurück. Wiederholen Sie die Übung mehrere Male und variieren Sie mit den unterschiedlichen Leveln, wie im vorhergehenden Übungsteil beschrieben.*

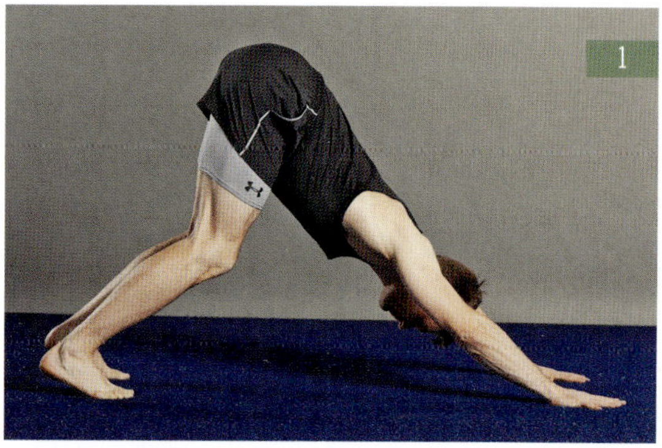


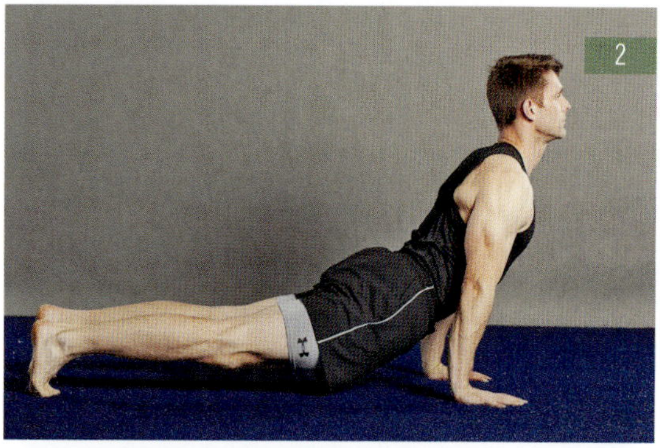


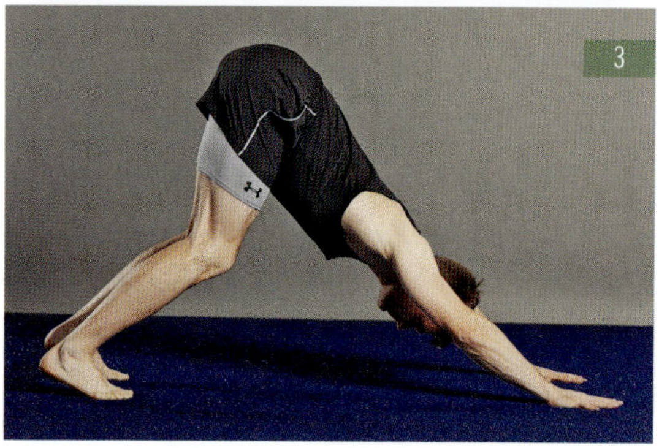


Der ganze Circle auf einen Blick:

# 4. Evolutionary Walk

Bei diesem Circle durchlaufen Sie Jahrmillionen der Evolutionsgeschichte in einer Minute und in einem Radius von nur 4 bis 5 Metern. Meilensteine aus der Entwicklung der Fortbewegung sind dabei, vom sich schlängelnden Reptil (Lizard) über die vierfüßige Fortbewegung von Frosch und Affe bis hin zum zweifüßigen Gang mit hüpfender und gehender Fortbewegungsweise. Die Evolutionsuhr läuft rückwärts: Wir beginnen mit Gehen und enden mit Kriechen. Fühlen Sie sich frei, die Reihenfolge umzudrehen!

**Schwierigkeitslevel:** Intermediate

**Platzbedarf:** Für diesen Zirkel benötigen Sie in einem Radius um sich herum 4–5 Meter Platz. Sie können bei Übungen mit Raumveränderung auch nur zwei bis vier Ausführungen in eine Richtung machen und dann einen Richtungswechsel vollziehen. So sparen Sie Platz.

**Fokus:** Koordination, Oberkörper- und Unterkörperkraft

Der Evolutionary Walk besteht aus 5 Modulen:

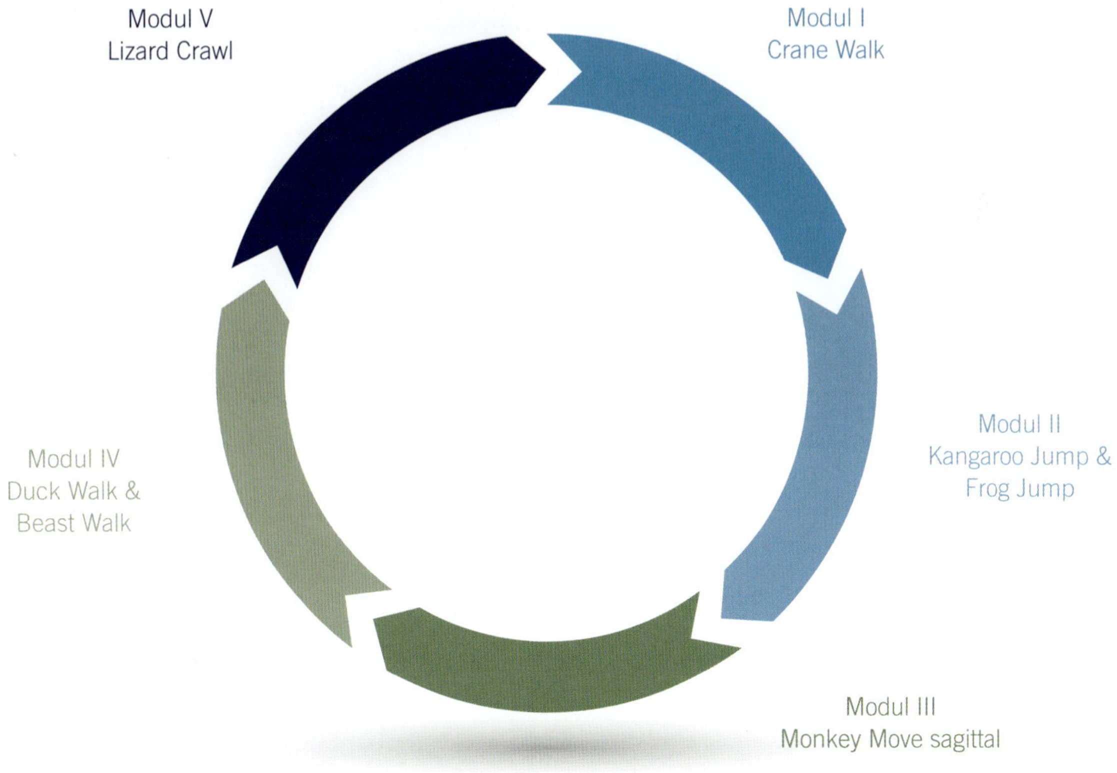

## *Modul I: Crane Walk*

*Sie beginnen im Einbeinstand mit angehobenem Bein und abgewinkeltem Knie – der Position des Kranichs. Ihr Oberkörper ist aufgerichtet. Halten Sie Ihre Wirbelsäule gerade. Gehen Sie von dort in einen tiefen Ausfallschritt. Ihr vorderes Bein wie auch Ihr hinteres Bein sind dabei 90 Grad gebeugt, das hintere Knie schwebt 1–2 cm über dem Boden. Drücken Sie sich mit dem vorderen Bein explosiv nach oben und kommen Sie auf dem anderen Bein in den Einbeinstand. Wiederholen Sie dann den Ausfallschritt auf der anderen Seite. Ihre Arme sind während der kompletten Übungsausführung gestreckt und leicht abgespreizt neben Ihrem Oberkörper. Machen Sie einige Wiederholungen pro Seite.*

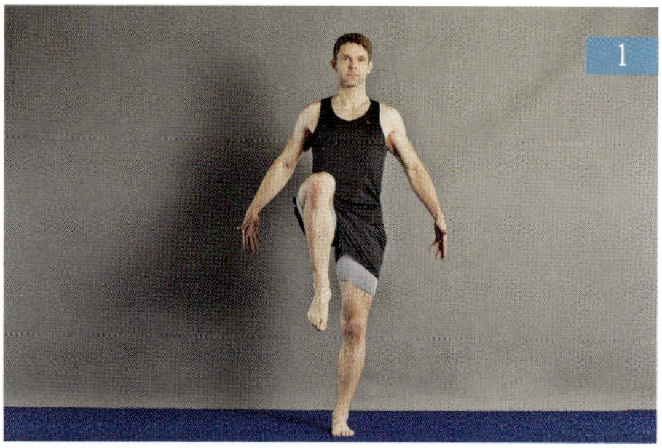


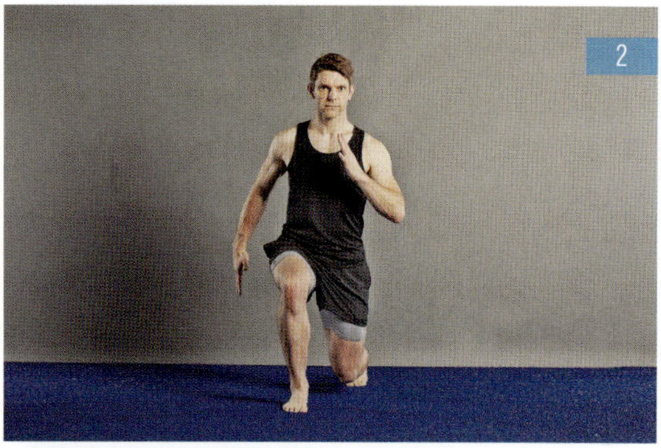


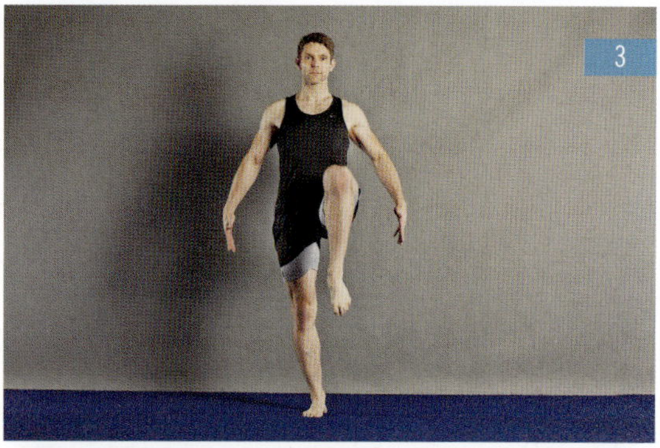


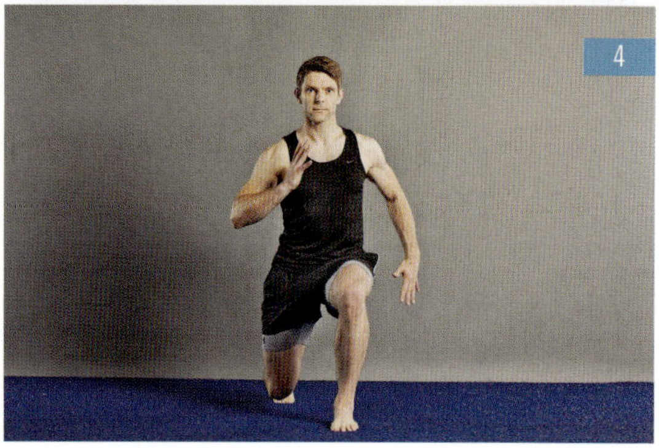

## *Modul II: Kangaroo Jump & Frog Jump*

*Begeben Sie sich am Ende des Kranichs vom Stand in eine Hockposition. Machen Sie nun einige Kangaroo Jumps nach vorne. Setzen Sie dann beide Hände auf dem Boden ab und gehen Sie in den Frog Jump über.*

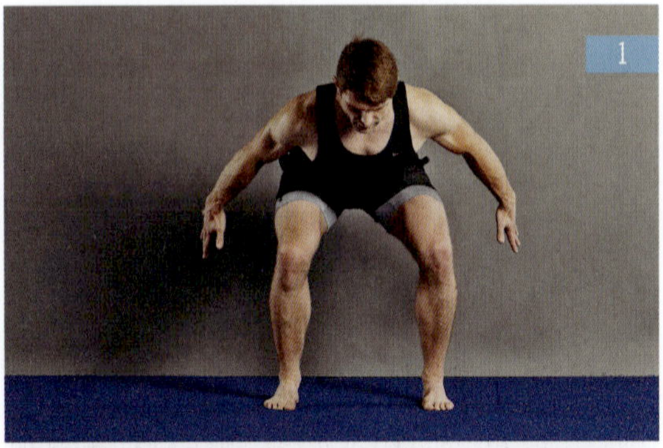


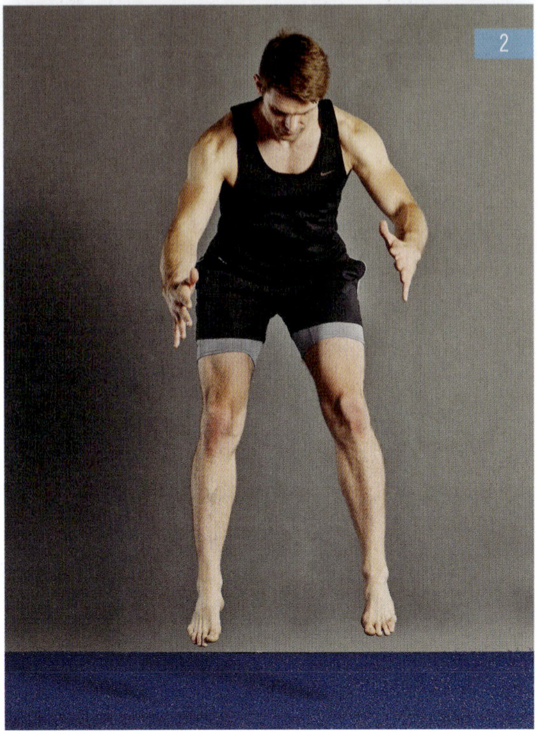


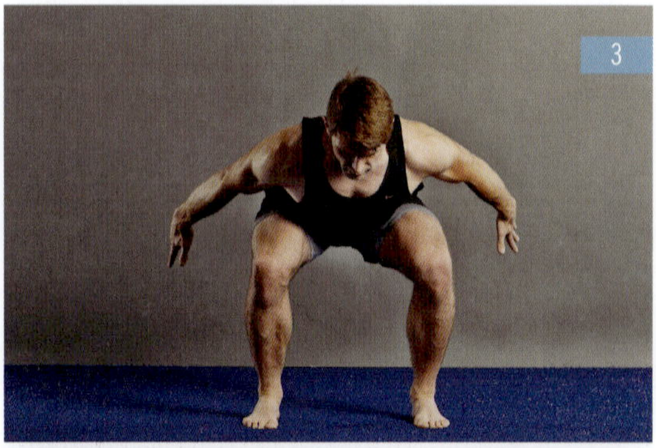


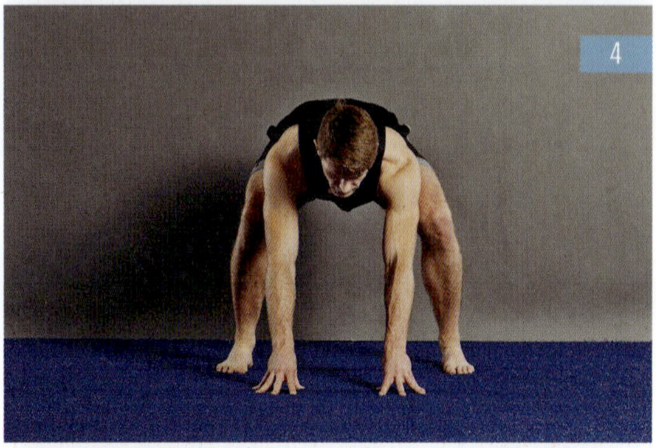


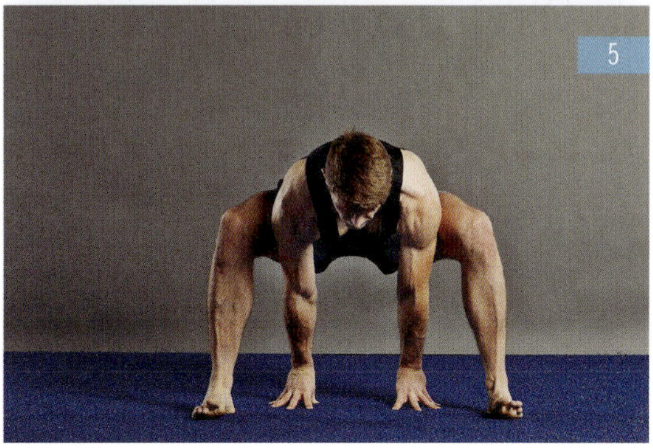

### Modul III: Monkey Move sagittal

*Schließen Sie die Beine und wechseln Sie vom Frog in den Monkey. Wählen Sie das Level, in dem Sie trainieren wollen (über die Sprunghöhe). Senken Sie dann das Gesäß ab.*

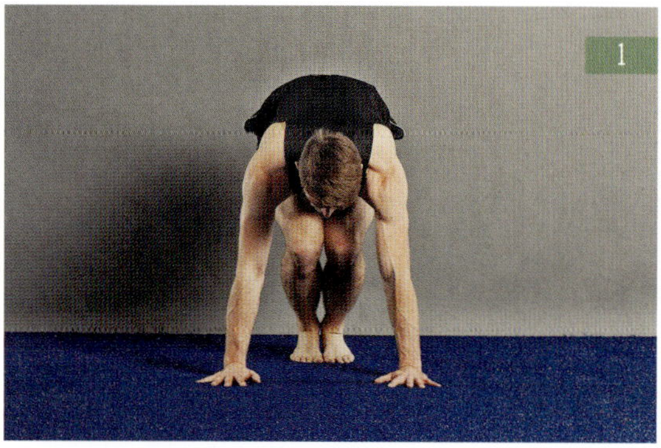


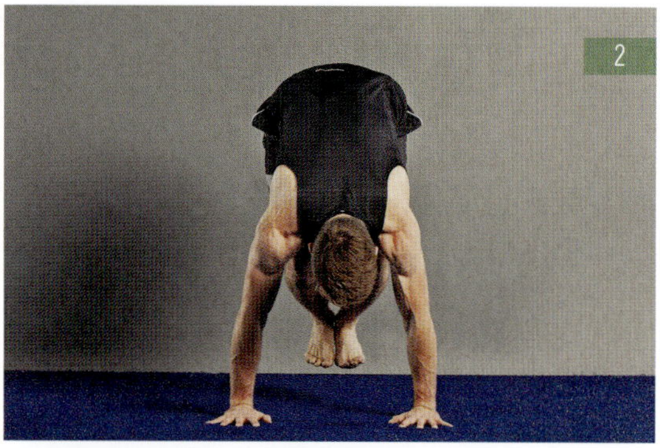


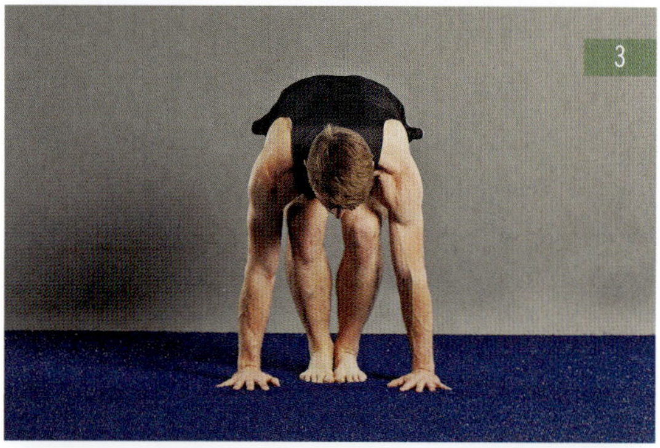


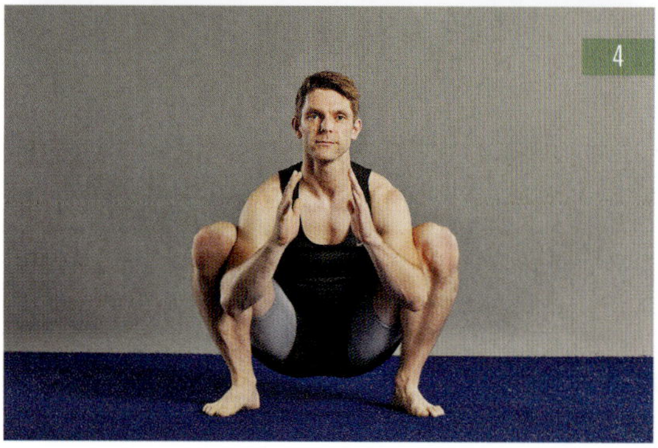

## *Modul IV: Duck Walk & Beast Walk*

*Gehen Sie nun in den Duck Walk über. Die Position gibt Ihnen ein wenig Zeit, Ihrem Oberkörper etwas Erholung zu gönnen, da Sie sich ausschließlich auf Ihren Füßen weiter bewegen. Setzen Sie dann Ihre Hände vorne auf dem Boden ab und gehen Sie im Beast Walk weiter.*

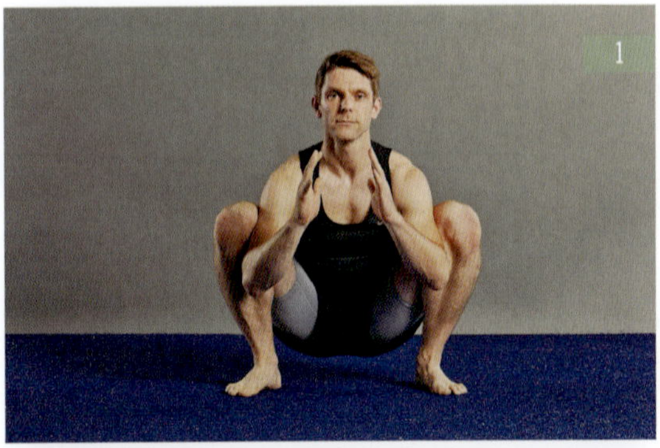


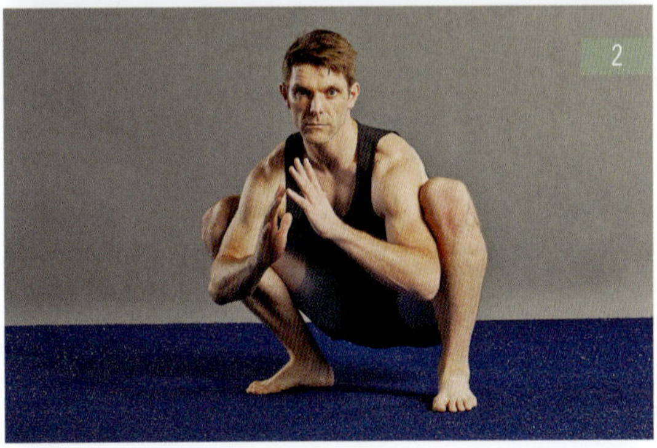


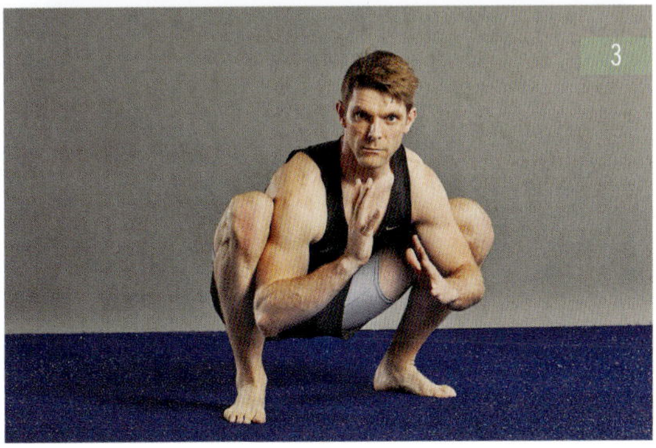


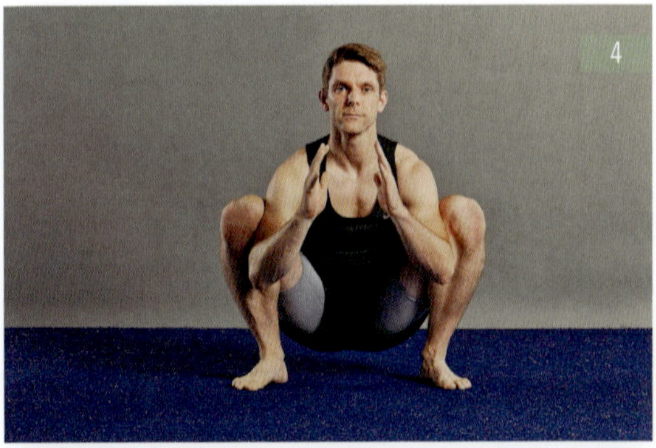


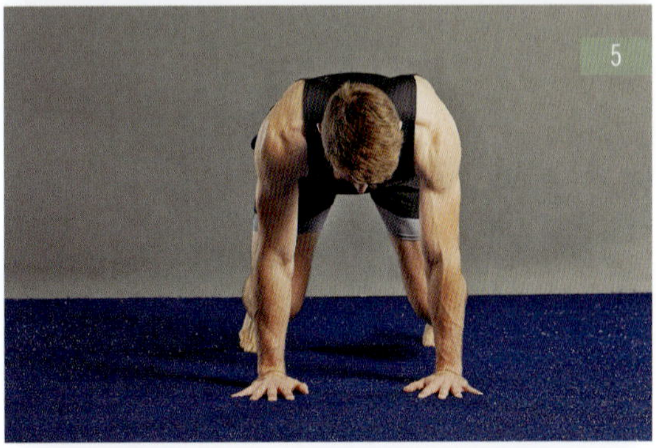


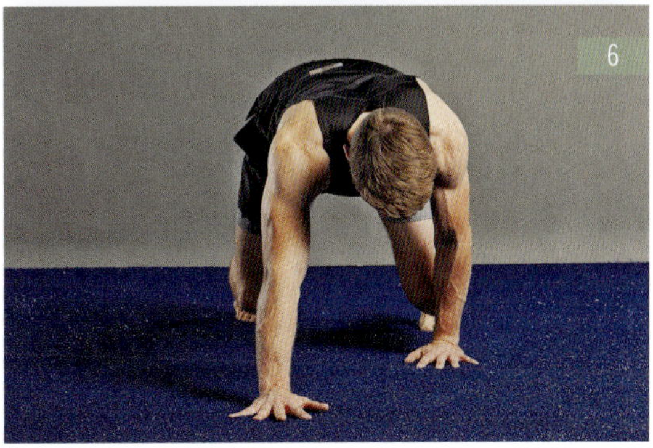

### *Modul V: Lizard Crawl*

*Vom Beast aus senken Sie sich nach unten ab und bewegen sich nun knapp über dem Boden schwebend und krabbelnd im Lizard weiter. Interessant wird es, wenn Sie den gesamten Zirkel in der Rückwärtsbewegung durchlaufen. Ihr Körper bekommt so eine neue koordinative Aufgabe.*

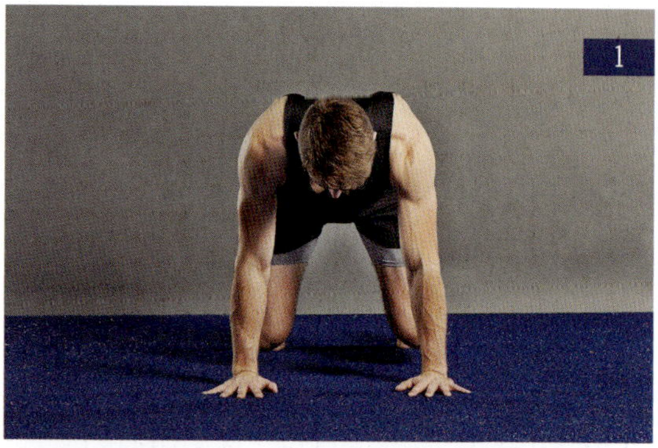


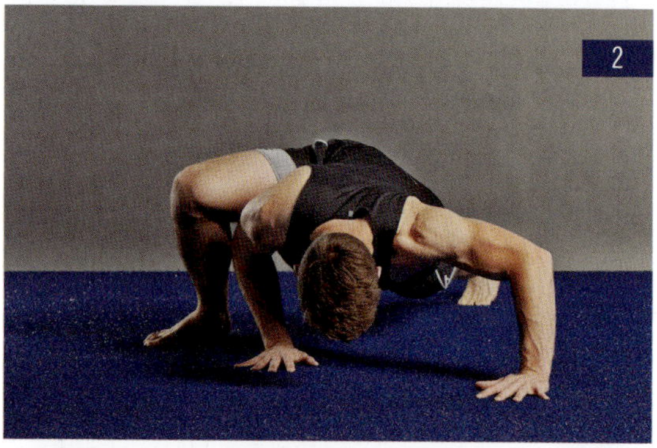


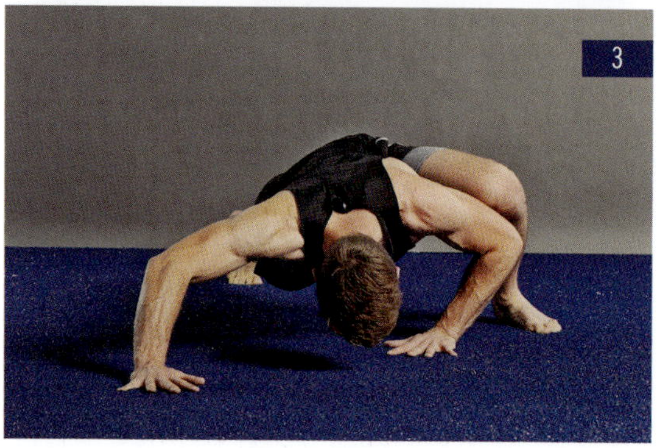


Der ganze Circle auf einen Blick:

# 5. Boost My Beast!

Dieser Circle steht im Zeichen der Plyometrie, viele Sprünge und Sprungvarianten finden sich darin wieder. Jede Landung muss von Ihrem Muskelsystem weich und federnd abgefangen werden. Durch die Reihung der unterschiedlichen Belastungen (einarmig und zweiarmig) fordern Sie Ihrem Körper ein außergewöhnliches Maß an Koordination und Leistung ab.

Der Boost My Beast! besteht aus 3 Modulen:

**Schwierigkeitslevel:** Intermediate-Advanced

**Platzbedarf:** Diesen Zirkel können Sie sowohl auf der Stelle machen als auch in der Vorwärtsbewegung.

**Fokus:** Plyometrie, Rumpfkraft und Schnelligkeit

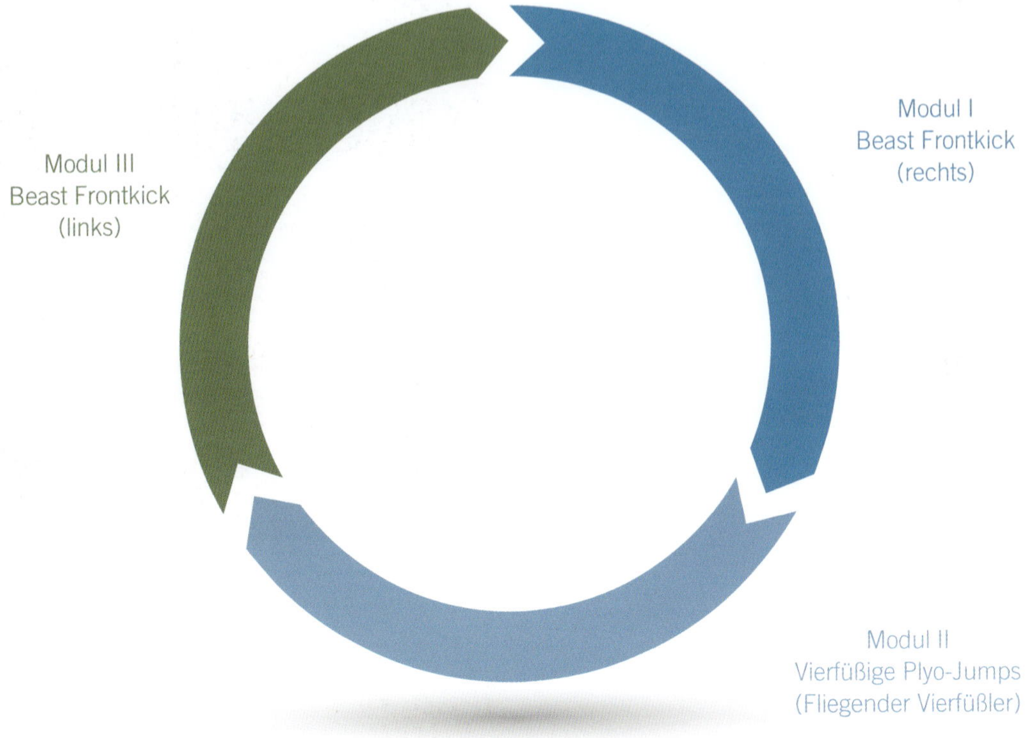


Sie können die einzelnen Module im Prinzip beliebig oft hintereinander wiederholen. Ihre Kraft und Kondition sind die limitierenden Faktoren!

### *Modul I: Beast Frontkick (rechts)*

*Sie starten im Beast und führen einen Frontkick zu einer Seite hin aus. Die Technik des Kicks ist dieselbe wie beim Dog Frontkick (siehe Übungsteil Animal Moves ohne Ortsveränderung), nur dass Sie hier im Beast statt im herabschauenden Hund starten.*

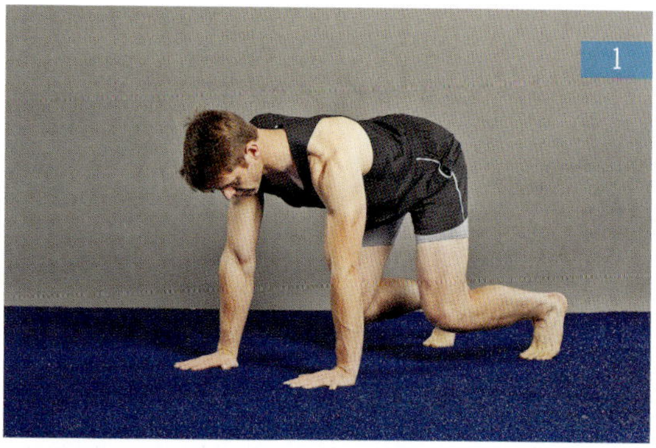


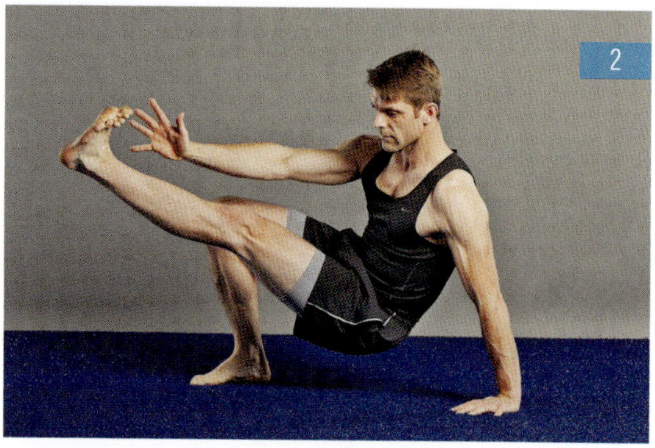


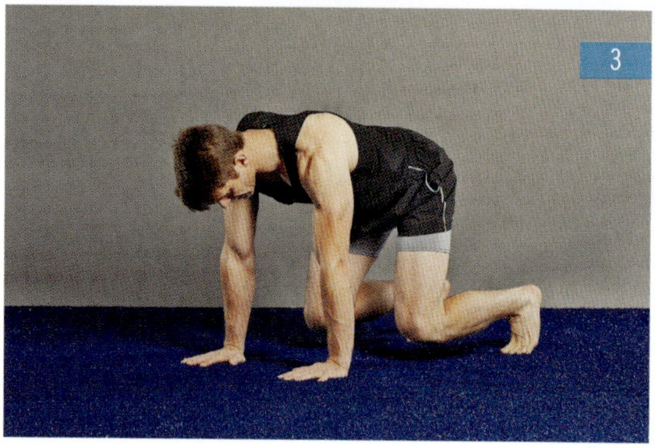

## *Modul II: Vierfüßige Plyo-Jumps*

*Wieder im Beast angekommen, springen Sie nun gleichzeitig mit Händen und Füßen vom Boden ab. Hier geht es um reaktives Timing. Wir verstehen darunter, mit Händen und Füßen gleichzeitig wieder auf dem Boden zu landen. Sie können sich entscheiden, ob Sie zusätzlich mit einer Vorwärtsbewegung arbeiten – Sie hüpfen auf allen Vieren nach vorne –, oder ob Sie auf der Stelle springen. Der Sprung nach vorne kann alternativ auch zur Seite variiert werden. Sie können auch zwei oder drei Sprünge nacheinander in der Bewegung machen.*

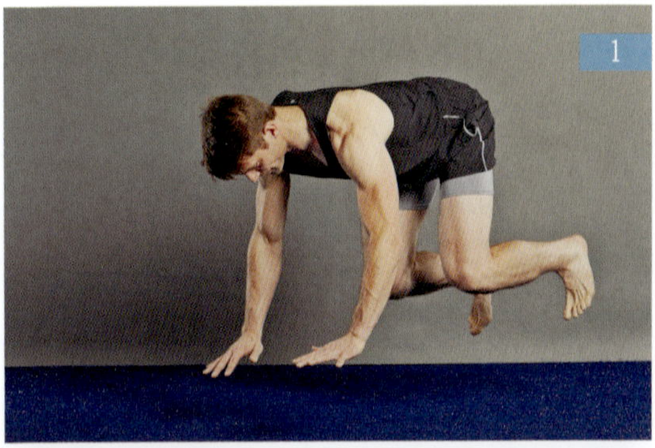


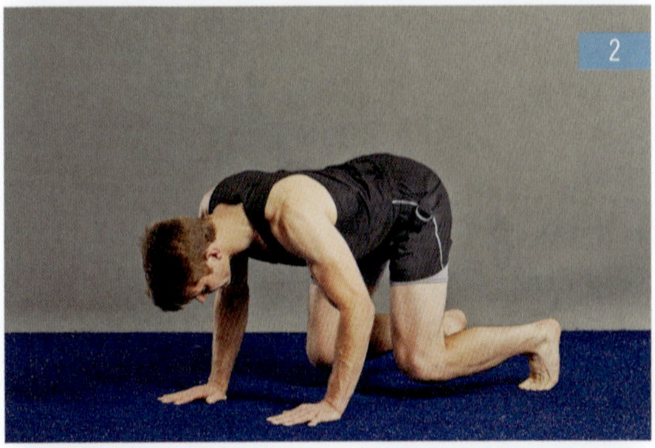


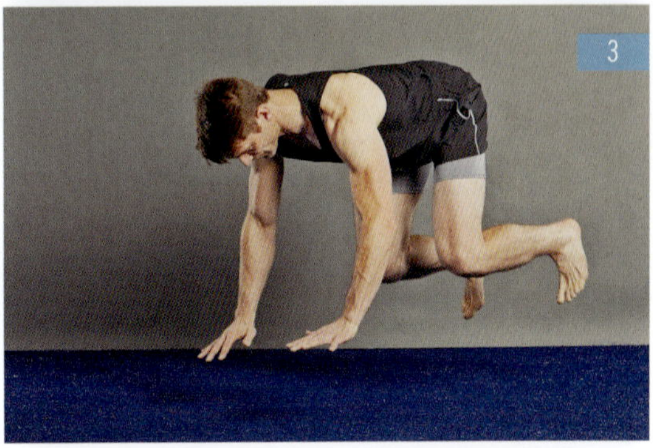


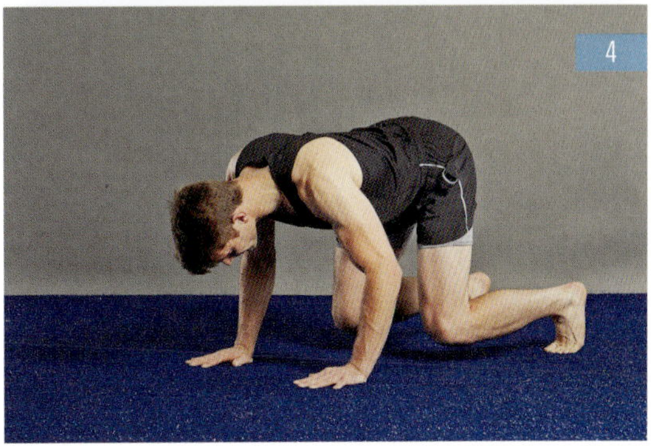


**Um sich an die Vierfüßige Plyo-Jumps heranzutasten, trainieren Sie folgende Schritte:**

**Step 1:** Drücken Sie sich mit beiden Händen gleichzeitig oder nur mit einer Hand vom Boden ab und landen Sie wieder.

**Step 2:** Drücken Sie sich mit einem oder mit beiden Beinen vom Boden ab und landen Sie wieder.

**Step 3:** Drücken Sie sich gleichzeitig mit Händen und Füßen vom Boden ab.

Die Aktivierung Ihres Core mit gleichzeitig neutraler (= gerader, gestreckter) Wirbelsäule ist ganz wesentlich, um die Übung korrekt ausführen zu können. Wenn Sie auf hartem Untergrund trainieren, unbedingt Knieschoner anziehen oder etwas Weiches unterlegen, wenn Sie das erste Mal die »Vollausführung« trainieren!

### *Modul III: Beast Frontkick (links)*

*Führen Sie nun den Beast Frontkick auf der anderen Seite aus, bevor Sie erneut Modul II ausführen.*

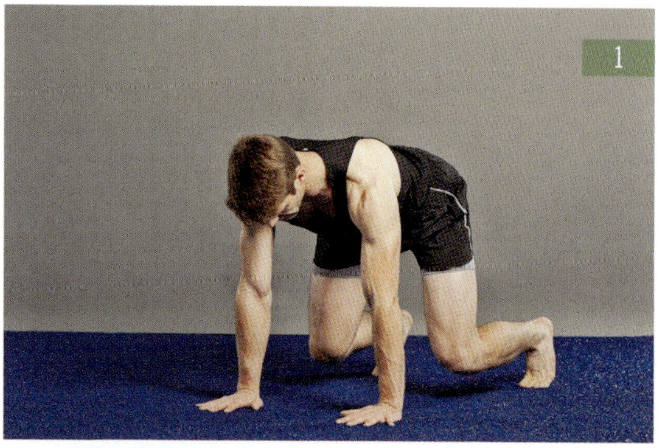


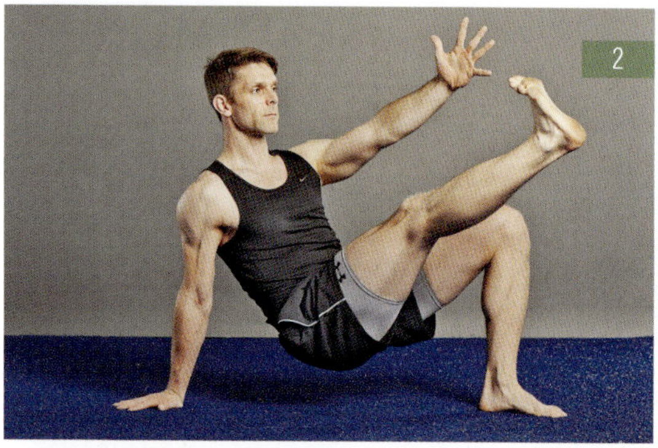


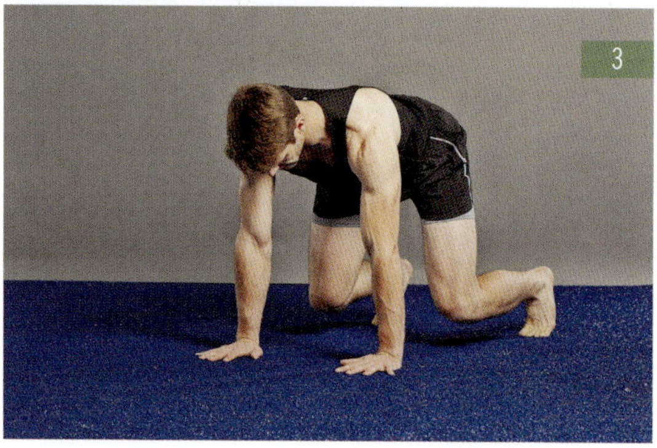


Der ganze Circle auf einen Blick:

# 6. Power Crawler

Eidechsen können sich nicht nur sehr schnell fortbewegen und klettern, sie springen auch exzellent. Dieser Zirkel vereint beides in einem Workout.

**Schwierigkeitslevel:** Advanced

**Platzbedarf:** Für diesen Zirkel benötigen Sie in einem Radius um sich herum 4–5 Meter Platz.

**Fokus:** Sprungkraft aus allen Vieren, Koordination, Rumpfkraft

Der Power Crawler besteht aus 3 Modulen:

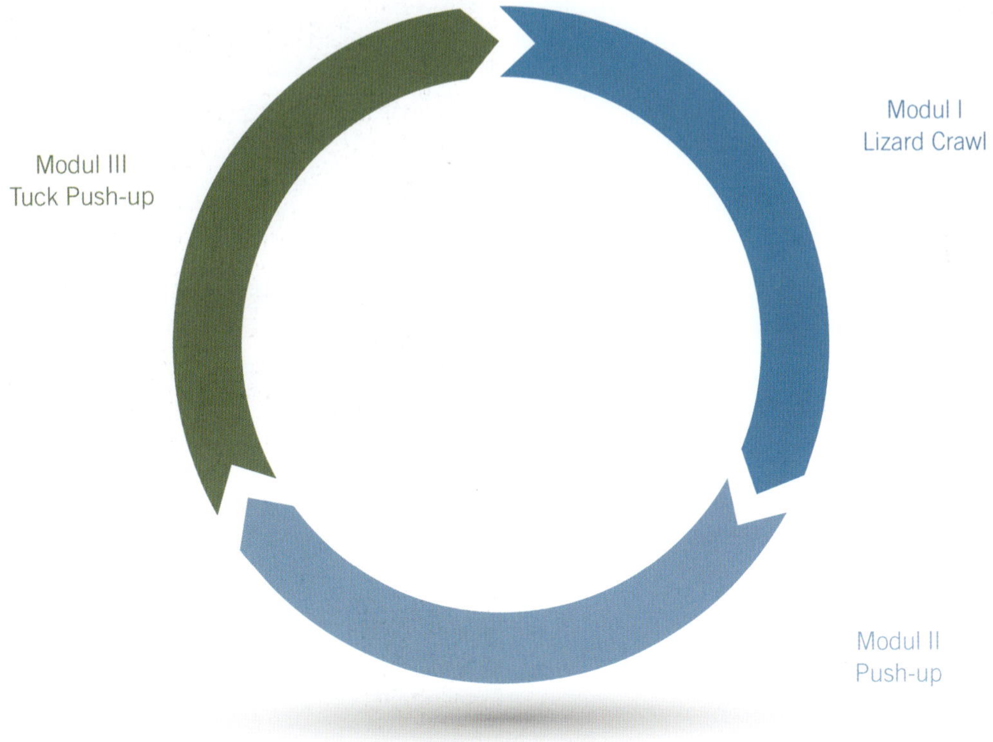

## *Modul I: Lizard Crawl*

*Bewegen Sie sich im Lizard einige Meter vorwärts. Falls Sie eine höhere koordinative Herausforderung suchen, gehen Sie auch einige Meter rückwärts.*

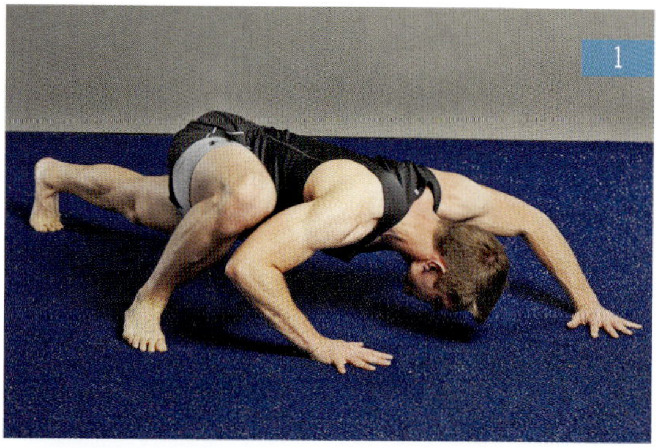


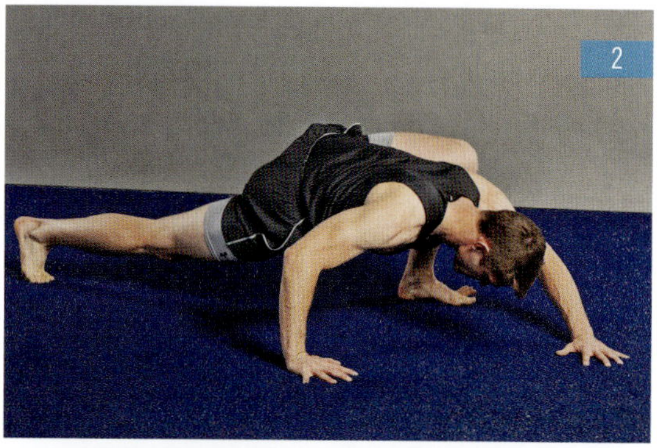


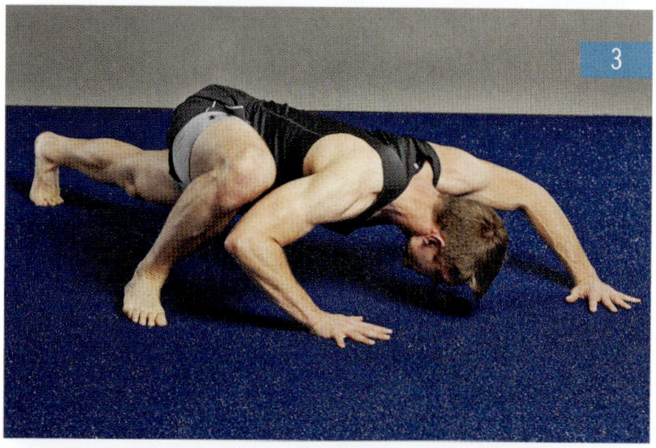


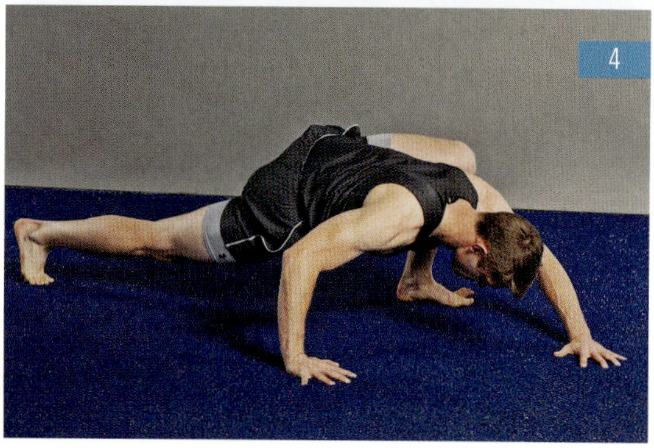

### *Modul II: Push-up*

*Bringen Sie beide Hände und Füße in eine schulterweite parallele Position. Führen Sie dann einen Liegestütz aus. Um die Intensität zu reduzieren legen Sie die Knie auf dem Boden ab.*

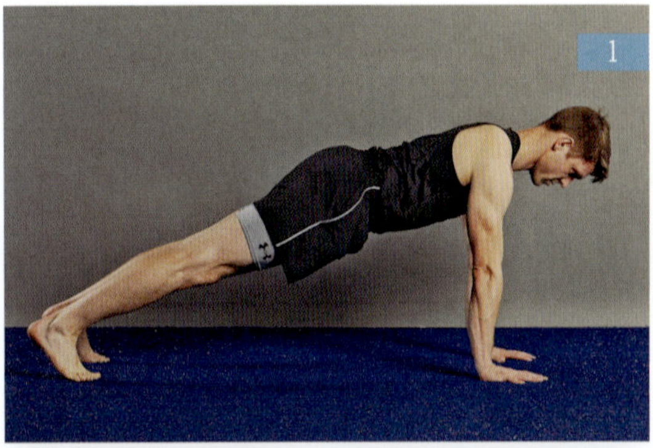


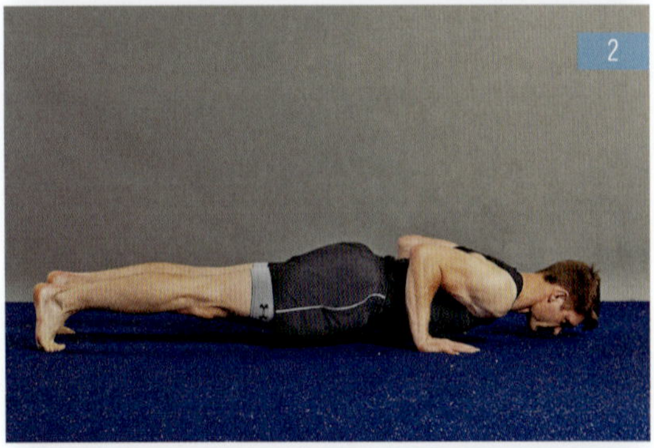


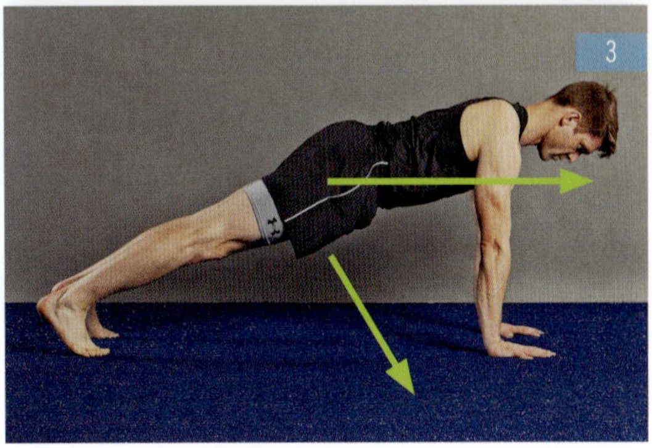

## *Modul III: Tuck Push-up*

*Drücken Sie sich explosiv mit beiden Händen und beiden Füßen vom Boden ab, so dass Sie gut Höhe gewinnen. Beugen sie in der Luft Ihre Beine und Arme und berühren Sie mit den Händen die Knie. Ihre Hände und Füße setzen gleichzeitig auf dem Boden auf. Senken Sie danach ihren Körper wieder mit einem Liegestütz nach unten, bis Ihre Hüftc und Brust fast den Boden berühren.*

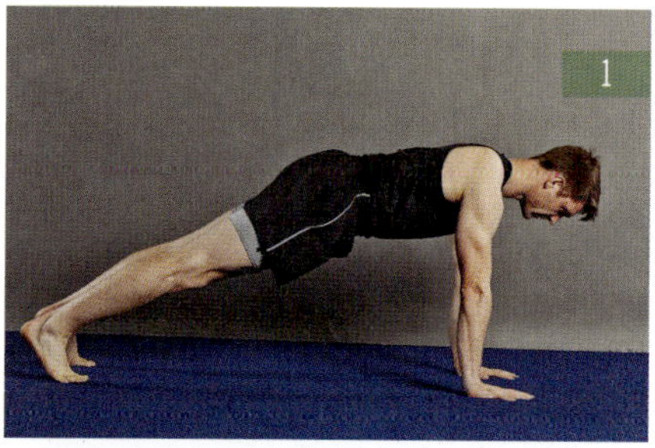


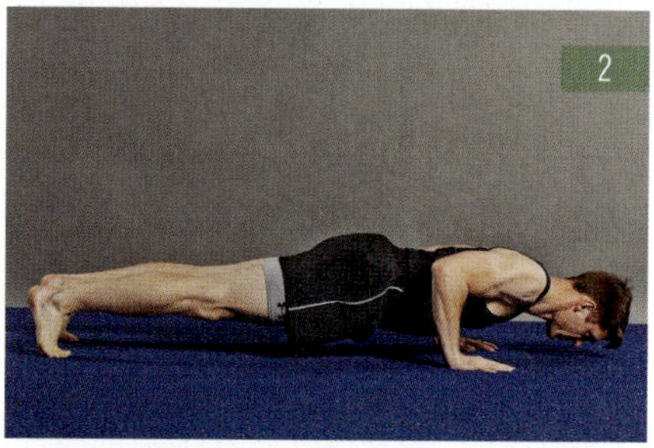


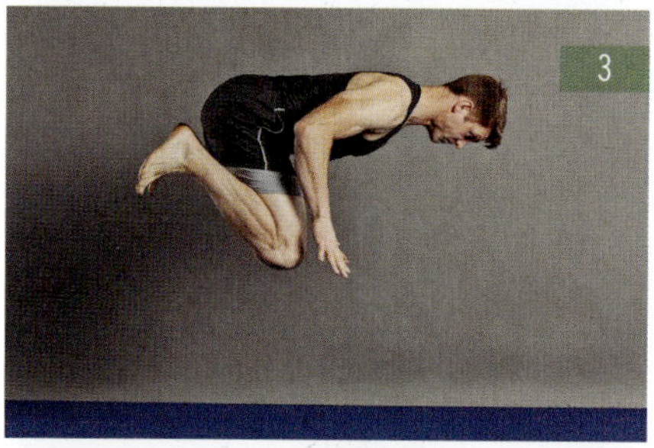


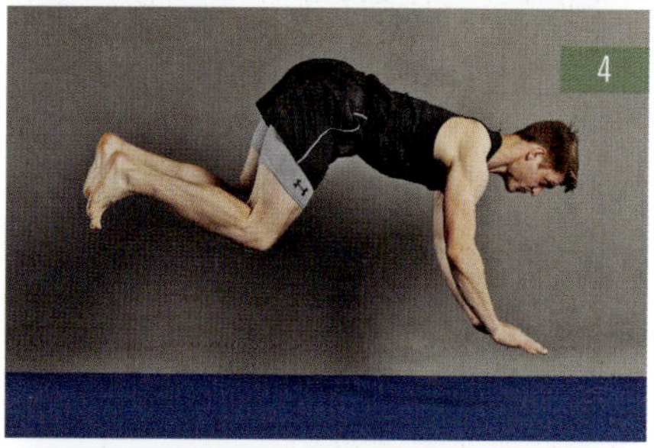


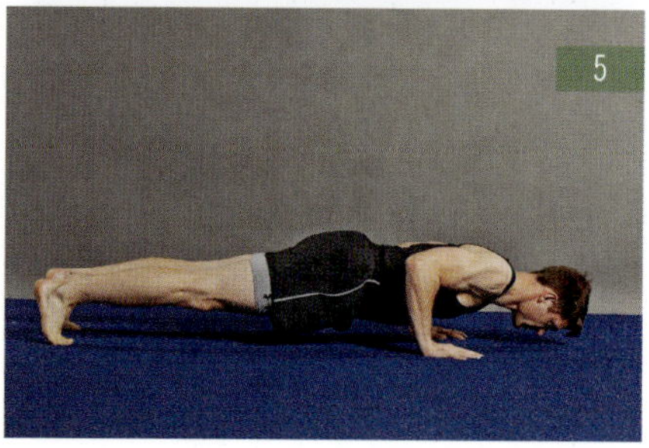


**Um sich an die Position »Tuck Push-up« heranzutasten, trainieren Sie folgende Schritte vorab:**

**Step 1:** Drücken Sie sich nur mit den Händen vom Boden ab und landen Sie wieder.

**Step 2:** Drücken Sie sich ausschließlich mit beiden Beinen vom Boden ab und landen Sie wieder.

**Step 3:** Drücken Sie sich mit Händen und Füßen vom Boden ab, ohne Ihre Hände und Knie unter dem Körper zusammenzuführen.

**Step 4:** Trainieren Sie isoliert das schnellstmögliche Zusammenführen von Händen und Knien, auf dem Rücken liegend.

**Step 5:** Drücken Sie sich mit Händen und Füßen ab und führen Sie nun Hände und Knie unter dem Körper zusammen, so schnell Sie können.

Dieses Modul ist trainierten Sportlern vorbehalten. Sie sollten diese Bewegung ausschließlich in sehr gut aufgewärmtem Zustand ausführen. Achten Sie bitte darauf, dass Sie während der ersten Wiederholungen etwas Weiches unter Ihre Knie und Ihr Gesicht legen.

Der ganze Circle auf einen Blick:

# 7. Scorpion Stitch

Dieser Zirkel vereint die Jäger Scorpion, Crab und Beast in einem längeren Kraft- und Performancezirkel. Scorpion Stitch ist sein Name, denn er ist wild und respekteinflößend, was die physischen Voraussetzungen zur Durchführung anbelangt. Üben Sie zuerst einzelne Module ein, die Sie dann Schritt für Schritt aneinanderketten, erst 1+2, dann 1+2+3 usw.

**Schwierigkeitslevel:** Advanced

**Platzbedarf:** Für diesen Zirkel benötigen Sie in einem Radius von 4–5 Metern Platz. Auch hier gilt: Sie können bei Übungen mit Raumveränderung nur zwei bis vier Ausführungen in eine Richtung machen und dann die Richtung im Raum wechseln. So sparen Sie Platz.

**Fokus:** Oberkörper- und Corekraft, Herz-Kreislauf-Training.

Der Scorpion Stitch besteht aus 8 Modulen:

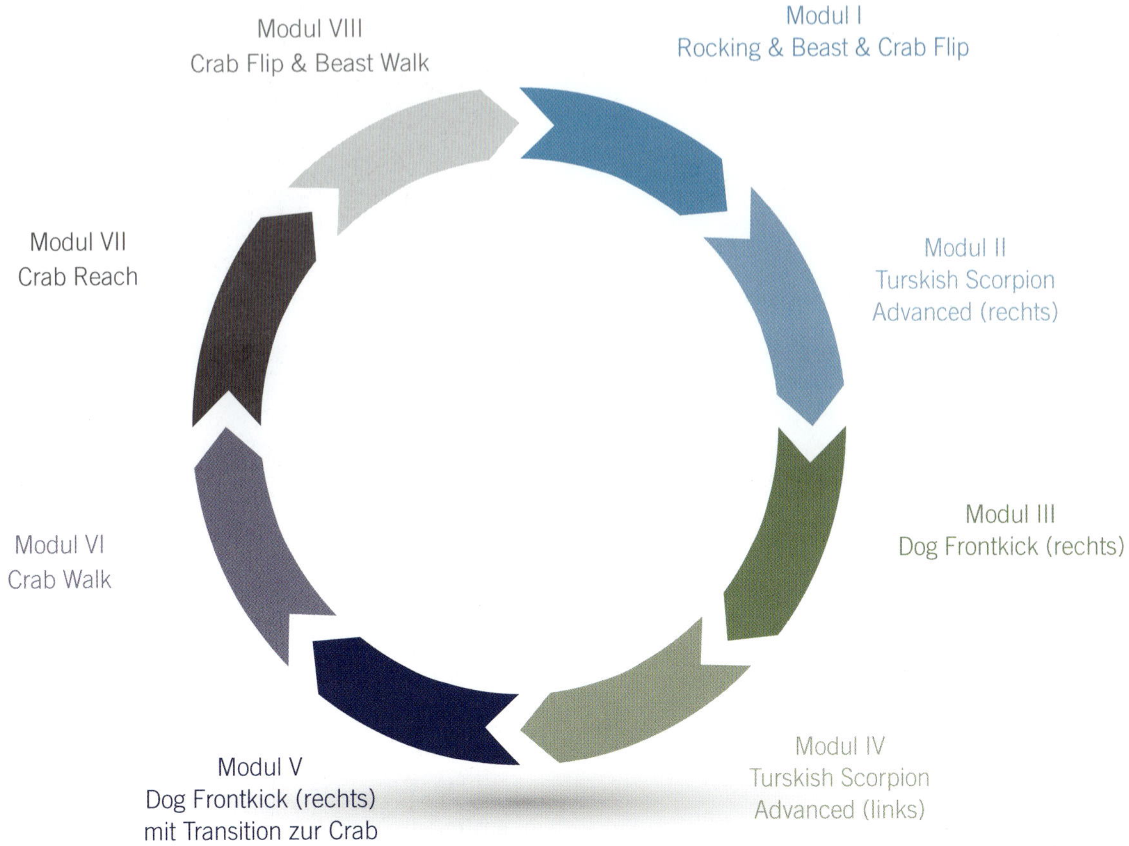

## Modul I: Rocking & Beast & Crab Flip

*Sie starten in der Rocking-Position (Fersensitz) und kommen über den Vierfüßlerstand in die Beast-Position. Wechseln Sie nun aus dem Beast in die Crab, indem Sie die rechte Hand und das rechte Bein lösen und sich 180 Grad um die eigene Achse drehen. Mit dem Crab Flip gelangen Sie zurück zum Beast. Schieben Sie sich erneut in den Fersensitz zurück.*

*Wiederholen Sie nun die Abfolge auf der anderen Seite.*

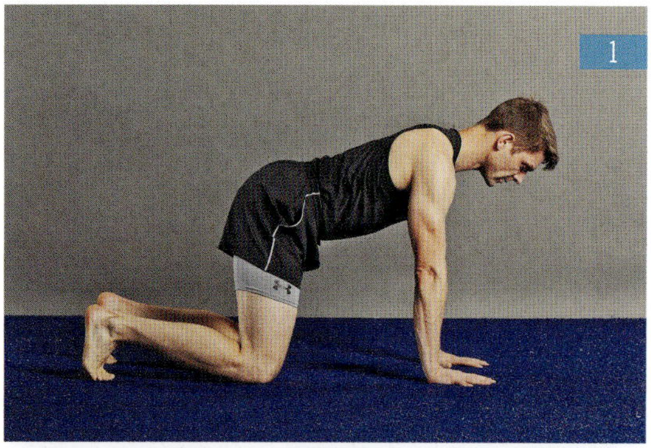


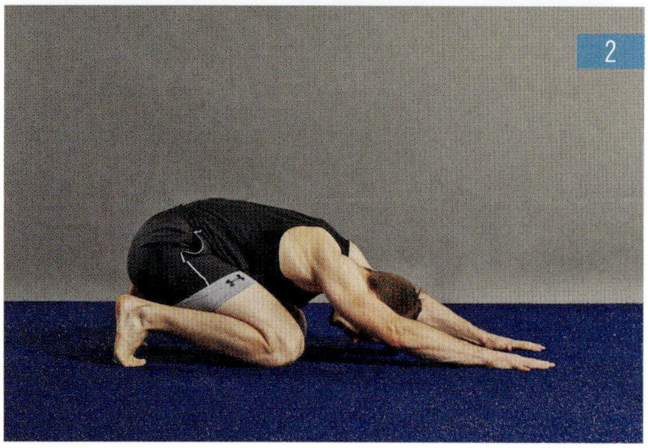


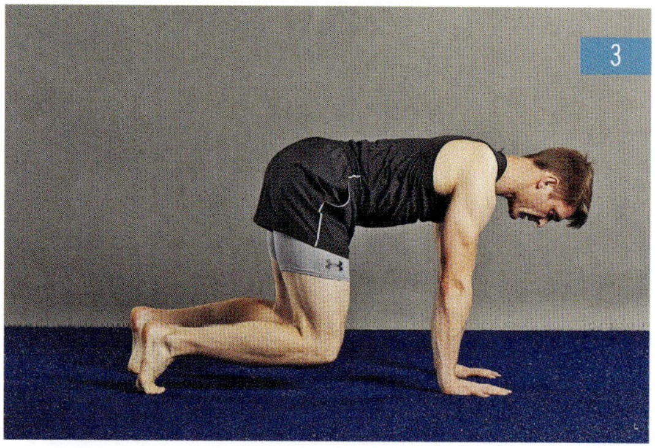


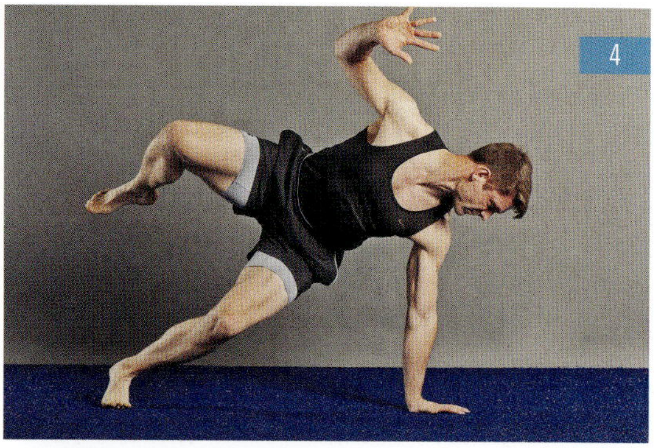


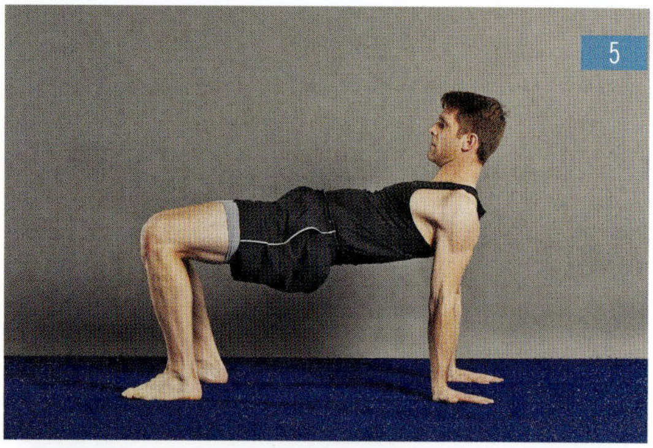


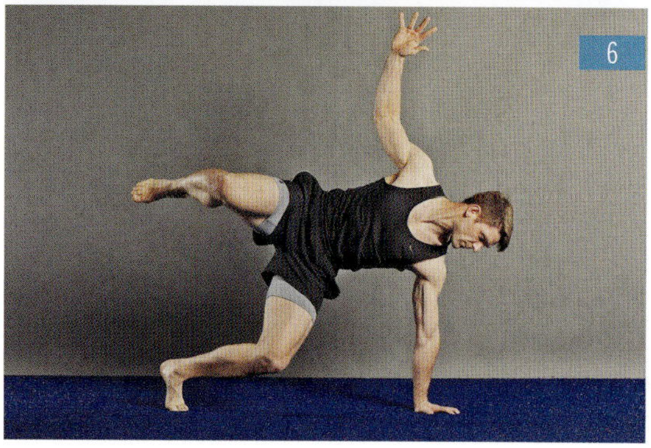

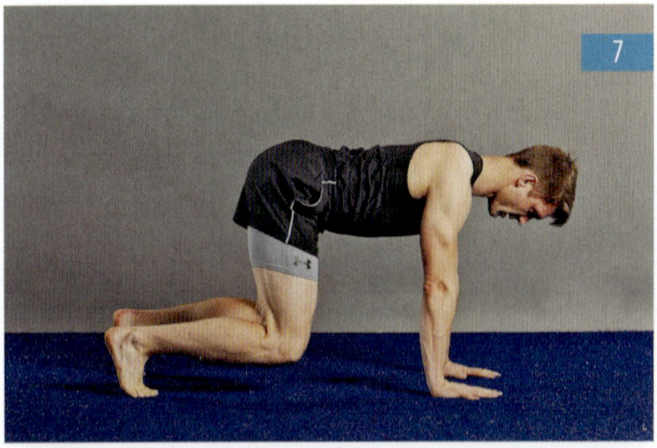
7

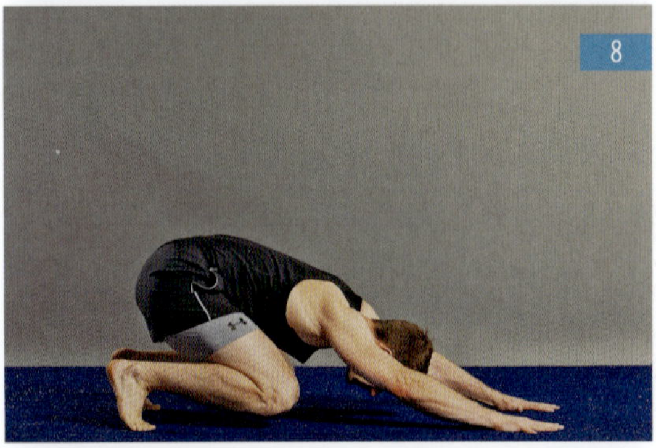
8

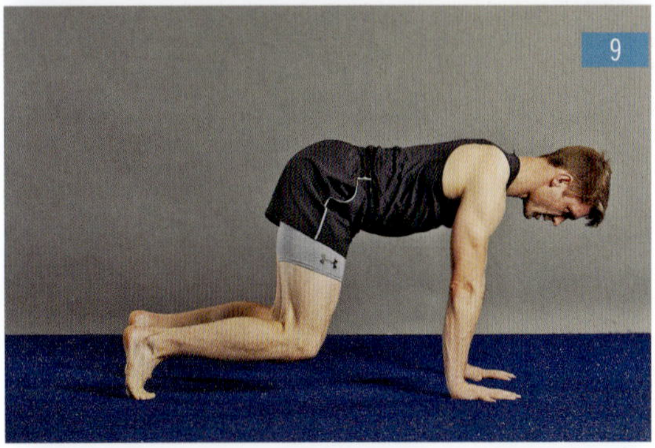
9

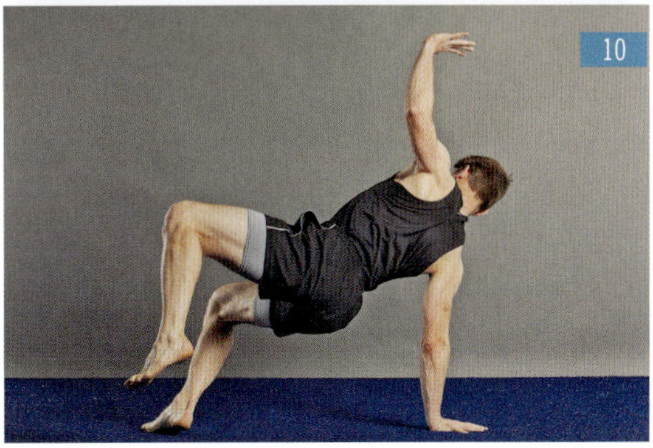
10

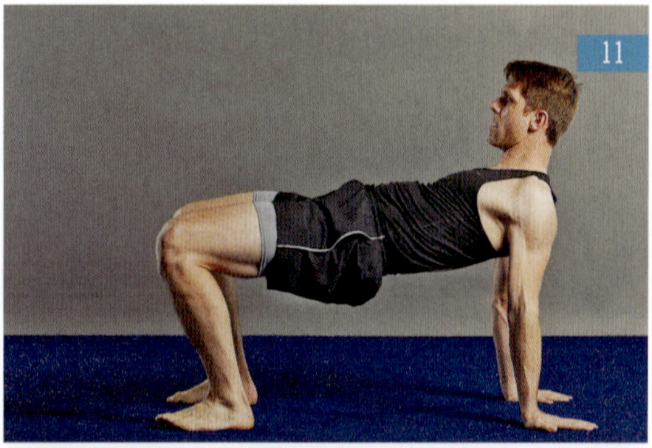
11

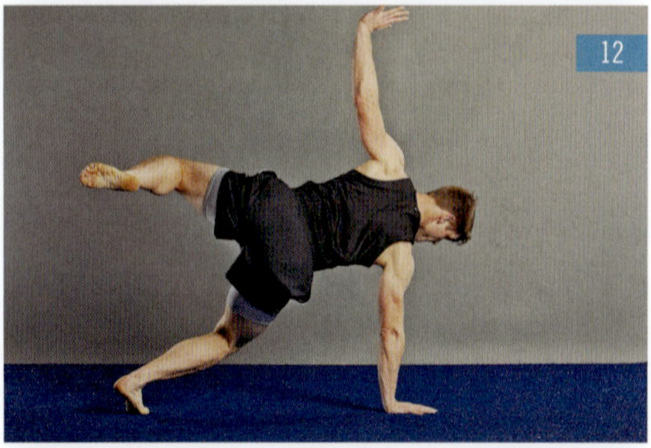
12

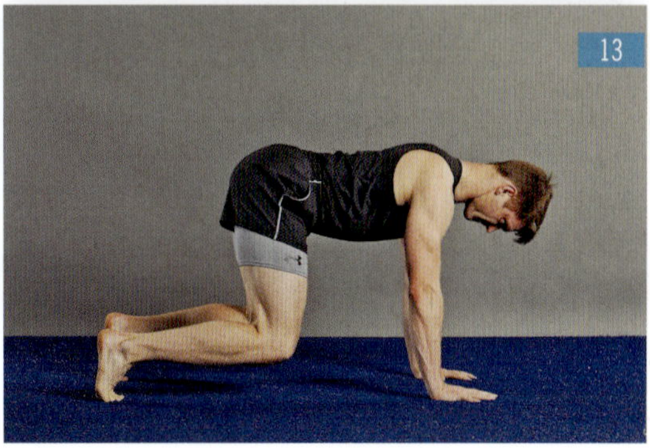
13

### Modul II: Turkish Scorpion Advanced (rechts)

*Von hier schieben Sie sich zurück in den herabschauenden Hund. Heben Sie nun ein Bein an und winkeln Sie es ab. Ziehen Sie es danach an den Körper heran, führen Sie es unterhalb des Körpers hindurch und schieben Sie sich dann nach hinten, von der aufgestellten Hand weg. Kommen Sie in den herabschauenden Hund zurück.*

*Die genauen Beschreibungen finden Sie im Übungsteil beim Turkish Scorpion Advanced.*

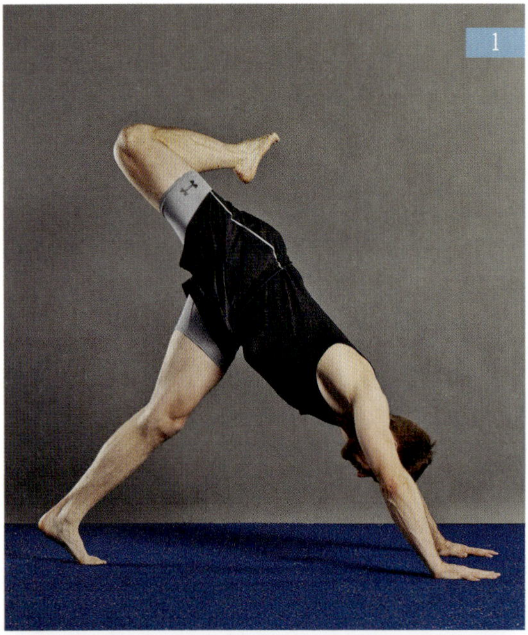


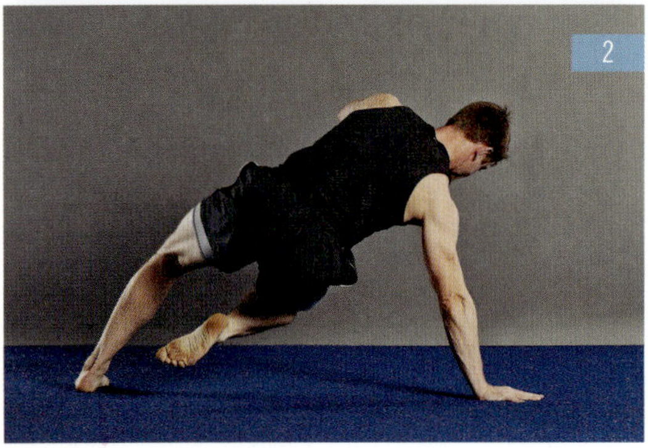


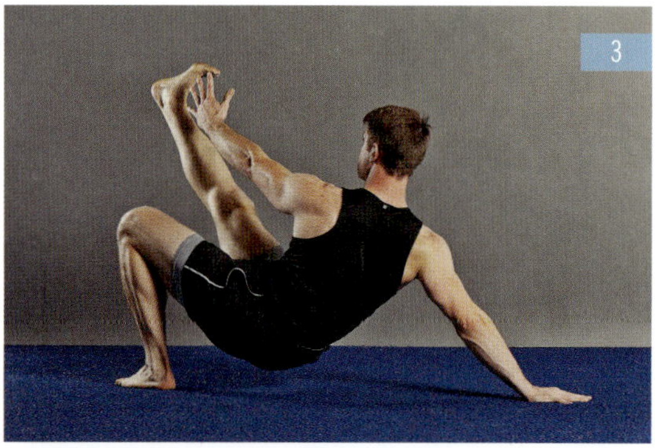


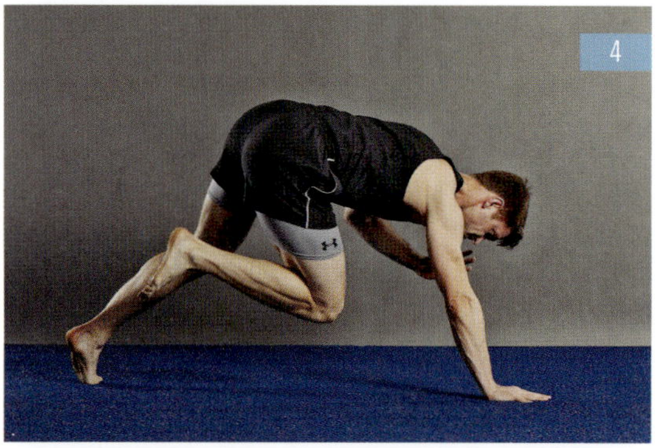


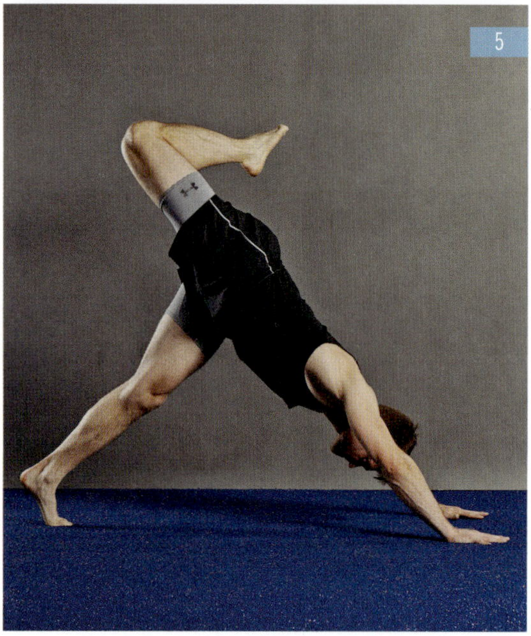

## *Modul III: Dog Frontkick (rechts)*

*Steigen Sie nun mit dem rechten Bein nach vorne, und führen Sie den Dog Frontkick aus. Stellen Sie dazu Ihr Bein auf Höhe der rechten Hand ab. Schieben Sie nun Ihr linkes Bein zwischen der linken Hand und dem rechten Fuß nach vorne durch und wieder zurück. Enden Sie im herabschauenden Hund.*

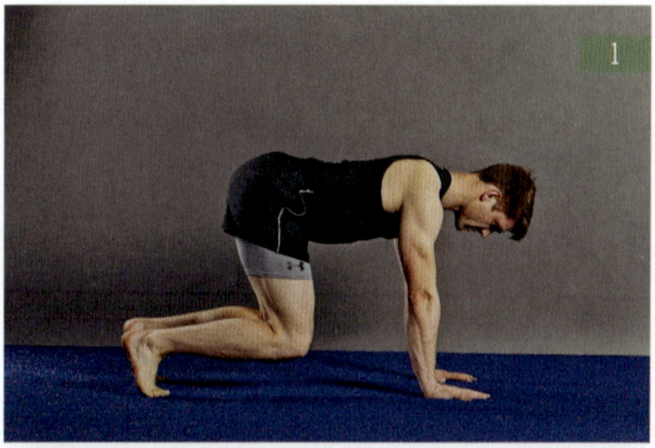


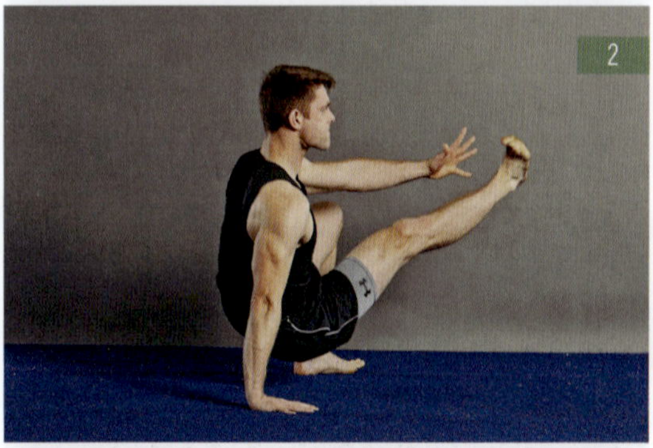


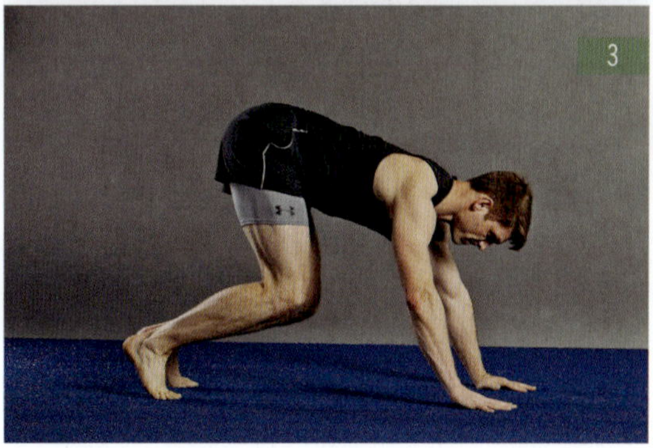

## Modul IV: Turkish Scorpion Advanced (links)

*Führen Sie nun den Turkish Scorpion Advanced zur linken Seite aus.*

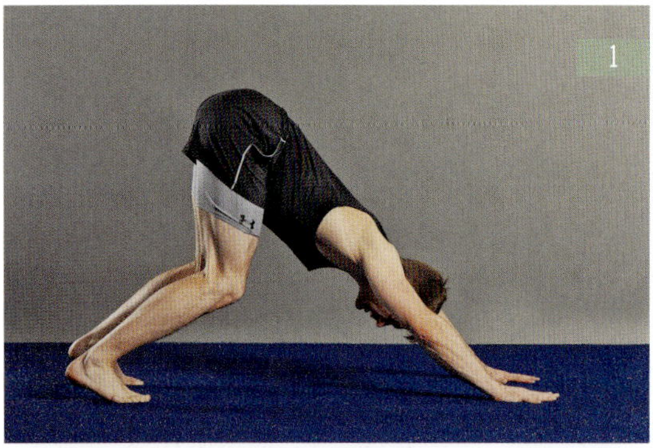


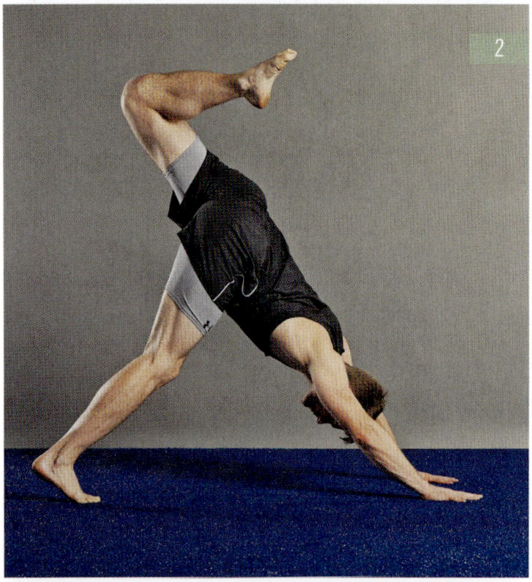


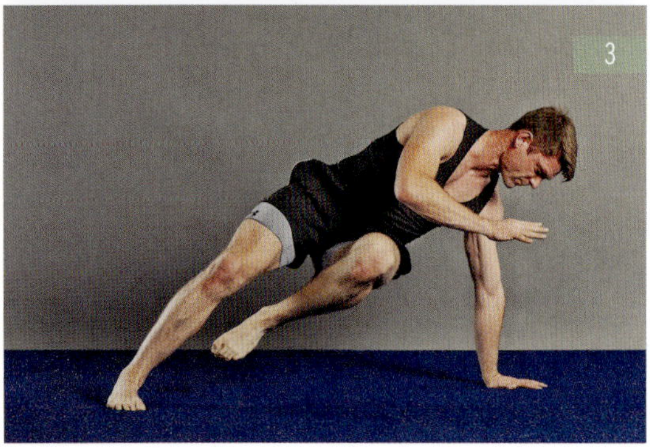


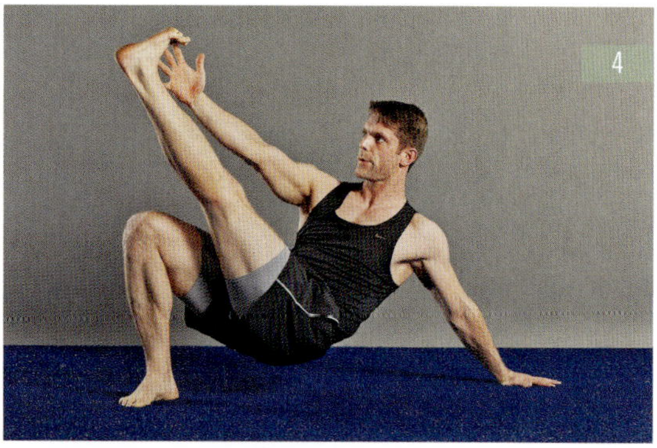


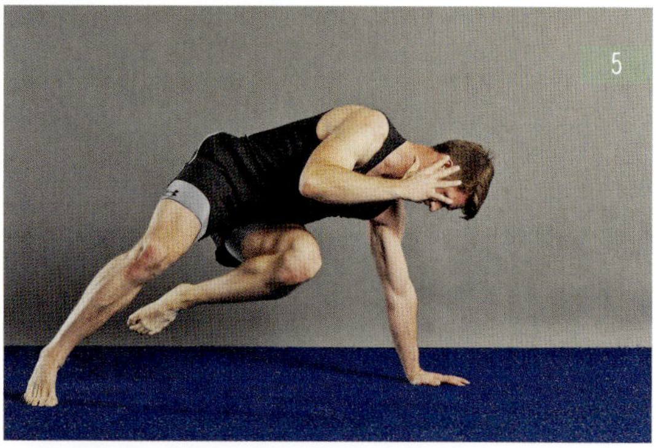


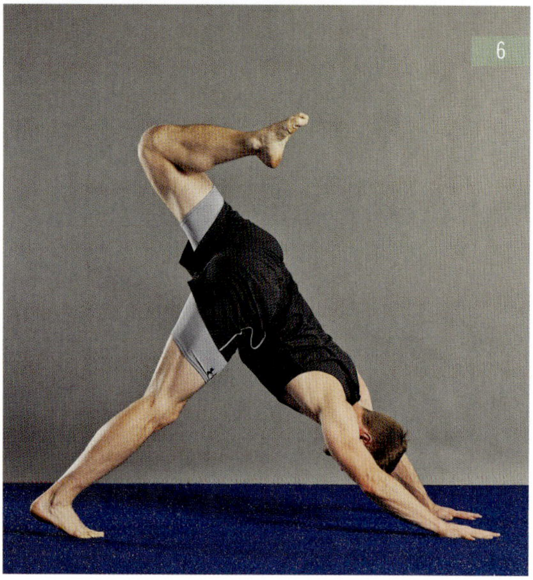

### Modul V: Dog Frontkick (links) mit Transition zur Crab

*Es folgt der Dog Frontkick auf der linken Seite. Hier setzen Sie das ausgestreckte Bein gebeugt auf dem Boden ab und enden in der Crab.*

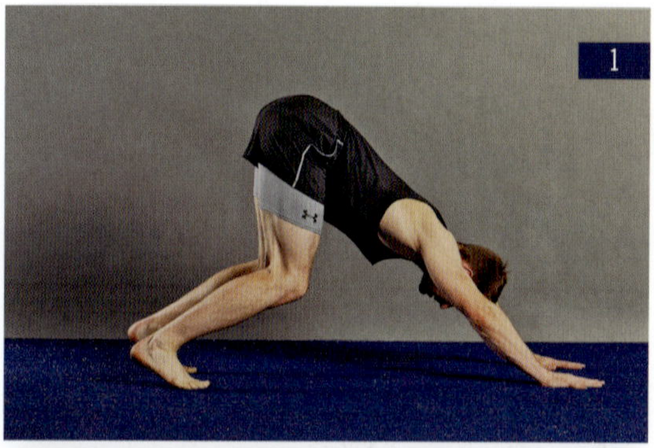


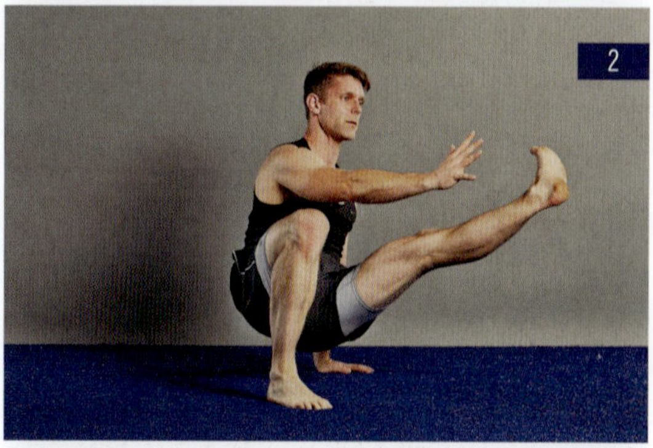


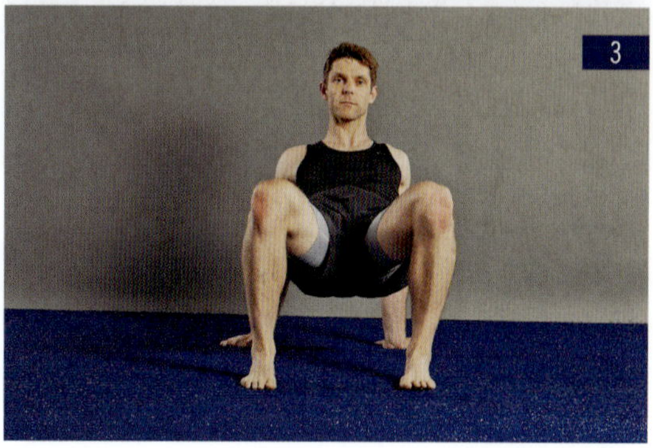

## *Modul VI: Crab Walk*

*Wandern Sie im Crab Walk einige Schritte vorwärts und rückwärts.*

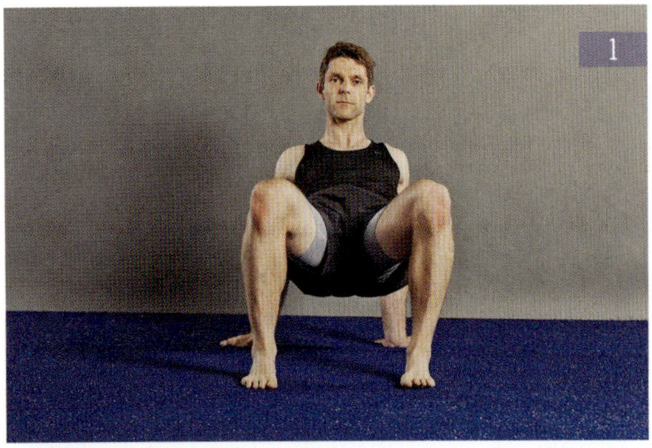


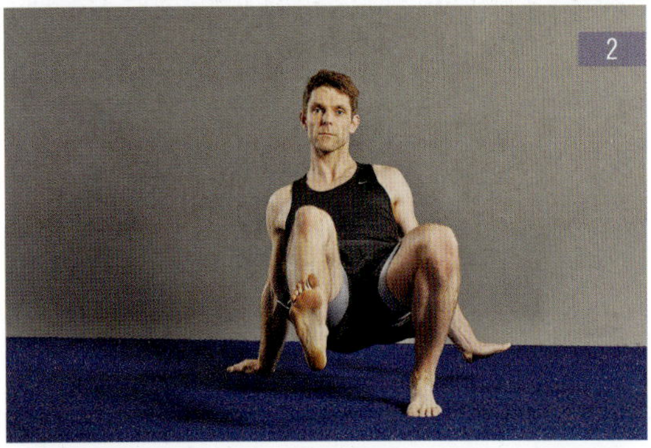


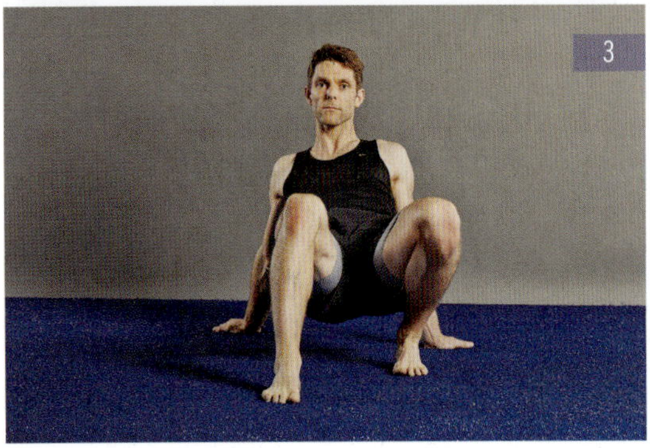


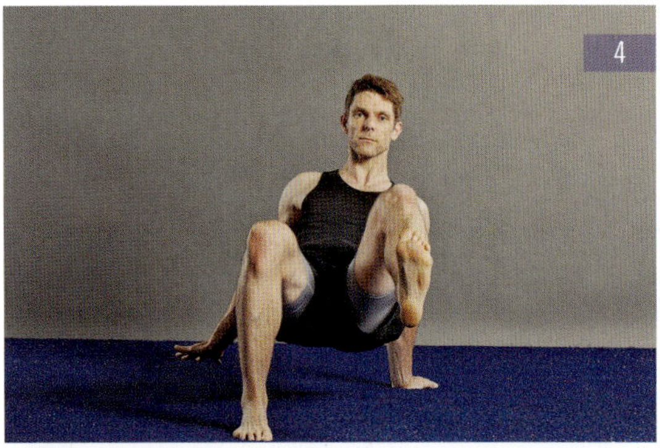


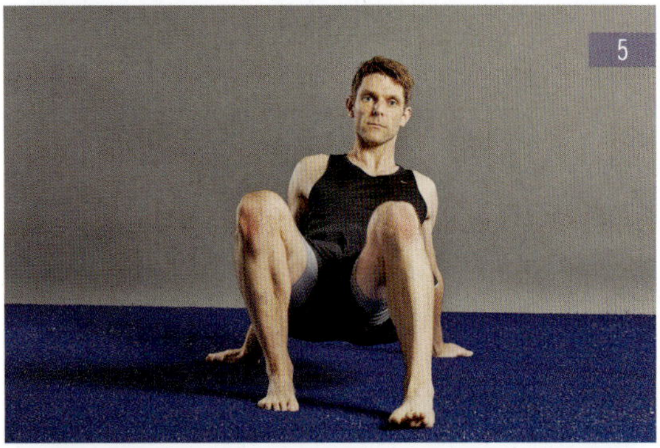


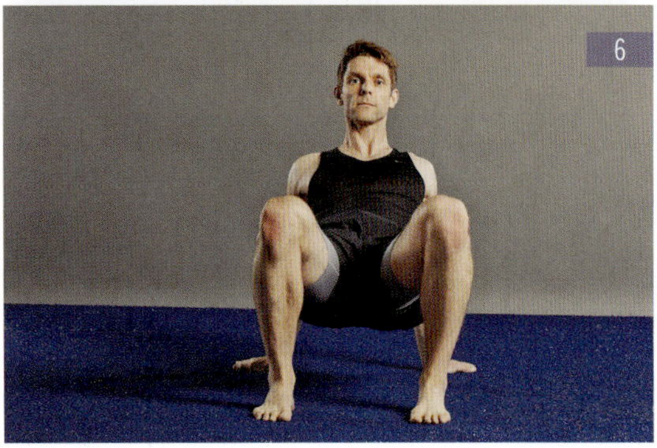

## *Modul VII: Crab Reach*

*Heben Sie nun eine Hand vom Boden ab und gehen Sie in den Crab Reach über. Wiederholen Sie diesen einige Male auf einer Seite und wechseln Sie dann zur anderen Seite.*

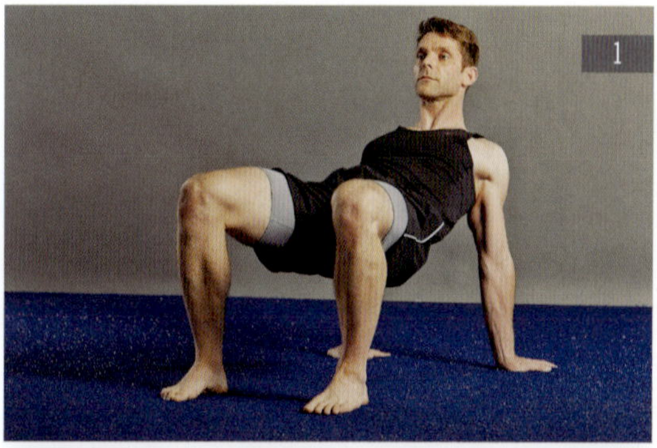


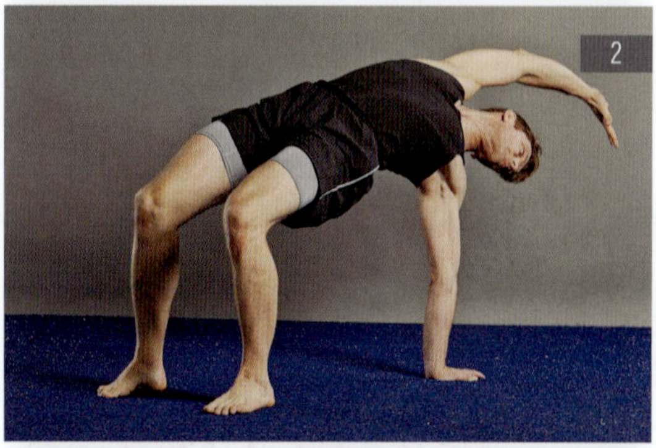


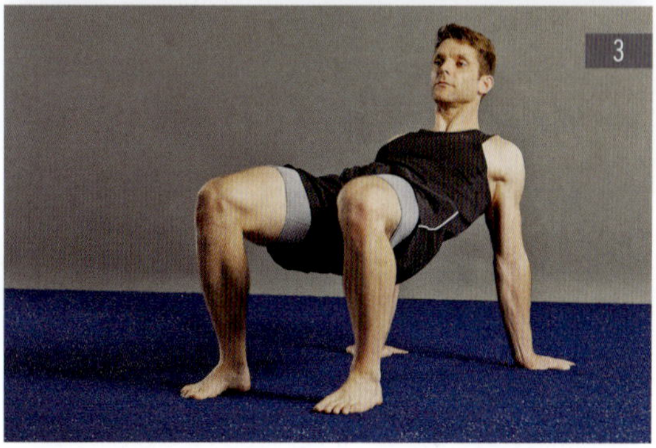

### *Modul VIII: Crab Flip & Beast Walk*

*Drehen Sie sich mit dem Crab Flip 180 Grad um Ihre eigene Achse in die Beast-Position zurück. Sie können im Beast Walk zu Ihrem Ausgangsort zurückkehren.*

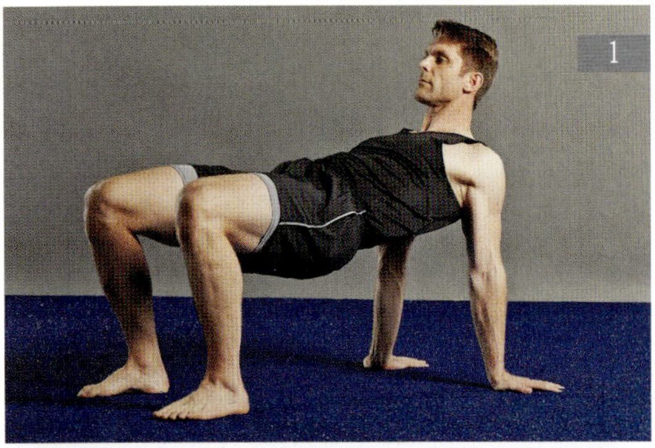


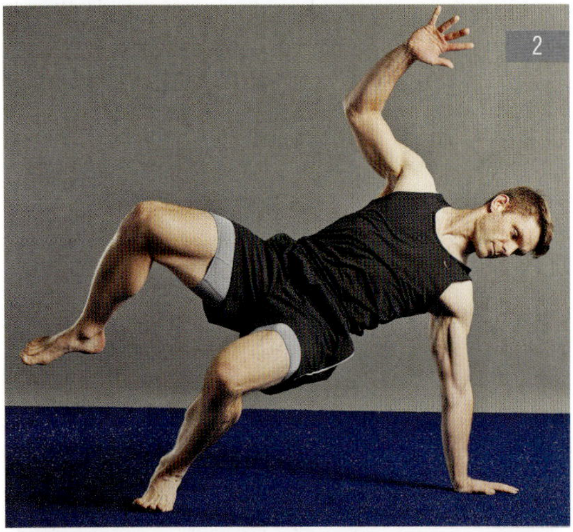


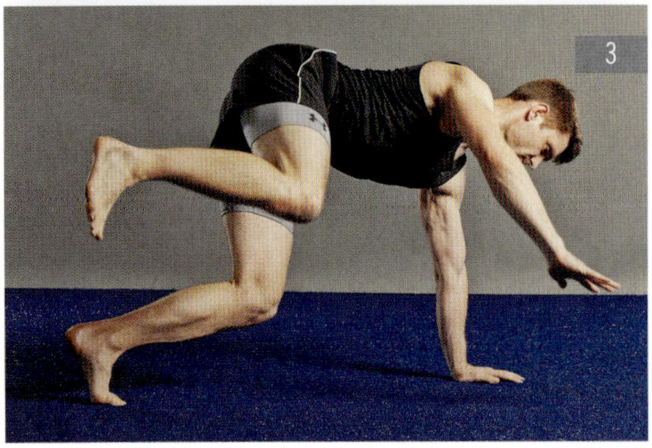


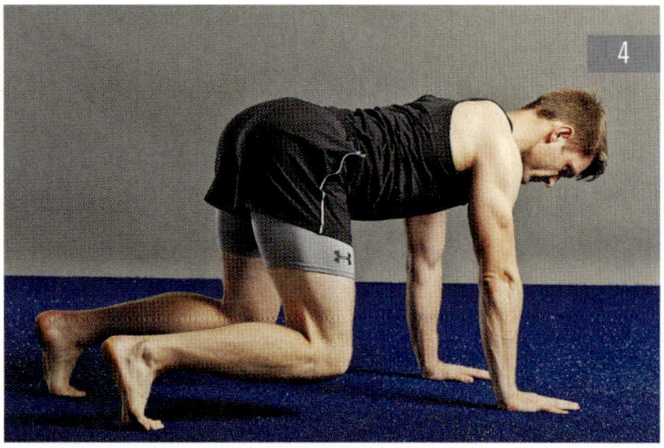


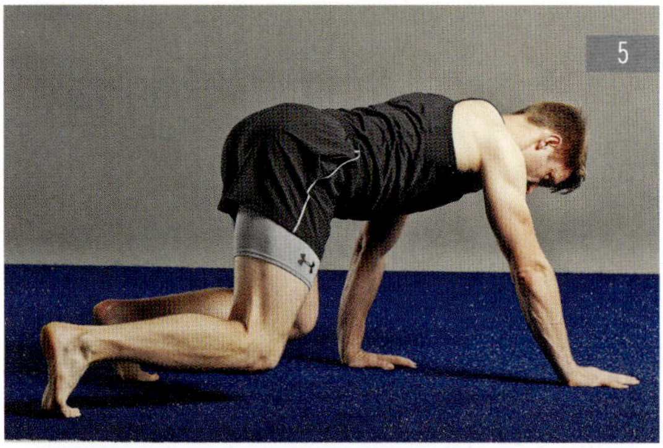


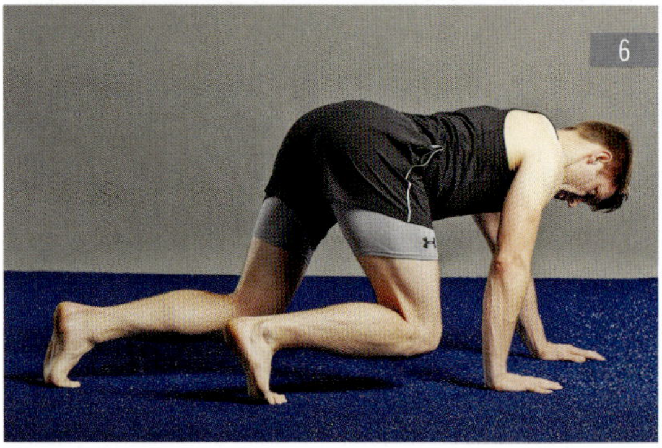


Der ganze Circle auf einen Blick:

# Sind Sie bereit für Ihren eigenen Animal Circle?

Mit den vorgestellten Animal Circles haben Sie einen kleinen Teil der Welt der Animal Athletics kennengelernt. Die Möglichkeiten sind unendlich, und vielleicht reizt es Sie als erfahrenen animalischen Athleten ja, Ihre eigenen Circles zu erstellen? Dann nichts wie los. Hier noch ein paar Empfehlungen:

- Sie wissen am besten, wie viel Platz Sie zur Verfügung haben. Berücksichtigen Sie dies bei Ihrer Übungsauswahl.
- Achten Sie beim Erstellen Ihres Circle auf die Balance zwischen oberkörper- und unterkörperlastigen Übungen.
- Sie können auf die vorgestellten Zirkel und deren Module zurückgreifen und diese frei untereinander kombinieren und variieren. Tauschen Sie vielleicht nur eine Übung aus.
- Sie können zwei Übungszirkel aneinander hängen. Dann wird das Workout sehr intensiv.
- Variieren Sie die Transitions von einer Position in die nächste und die Transitions von einem Modul in das nächste Modul!
- Was könnte das Thema Ihres Circle sein? Erwachen im Dschungel? Schräge Vögel (Eagle, Duck, Kranich)? Das große Krabbeln? Denken Sie sich eine kreative Bezeichnung aus!

**Blick über den Mattenrand:**

**BAX® – das Power-Paket mit animalischen Moves**

Bewegungen aus dem Tierreich und aus unserer eigenen Entwicklungsgeschichte finden sich nicht nur in den Animal Athletics. Wir laden Sie ein, einen Blick über den Mattenrand zu werfen und ein Konzept auszuprobieren, das Ihre »animalische Performance« auf ein neues Level bringt: BAX®, bodyART Extreme. Es wurde entwickelt von bodyART®-Erfinder Robert Steinbacher und ist eine athletische Kombination aus High-Performance-Training und darauf abgestimmten myofaszialen Ausgleichsübungen im Anschluss. Eine Einheit ist nur 30 Minuten lang und entspricht dem Wunsch vieler Trainierender nach einem kompakten Power-Training, das in kürzester Zeit alle Aspekte abdeckt und trotzdem hoch wirksam ist. Für Freunde der Animal Athletics ist BAX® schon deshalb interessant, weil Sie hier die Animal Moves in einem neuen Trainingskontext ausprobieren können.

In einer BAX®-Performance-Einheit begegnen Sie »alten Bekannten« wie dem Frog, dem Beast oder auch dem Dolphin Push-up, wie Sie sie hier im Übungsteil kennengelernt haben. Die Übungen werden in jeder Trainingseinheit in mehreren Progressionsstufen absolviert. Das unterstützt dabei, alle Varianten in einer Sequenz zu erproben und seinen eigenen Trainingsstatus zu überprüfen.

Das BAX®-Konzept wurde für Kleingruppen entwickelt, ist jedoch variabel im Einsatz. Sie können es alleine oder zusammen mit anderen »animalischen Athleten« praktizieren, brauchen keine Geräte und auch nicht viel Zeit. Wenn Sie selbst Gruppen anleiten, etwa im Athletikbereich, oder als Personal Trainer arbeiten, legen wir Ihnen BAX® als Ergänzung Ihres Trainingsrepertoires ans Herz.

# Tipps zur Regeneration

Nicht nur während des Workouts können Sie viel tun, um den Trainingseffekt zu maximieren. Wenn Sie nach dem Training ein paar Grundregeln beachten, profitieren Sie davon in mehrfacher Hinsicht.

## Trainingspausen einplanen

Trainingspausen sind ein Teil Ihres Erfolges. Die physische Adaption erfolgt in den 20–22 Stunden nach der Belastung. In dieser Zeit ist der Körper mit dem Verarbeiten der neuen Trainingserfahrung beschäftigt, gönnen Sie ihm jetzt Ruhe! Anzeichen für ein Übertraining sind, dass die Trainingsfortschritte ausbleiben, dass Sie chronisch müde sind oder die Motivation nachlässt. Erschöpfungsbedingte Konzentrationsschwäche im Training erhöht zudem die Verletzungsgefahr.

## Auf ausreichend Schlaf achten

Kulturell besehen gilt heute manchmal als »faul«, wer viel schläft. Lassen Sie sich nicht beirren und schlafen Sie viel. Ein regelmäßiger Schlaf von 7–8 Stunden ist optimal, und Ihr System ist dabei alles andere als untätig. Im Tiefschlaf werden Wachstumshormone ausgeschüttet, die das Muskelwachstum fördern, zudem repariert der Körper jetzt kleine Schäden an der Muskulatur und anderen Strukturen. Wer zu wenig schläft, ist unkonzentriert, macht mehr Fehler, arbeitet langsamer – und läuft Gefahr, zuzunehmen, da der Körper Schlafmangel mit Appetit verwechselt und einem vermehrten Hungergefühl eher nachgibt.

## Flüssigkeitsverluste ausgleichen

Während einer intensiven Animal-Athletics-Einheit verliert der Körper viel Flüssigkeit. Umso wichtiger ist es, dieses Defizit durch ausreichend Flüssigkeitszufuhr nach dem Workout wieder auszugleichen, idealerweise mit isotonischen Getränken, z. B. natrium- und magnesiumreichen Mineralwässern oder Fruchtsaft- und Gemüsesaftschorlen. Isotonische Getränke weisen dieselbe Konzentration osmotisch aktiver Teilchen auf wie unser Blut und können daher besonders schnell vom Körper resorbiert werden. So kann der Verlust an Vitalstoffen zügig ausgeglichen werden.

## Die richtige Ernährung »danach«

Paläo, vegane und vegetarische Ernährungsformen, Flexitarier, Pescetarier (Vegetarier, die aber Fisch essen) – es gibt inzwischen eine ganze Reihe von Ernährungsphilosophien. Darauf kann an dieser Stelle nicht eingegangen werden. Wir beschränken uns auf einige Empfehlungen, die in Zusammenhang mit der Regeneration nach dem Training stehen. Denn die Stunden nach dem Workout sind entscheidend, um den Körper mit den Stoffen zu versorgen, die den gewünschten Trainingseffekt unterstützen.

15–45 Minuten nach dem Training: Jetzt lechzen die Muskeln nach schneller Zufuhr, um Reparaturprozesse einzuleiten. Smoothies und Shakes mit Kohlenhydratanteil sind nun optimal. Die flüssige Darreichungsform der Nährstoffe erleichtert dem Körper die schnelle Resorption.

2 Stunden nach dem Training: Jetzt wird es Zeit für eine vollwertige Mahlzeit. Gut, wenn man kurz nach dem Training den ersten Hunger schon gestoppt hat und jetzt nicht zu sehr zuschlägt. Wer Muskelmasse aufbauen möchte, sollte im Training an seine Grenzen gehen und noch während des Trainings Kohlenhydrate zuführen. Nach dem Training können Sie die kleinen »Risse« in den Muskelfasern durch tierische und pflanzliche Eiweißzufuhr so stimulieren, dass die Muskeln bei den Reparaturen optimal versorgt werden. Dafür kommen z. B. Fisch, helles Fleisch, Geflügel oder Hülsenfrüchte in Frage.

## Apropos Regenerationsphase:

**Können Bienen schnarchen?**
Da sammeln sich gleich mehrere Fragen in einer. Der erste ist, ob »Schlaf« bei Insekten der richtige Begriff ist. Aber wir wollen es nicht zu kompliziert machen, in jedem Fall gibt es ausgeprägte Phasen der Ruhe und Aktivität, etwa in Abhängigkeit von Lichteinwirkung. Der zweite Teil der Frage ist leichter. Schnarchen können sie mit Sicherheit nicht, denn dazu braucht es ein Gaumensegel und ein Zäpfchen, dass das Schnarchgeräusch ermöglicht.

## Auf unseren Recherchen hat uns auch noch so manch andere Tierfrage ins Grübeln gebracht. Hier finden Sie eine kleine Auswahl:

**Können Tiere Muskelkater bekommen?**
Ja, alle Tiere, die quergestreifte Skelettmuskeln besitzen, können einen Muskelkater bekommen. Und das sind schon mal in jedem Fall alle Wirbeltiere. Jene aber, die vor der »Erfindung« der Muskelzelle eine evolutionsgeschichtliche Abzweigung genommen haben, wohl kaum. Dazu gehören etwa Schwämme, die in Seen und Meeren leben.

**Gibt es fette Tiere in freier Wildbahn?**
Natürlich gibt es fette Zeiten mit reichem Nahrungsangebot, in diesen bilden Wildtiere Reserven. Das gilt aber nur in Maßen, denn die Fluchtfähigkeit muss in freier Wildbahn gewährleistet bleiben, sonst wird man leichte Beute für die nimmermüden Jäger. Wale oder Seeelefanten sind nicht übergewichtig, sondern von der Natur aus mit einem Stoffwechsel ausgestattet, der auf einen hohen Körperfettanteil ausgelegt ist, was in ihrem Lebensraum sinnvoll ist und eine evolutionäre Anpassung darstellt.

**Welche Tiere sind richtig faul?**
Faultier ist keine überraschende Antwort. Aber ein Blick auf den Panda lohnt sich! Fressen und Schlafen, recht viel mehr hält so ein Pandabärentag an Abwechslung nicht bereit. Zudem gilt er als ausgesprochen sexfaul. Sehr zum Leidwesen der Zoobetreiber – etwa in Südchina. Dort versuchte man, der Libido der knuffigen Bären auf die Sprünge zu helfen, indem man ihnen Filme mit kopulierenden Pandas zeigte, um sie zur Fortpflanzung zu animieren.

# Schlusswort
# The Beast within

## Abschließende Gedanken über unsere inneren Antreiber

Als Trainer komme ich täglich mit Menschen in Kontakt, die durch Bewegung etwas verändern wollen in Ihrem Leben. Das ist ein vielversprechender Beginn, denn wie hat Albert Einstein so schön gesagt:

»Die reinste Form des Wahnsinns ist, alles beim Alten zu lassen und trotzdem zu hoffen, dass sich etwas ändert.«

Wieso beginnen Menschen überhaupt, sich mit ihrem Körper intensiver auseinanderzusetzen? Ich stelle fest, dass es oft negative Motivationen sind, die den Ausschlag geben. Etwa: Ich möchte *keine* Schmerzen mehr haben. Ich möchte *nicht* mehr übergewichtig sein. Ich *muss* mehr für mich tun, so geht es *nicht* weiter. Immer häufiger ist es auch der Erfüllungsdruck in Bezug auf ein Körperideal (»schlank, fit, schön!«), der Menschen für das regelmäßige Training konditioniert.

Sieht man es durch die Evolutionsbrille, muss man ja zugeben, dass das nicht ungewöhnlich ist. Die Vermeidung von Schmerz und Gefahr und der Wunsch nach Zugehörigkeit zu sozial anerkannten Gruppen ist Teil unseres biologischen Programms.

Glücklicher macht es uns zweifelsohne, wenn beim Sport aus einem »Ich muss« ein »Ich will« wird. Fast jeder, der regelmäßig und leidenschaftlich trainiert, kennt das. Irgendwann wird Bewegung zum inneren Bedürfnis. Wir denken dann gar nicht mehr darüber nach. Wir machen es einfach, weil wir es brauchen. Wenn dann jemand auf die Idee kommt, uns zu fragen »Was gibt dir denn der Sport?«, zucken wir nur mit den Achseln. Komische Frage! Ungefähr so, als würde jemand fragen: »Was gibt es dir, zu atmen?« Wenn wir Bewegung mit ebendieser Selbstverständlichkeit betreiben, dann hat es »Klick« gemacht und der Schalter ist auf intrinsische Motivation umgelegt.

Es ist nie zu spät, zu unseren natürlichen Bewegungsressourcen zurückzukehren. Sie können Jahre, sogar Jahrzehnte im »Schlummermodus« auf ihren Einsatz warten. In jeder Zelle unseres Körpers steckt das Potenzial, besser zu arbeiten. Wenn wir beschließen, dass wir heute damit anfangen, ist unser Körper bereit! Füttern wir ihn dann noch mit Trainingsreizen, die ihm naturgemäß liegen, wird er sich erinnern, wo seine Stärken sind.

Viel Freude auf dem Weg zurück zu Ihren persönlichen Ressourcen und nach vorne zu neuen Trainingszielen!

# Über die Autoren

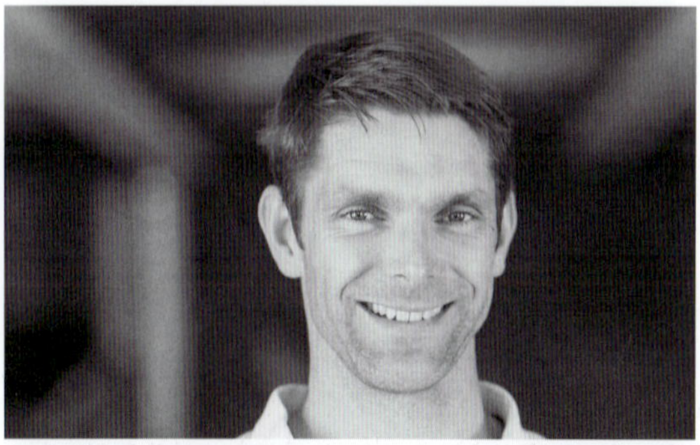

## Fabian Allmacher

Fabian Allmacher ist approbierter Tierarzt, Personal Trainer (PT) und zertifizierter Athletenbetreuer. Sein umfassendes medizinisches und trainingswissenschaftliches Wissen setzt er in der täglichen Arbeit als PT und Athletiktrainer ein. Er war als Turner und Schwimmer im Leistungssport aktiv und ist seit über 15 Jahren deutschlandweit und international als Trainer, Referent und Ausbilder für renommierte Institutionen im Einsatz. Als Teil des bodyART®-Mastertrainer-Teams hat sich Fabian Allmacher im ganzheitlichen funktionellen Training etabliert und arbeitet aktiv an der Weiterentwicklung des Erfolgskonzepts mit. Weitere Kompetenzschwerpunkte sind Mobility- und Bodyweight-Training.

www.fabianallmacher.de

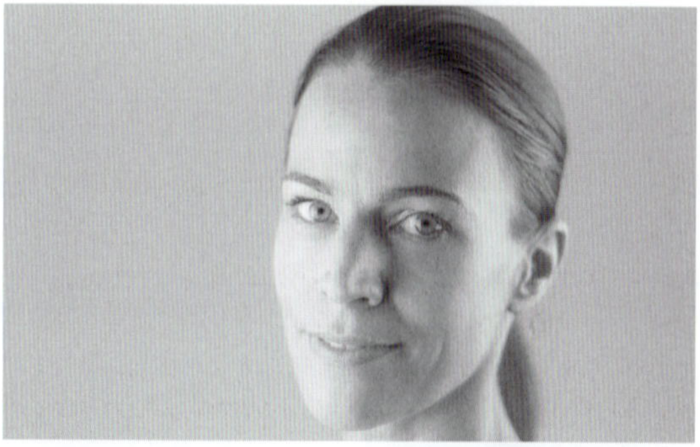

## Eva Foraita

Eva Foraita ist examinierte Sprach- und Literaturwissenschaftlerin in Germanistik und Französisch. Sie arbeitet seit über 15 Jahren im Bereich Marketingkommunikation und begleitet als freiberufliche Texterin und Autorin namhafte nationale und internationale Marken. Projekte aus dem Sport-, Fitness- und Freizeitbereich zählen zu ihrem Portfolio.

www.wortgestalterin.de

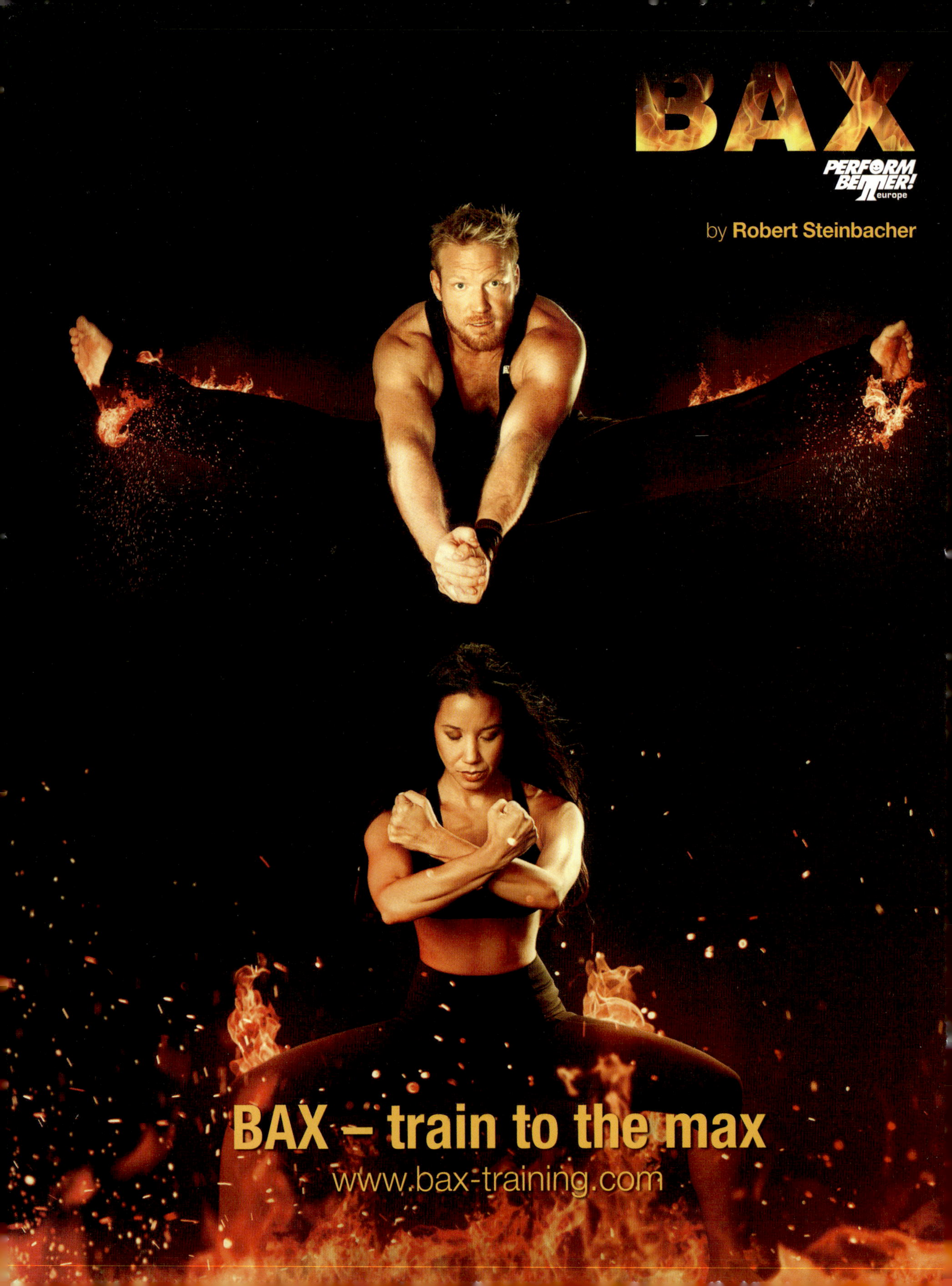
BAX
PERFORM BETTER! europe
by Robert Steinbacher
BAX – train to the max
www.bax-training.com

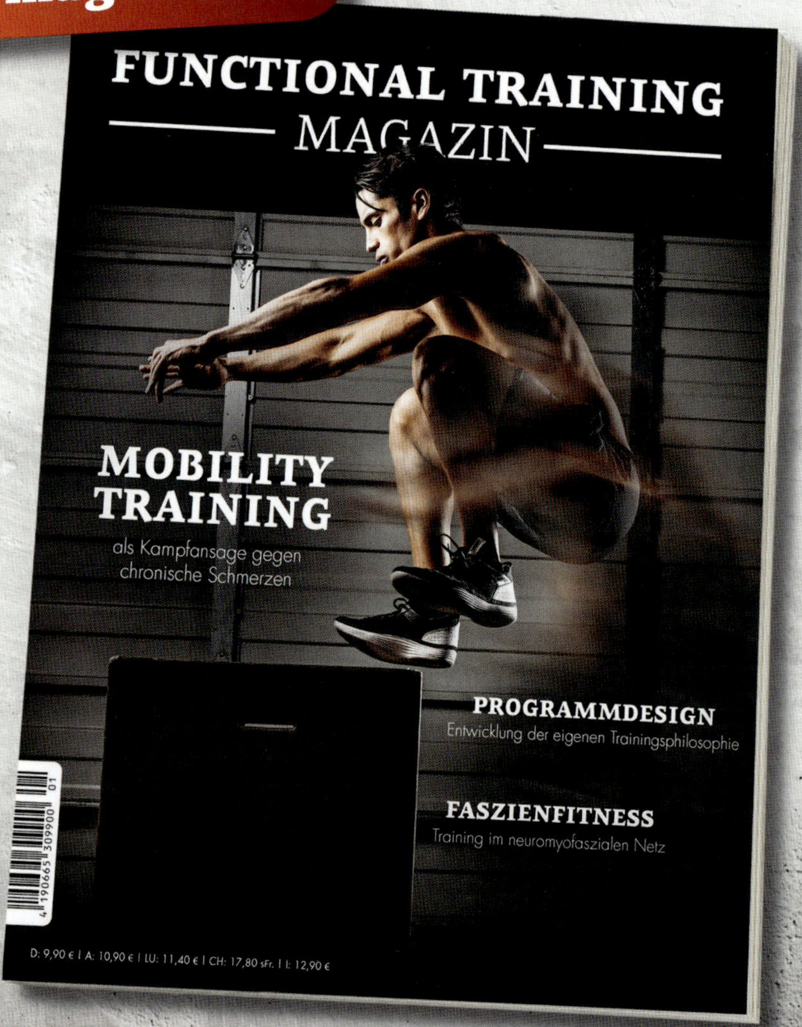
FUNCTIONAL TRAINING
MAGAZIN
MOBILITY TRAINING
als Kampfansage gegen chronische Schmerzen
PROGRAMMDESIGN
Entwicklung der eigenen Trainingsphilosophie
FASZIENFITNESS
Training im neuromyofaszialen Netz
D: 9,90 € | A: 10,90 € | LU: 11,40 € | CH: 17,80 sFr. | I: 12,90 €